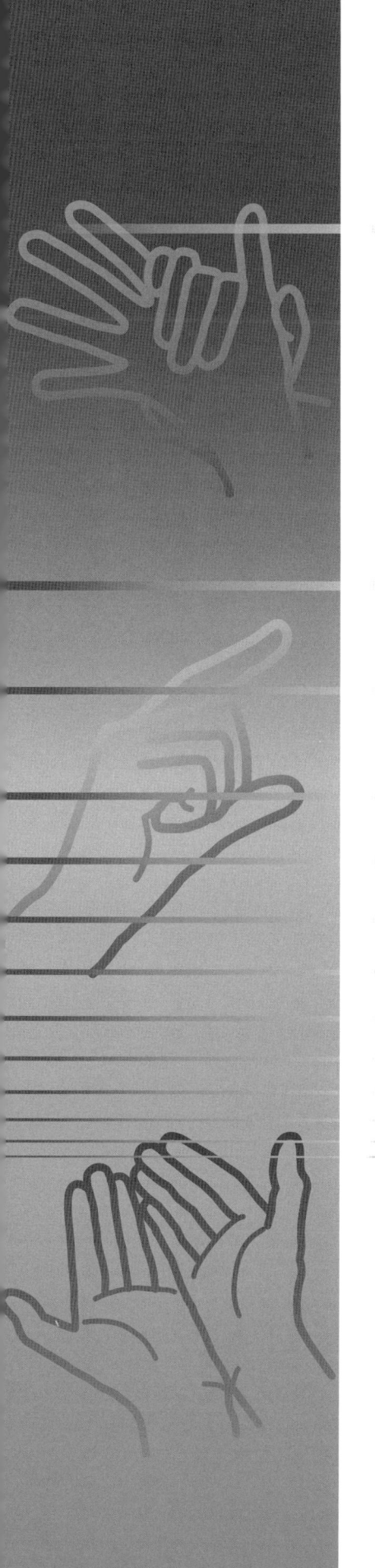

作業療法士のための
ハンドセラピー入門

鎌倉矩子・山根 寛・二木淑子／編

中田 眞由美・大山 峰生／著

第2版

三輪書店

編者の序

　このテキストシリーズの編集が始まってからすでに数冊のテキストが出来上がった．
　編集のプロセスの中で，毎回その執筆作業の圧倒的力に感銘を受ける．執筆者の実践の中で確信できた作業療法にとどまらず，仕事をなし遂げてきた人の真摯さや深みに感動するのである．触発されて編者はつい贅沢な注文を付ける．それに確実な手応えが返ってくる．実にありがたい仕事をさせてもらっている．あれもこれもと欲張ったことを言っても，納得のできる説明を受け，建設的な結果が得られる．一種の知的格闘場面もある．このプロセスの醍醐味を記録にできるものであればと思うが，そうもいかない．出来上がったテキストで伝わればと願っている．

　今回の中田眞由美先生のテキストも，そうしたプロセスを経て出来上がった．暮れ近い何度目かの編集会議で本書のタイトルを決める際，編者に"ハンドセラピストの本"なのか"作業療法士の本"なのかと問われた執筆者は「ハンドセラピストのための情報が多いが，作業療法の立場で書いている」と答えた．多くは実践的で米国のプラグマティズムの良さを感じる内容に仕上がってきた．そこでまた中田眞由美が考える"日本の作業療法士が行う手の外科領域の内容"を問い直され，クリスマスも正月もなく執筆は最終の段階に入った．現場での実際的な内容をきちんと幅広く書き込んだものになってきた．

　正月くらいは仕事をしない方が健康的ではないかと思うが，"締め切りがなくては原稿は仕上がらない"というのも一つの真実である．膨大な資料を丁寧に整理され，作業療法のみならず手の外科領域のセラピストにとっては実にありがたい情報が満載されている．協同作品第1号の編者の序にあるように「今私達が願っているのは，……一読後はどうやら現場で手を出せそうだと思ってもらえる本を作る，……」まさにそうした本に出来上がったのではないだろうか．

　ハンドセラピストとオキュペーショナルセラピストの専門的視点や問題解決方法には共通するところと異なるところがあるかもしれない．しかし両者が1人のセラピストに統合されることは十分可能である．医療専門職は，先行の知識や技術を取り込むとともに自分自身の臨床観や哲学を作り上げていかなくてはならない．執筆者の臨床観はそれぞれの臨床観に応じて姿を変えて伝わってくるものではないだろうか．

2001年4月　春のカナダにて

編者3名を代表して　二木　淑子

第 2 版の序

　ハンドセラピー入門を書かせていただいてから 5 年が経過しました．その間，臨床現場では，作業療法士が骨折，手根管症候群，腱損傷などの症例を担当する機会が増え，ハンドセラピーは作業療法の中の重要な領域のひとつとして位置づけられるようになりました．

　そのような中で，本書をより深く，新しい内容にしたいと考え，この領域の第一人者のおひとりである新潟医療福祉大学の大山峰生先生にお願いし，このたび分担執筆で第 2 版を出版する運びとなりました．

　大山先生に全面的にご執筆いただいた 7 章「腱損傷のハンドセラピー」，8 章「骨・関節損傷のハンドセラピー」，9 章「複合組織損傷のハンドセラピー」は内容の質，量ともに大幅にアップしたものをお届けできると確信しています．さらに 3 章「ハンドセラピーの評価」の中の「3・3・2　腱機能」，4 章「ハンドセラピープログラム」の中の「4・2　ハンドセラピーにおける物理療法」についてもご執筆いただきました．

　そのほかの主な変更，追加点といたしまして，北米ではハンドセラピーの定義とその業務範囲が見直され，2002 年に定義の改定が行われたため，1 章「ハンドセラピーとは」を書き直し，2 章「ひとと手」では「2・4　手の動作の分析」を加えました．さらに 3 章「ハンドセラピーの評価」には「3・2・6　神経機能」，「3・3・4　トルク角度の測定とトルク角度曲線」「3・5　治療効果の判定」を追加いたしました．

　また 4 章「ハンドセラピープログラム」では，初版では紹介できなかった「4・5・6　ウエイトウエルエクササイズ」を追加し，また「4・5・7　プリングウエイトエクササイズ」を大山先生に追加していただきました．さらに，国際疼痛学会による慢性疼痛の分類が改定したのを受けて「4・10　反射性交感神経性ジストロフィー（CRPS type I）」として複合性局所疼痛症候群とそのハンドセラピーについて大山先生に解説していただきました．

　初版 5 章「末梢神経損傷のハンドセラピー」の絞扼性末梢神経障害の部分を取り出し，今回 6 章として「絞扼性神経障害のハンドセラピー」を加えました．

　その他，本文全体に手を入れ，表の差し替え，追加を行いました．

　イラストは増満安佐子さんにお願いしてほとんど手を加えていただき，さらに多くのイラストを追加して，本文で言い足りないところを補っていただきました．心からお礼申し上げます．

　最後に，遅れがちな執筆作業を膨大な労力と緻密な編集作業でカバーしてくださった三輪書店編集室の佐々木理智氏に，また第 2 版を出版する機会を与えて下さいました青山智氏に深く感謝申し上げます．

2006 年 5 月

中田眞由美

第1版の序

　私はハンセン病の患者さんからハンドセラピーを学んだ．作業療法士として私が最初に勤務したのは，国立療養所多磨全生園である．そこでハンセン病の患者さんの手から，手の運動学，手の評価法や治療法について学ばせていただいた．丁度その頃，米国ではハンドセラピー学会が発足し，ハンドセラピストが誕生していた．しばらくして，「協会ニュース」に掲載された，米国での矢﨑潔氏の活躍を読んで，ハンドセラピーという専門領域があることやハンドセラピストという専門家がいることを初めて知り，驚きと羨望を抱いたのを覚えている．

　それから月日が流れ，ハンドセラピーはすっかり我が国の作業療法の中に根づいたといっても過言ではないであろう．それはひとえに，同学の志をもった作業療法士の方々や日本ハンドセラピィ学会の尽力によるところが大きい．このような諸先輩を差しおいてハンドセラピーを語るのは厚顔の至りではあるが，患者さんから学んだことを，ハンドセラピーを志す作業療法士に伝えたいという思いから，今回，あえてこの作業に臨んだ．

　本書の特徴を述べるとしたら，次の3点であろう．
　1つは，ハンドセラピーの目標と目的についてを解説したことである．ハンドセラピーの目標は『生活する手』の獲得であり，生活する手とは『物への働きかけができる手』になること，というのが私の考えである．『生活する手』というのは，第19回日本作業療法学会での演題，「ハンドセラピー，歴史と展望」の中で使った言葉である．これはまさに，重度な変形のあるハンセン病の患者さんの手から学んだ治療目標であった．正確に言うと，当時，指導を受けていた整形外科医の成田稔先生（現名誉園長）が語られた言葉で，それを発表の中で使わせていただいた．時間が経つに従い，最も言い得ている，と思っている．
　2つ目は，鎌倉矩子先生による『手の分析方法とその表記法』を，手の動作学として紹介したことである．これらは非常に卓越した手法であると思っている．まさに，長年にわたり手のフォームや動きを研究された鎌倉先生だからこそなし得た成果であり，日本の作業療法士が世界に誇れるオリジナルな分析法である．これらを学ぶことで，手の動作をみる視点，ひいては手の障害をみる視点を持っていただきたい．さらに，臨床の場で使いこなしていただきたいと願っている．
　3つ目は，予防教育，患者指導の重要性を強調したことである．そのためにハンドセラピー領域で用いられている書式を紹介した．私が全生園にいた当時，成田先生から教えられたことがらの一つに『予防教育』があった．先生は，Dr. Brandのさまざまな業績について教えて下さり，最後に「彼の最も偉大な業績は，優れた手術法でもなく，治療技術でもない．毎日，患者に予防教育を徹底したことだよ」と言われた．かつてDr. Brandはインドでハンセン病の治療に携わっていた．その時の地道な実践の積み重ねが今日の『手のリハビリテ

ーションの理念』へと発展し，それを基に米国各地にはハンドリハビリテーションセンターが設立されていった．

　これらのことがらは，ハンドセラピーを実践する上での基本であると信じている．本書はハンドセラピーの入門書である．ハンドセラピーを学ぶ学生や作業療法士にとって，この本が少しでも役に立つことができれば幸いである．

　本書の執筆にあたり，貴重なご助言をいただきました，編者の鎌倉矩子先生，山根寛先生，二木淑子先生，一部ご高閲を賜りました国際医療福祉大学，内西兼一郎教授に深く感謝いたします．本書のイラストは全て増満安佐子氏に描いていただきました．また，三輪書店の三輪敏氏，書籍企画部の宮井恵次氏，浅香千代子氏には編集作業で大変ご面倒をお掛けいたしました．皆様に心よりお礼申し上げます．最後にご指導，ご協力をいただきましたハンドセラピストのお名前をあげ，感謝の意を表します．

Evelyn J. Mackin, PT（Executive Director, Hand Rehabilitation Foundation, Philadelphia）

Margaret S. Carter, OTR, CHT（Director, Hand Therapy Hand Surgery Associates, P.C., Phoenix）

Judy Colditz, OTR/L, FAOTA, CHT（Director, Raleigh Hand Rehabilitation Center, Inc.）

Terry L. Wolfe, OTR/L, CHT（Owner/Director, Hand & Arthritis Rehabilitation Center, Inc., Philadelphia）

Judith A. Bell-Krotoski, OTR, FAOTA, CHT（Director, Hand Research, National Hansen's Disease Programs, Baton Rouge）

Amelia M. Jones, OTR（Director, Hand Therapy, Michigan Hand Rehabilitation Center, Inc, Warren）

Karen Schultz-Johnson, MS, OTR, FAOTA, CHT（Owner/Director, Rocky Mountain Hand Therapy, Edwards）

　ハンドセラピーのさらなる発展と，多くの作業療法士がハンドセラピーの国際舞台で活躍されることを願って．

2001年5月

中田眞由美

目　次

編者の序 ——————————— iii

第2版の序 ——————————— v

第1版の序 ——————————— vi

1　ハンドセラピーとは ——————————— 1
- 1・1　ハンドセラピーの定義 ——————————— 2
- 1・2　ハンドセラピーの理念 ——————————— 2
- 1・3　ハンドセラピーの対象 ——————————— 3
- 1・4　ハンドセラピストの活動範囲とその領域 ——————————— 3
- 1・5　ハンドセラピーにおける治療技術と治療手段 ——————————— 5
- 1・6　ハンドセラピーが根拠とする科学的知識 ——————————— 5
- 1・7　認定ハンドセラピスト ——————————— 6

2　ひとと手 ——————————— 7
- 2・1　手とその損傷 ——————————— 8
- 2・2　手のはたらきと知覚 ——————————— 8
- 2・3　手の動作学 ——————————— 11
  - 2・3・1　静的な使用形態　11
  - 2・3・2　動的な使用形態（手の操作）　13
- 2・4　手の動作の分析 ——————————— 18

3　ハンドセラピーの評価 ——————————— 23
- 3・1　基本情報の収集 ——————————— 24
- 3・2　病態評価 ——————————— 24
  - 3・2・1　瘢痕　24

3・2・2　浮腫　25
　　　3・2・3　血行　27
　　　3・2・4　皮膚温　28
　　　3・2・5　発汗　28
　　　3・2・6　神経機能　29
　3・3　機能障害の評価 ——————————————————————— 31
　　　3・3・1　関節可動域　31
　　　3・3・2　腱機能　33
　　　3・3・3　拘縮　35
　　　3・3・4　トルク角度の測定とトルク角度曲線　37
　　　3・3・5　筋力　37
　　　3・3・6　握力とピンチ力　39
　　　3・3・7　知覚　41
　　　3・3・8　疼痛　49
　3・4　機能/能力の評価 ——————————————————————— 49
　　　3・4・1　手指機能検査　49
　　　3・4・2　手のフォーム評価　51
　3・5　治療効果の判定 ——————————————————————— 51

4　ハンドセラピープログラム ——————————————————————— 55
　4・1　ハンドセラピー実施に際しての説明と指導 ——————————————————————— 56
　4・2　ハンドセラピーにおける物理療法 ——————————————————————— 56
　　　4・2・1　温熱療法　56
　　　4・2・2　寒冷療法　61
　　　4・2・3　経皮的電気神経刺激　64
　4・3　瘢痕の管理 ——————————————————————— 64
　4・4　浮腫のコントロール ——————————————————————— 66
　4・5　エクササイズ ——————————————————————— 68
　　　4・5・1　一般的なエクササイズでの考慮　68
　　　4・5・2　エクササイズプログラムの立案　70
　　　4・5・3　伸張エクササイズ　71
　　　4・5・4　ブロッキングエクササイズ　72
　　　4・5・5　腱グライディングエクササイズ　72
　　　4・5・6　ウエイトウエルエクササイズ　73
　　　4・5・7　プリングウエイトエクササイズ　74
　4・6　筋再教育 ——————————————————————— 74

4・6・1　麻痺筋に対する筋再教育　75
　　　4・6・2　バイオフィードバックによる筋再教育　76
　4・7　拘縮 ─────────────────────── 77
　　　4・7・1　スプリント　77
　　　4・7・2　肢位によるエクササイズ　78
　4・8　操作訓練 ─────────────────────── 80
　　　4・8・1　手の操作性の訓練　80
　　　4・8・2　巧緻性訓練　81
　4・9　知覚障害に対するアプローチ ─────────────── 83
　　　4・9・1　知覚過敏に対するアプローチ　83
　　　4・9・2　知覚再教育　84
　4・10　反射性交感神経性ジストロフィー（CRPS type I）─── 87
　4・11　スプリント ────────────────────── 90
　　　4・11・1　スプリントの目的　90
　　　4・11・2　スプリントのデザイン　91
　4・12　患者・家族指導 ───────────────────── 92

5　末梢神経損傷のハンドセラピー ─────────────── 95
　5・1　末梢神経の損傷と回復に関する基礎知識 ─────────── 96
　5・2　ハンドセラピー評価 ─────────────────── 97
　5・3　ハンドセラピー ──────────────────── 99
　　　5・3・1　急性期　100
　　　5・3・2　回復期　104
　　　5・3・3　慢性期　108

6　絞扼性神経障害のハンドセラピー ───────────── 113
　6・1　手根管症候群に関する基礎知識 ────────────── 114
　6・2　ハンドセラピー評価（保存療法）──────────── 115
　6・3　ハンドセラピー（保存療法）────────────── 117
　6・4　手術療法に関する基礎知識 ──────────────── 120
　6・5　ハンドセラピー評価（観血的治療後）─────────── 121
　　　6・5・1　第1段階（0〜2週）　121
　　　6・5・2　第2段階（2〜3週）　122

6・5・3 第3段階（3〜6(8)週） 122

6・6　ハンドセラピー（観血的治療後） ─── 123

6・6・1 第1段階（0〜2週） 124
6・6・2 第2段階（2〜3週） 124
6・6・3 第3段階（3〜6(8)週） 125

7　腱損傷のハンドセラピー ─── 127

7・1　屈筋腱修復後のハンドセラピー ─── 128

7・1・1 指屈筋腱損傷のセラピーに必要な基礎知識　128
7・1・2 腱の修復と腱鞘の処置　133
7・1・3 屈筋腱損傷の治療成績に影響を及ぼす要因（セラピープログラムで考慮する要因）　134
7・1・4 ハンドセラピー評価　136
7・1・5 屈筋腱縫合後のハンドセラピーの実際　137
7・1・6 屈筋腱の癒着による腱性拘縮の評価　146

7・2　伸筋腱修復後のハンドセラピー ─── 147

7・2・1 伸筋腱損傷のセラピーに必要な基礎知識　147
7・2・2 伸筋腱損傷の治療成績に影響を及ぼす要因（セラピープログラムで考慮する要因）　149
7・2・3 伸筋腱損傷のセラピーの実際　149

7・3　腱剥離術におけるハンドセラピー ─── 155

7・3・1 腱剥離術　155
7・3・2 腱剥離術前セラピー　155
7・3・3 術中確認事項　155
7・3・4 腱剥離術後セラピー　156

8　骨・関節損傷のハンドセラピー ─── 159

8・1　骨・関節損傷のセラピーに必要な基礎知識 ─── 160

8・2　ハンドセラピー評価 ─── 163

8・3　ハンドセラピー ─── 164

8・4　各骨・関節損傷部位におけるハンドセラピー ─── 168

8・4・1 橈骨遠位端骨折　169
8・4・2 手根骨の骨折と脱臼　176
8・4・3 中手骨骨折　179
8・4・4 基節骨骨折　182

- 8・4・5 中節骨骨折　185
- 8・4・6 末節骨骨折　186
- 8・4・7 PIP 関節背側脱臼骨折　188
- 8・4・8 母指 MP 関節側副靱帯損傷　189
- 8・4・9 PIP 関節側副靱帯損傷　191

9　複合組織損傷のハンドセラピー ―― 195
- 9・1　複合組織損傷における拘縮予防 ―― 196
- 9・2　ハンドセラピーにおいて修復組織別に考慮する点 ―― 198
- 9・3　二段階腱形成術（two-stage tenoplasty） ―― 202
- 9・4　再接着 ―― 204

10　手の蓄積外傷疾患のハンドセラピー ―― 211
- 10・1　ハンドセラピー評価 ―― 212
- 10・2　ハンドセラピー ―― 215
  - 10・2・1 炎症期　216
  - 10・2・2 消炎期　216

11　職場復帰プログラム ―― 221
- 11・1　職務分析 ―― 222
- 11・2　ハンドセラピー評価 ―― 224
- 11・3　ハンドセラピー（職場復帰プログラム） ―― 225
- 11・4　作業能力評価 ―― 227
- 11・5　結果報告 ―― 239

付録1　手の自己管理 ―― 243
- ❶ 外傷のケア ―― 244
- ❷ 氷の利用 ―― 245
- ❸ ホットパックの利用 ―― 245
- ❹ 浮腫のコントロール ―― 246
- ❺ 自着性伸縮包帯の巻き方 ―― 247
- ❻ 交代浴 ―― 248

- ❼ ソーキング ─── 249
- ❽ スプリントの装着と管理方法 ─── 250
- ❾ 蓄積外傷疾患の予防法 ─── 252
- ❿ 手の外傷予防 ─── 253
- ⓫ パソコン操作 ─── 254

付録2　ホームプログラム ─── 255

- ❶ 肩甲帯のエクササイズ ─── 256
- ❷ 肩のエクササイズ ─── 257
- ❸ 肘と腕のエクササイズ ─── 258
- ❹ 手首と手のエクササイズ ─── 259
- ❺ 親指のエクササイズ ─── 260
- ❻ 手首と手のストレッチエクササイズ ─── 261
- ❼ パテを使ったエクササイズ ─── 262
- ❽ 腱グライディングエクササイズ ─── 263
- ❾ 手のストレッチエクササイズ ─── 264
- ❿ 知覚過敏に対するプログラム ─── 265
- ⓫ 早期の知覚再教育プログラム ─── 266
- ⓬ 晩期の知覚再教育プログラム ─── 267
- ⓭ 巧緻動作のエクササイズ ─── 268
- ⓮ 両手協調のエクササイズ ─── 269
- ⓯ フレキシビリティエクササイズ ─── 270

索　引 ─── 271

1 ハンドセラピーとは

1・1　ハンドセラピーの定義 ―――――――――――― 2
1・2　ハンドセラピーの理念 ―――――――――――― 2
1・3　ハンドセラピーの対象 ―――――――――――― 3
1・4　ハンドセラピストの活動範囲とその領域 ――――― 3
1・5　ハンドセラピーにおける治療技術と治療手段 ――― 5
1・6　ハンドセラピーが根拠とする科学的知識 ――――― 5
1・7　認定ハンドセラピスト ――――――――――――― 6

損傷手に対する機能の再建はマイクロサージェリーの発展とともに著しい進歩を遂げた．また，同時に手のリハビリテーションの対象も大きく拡大された．この領域に専門的に関わってきた作業療法士と理学療法士は互いの専門的な知識や治療法を融合することによって，さらに技術を開発，発展させた．その結果，北米で損傷手のリハビリテーションに専門的に携わるハンドセラピスト（hand therapist）が誕生した．1977 年にその学会（American Society of Hand Therapists；ASHT）が創設され，やがてその動きは各国に広まり，1989 年にはハンドセラピストの国際的な組織（International Federation of Societies for Hand Therapy；IFSHT）が設立された．現在，30 カ国において，5,000 名を超えるハンドセラピストが活躍している．

1・1　ハンドセラピーの定義

　ASHT は，会員に対してハンドセラピー（hand therapy）に関する調査を実施し[6]，それに基づいて定義[2]を作成した．さらに 2001 年，ハンドセラピストとして認定を受けた 1,100 名余りのセラピストの業務内容の分析が行われた．その調査結果に基づいてハンドセラピー認定委員会（Hand Therapy Certification Commission；HTCC）によりハンドセラピーの定義とその業務範囲が見直され，2002 年 5 月に定義の改定が行われた．改定された定義は次のとおりである[7]．
　「ハンドセラピーとは，身体の片側上肢のリハビリテーションに関する技術と科学である．ハンドセラピーは作業療法と理学療法を併合し，さらに上肢機能，身体機能，さらに活動に関する包括的な知識を統合させた実践のことである．ハンドセラピストは，上肢に疾患あるいは損傷のある人々に対し，その生活への積極的な参加を高めるために，専門的な評価・治療の技術を活用しながら，機能障害の予防，機能の回復やあるいは症状の再発予防を促進する．」

1・2　ハンドセラピーの理念

　ハンドセラピーの目標は，損傷によって障害された手の機能の回復を目指すとともに，「生活する（できる）手（useful hand）[1]」としての能力の拡大を図ることである．そのためには患者自らが，その損傷手をどのように使って生活していくかを学ばなくてはならない．セラピストはそのために環境を整え，援助を行うのである．ハンドセラピーとは，患者が自らの手をどのように使用して生活していくかを学び，習得する過程である[1]．
　Brand[3] は，ハンドセラピーを受ける患者にとって，短期間の集中的な訓練は手に炎症や線維素の流出を招く恐れがあるとし，外来による数時間または半日に及ぶ訓練が，週単位で費やされるのが望ましいと述べている．ハンドセラピーにおいて大切なことは，治療の場に少しずつ生活を持ち込み，治療を実生活に直結させることである．さらに治療が終了する過程においては，患者に家庭や職場を治療の場として認識してもらい，さらに「生活する手」の獲得を目指すのである[1]．そのためのハンドセラピストのあり方として，急性期の治療から家庭，職場復帰まで，一人の患者に対して一人のセラピストが一貫した責任を負うべきであり，セラピストは医師と密接

表1-1 ハンドセラピーの対象（ASHT）[7]

対象となる疾患	内科的・外科的治療後の対象
● 切断	● 切断術
● 上肢に関する中枢神経系の障害	● 関節形成術
● 先天的な奇形や異常	● 関節固定術
● 蓄積外傷疾患/反復ストレス傷害	● 筋膜切除術/筋膜切開術
● デュピュイトラン拘縮	● 骨折固定術/骨移植術
● 骨折，脱臼，関節不安定性	● 神経節切除術
● 感染	● 注射
● 炎症性関節炎や変形性関節症	● 関節形成術
● 多発性損傷	● 関節開放術
● 爪床損傷	● 滑膜切除術
● 疼痛関連症候群	● 靱帯修復術
● 絞扼性神経障害と末梢神経疾患	● 爪床修復術
● 末梢神経損傷	● 神経ブロック/交感神経切除術
● 乳房切除術後/リンパ水腫の放射線治療後	● 神経移植/神経修復
● 上肢に関連した心因性疾患	● 神経剥離術
● 軟部組織損傷	● 再接着術/再血管形成術
● 熱傷	● 瘢痕形成術
● 腫瘍と嚢腫	● 皮膚移植術/皮弁形成術
● 脈管系障害	● 軟部組織剥離術
	● 腱移植術/腱修復術
	● 腱移行術
	● 腱剥離術
	● 腱鞘切除術
	● 組織移行術
	● 薬物療法

に連絡をとり，十分に意見交換することが必要である[4)5]．

1・3　ハンドセラピーの対象

　ハンドセラピーが対象とするのは，主として片側上肢（手，肘，上肢帯，頸部，多関節にまたがる領域）に関連する損傷であり，その原因は外傷や炎症性疾患などである．ASHTは**表1-1**の左側に示す疾患を対象として挙げている．また加えて，**表1-1**の右側に示す内科的，外科的治療後の患者もハンドセラピーの対象になると説明している[7]．ハンドセラピストはこれらの対象者に対して適切な臨床的判断に基づき，理論的な知識と技術的なスキルを適用する．

1・4　ハンドセラピストの活動範囲とその領域

　ASHTはハンドセラピストの活動の範囲を，次頁の1）～6）に述べられた領域あるいはそ

れらの複数の領域にまたがるとしている．これらの領域はハンドセラピストの主要な責任の範囲を表している[7]．

1）評　価

　ハンドセラピーの評価では，医学的，心理・社会的，職業的な経過に関する情報収集や面接による聴取を行い，評価計画を立て，評価項目や評価器具を選択する．骨格，筋，神経，血管，皮膚，軟部組織の状態に関する評価，機能的，人間工学的な評価，心理社会的要因に関する評価とそれらの結果について報告を行う．さらに適切な間隔で，これらの再評価とその報告を行う．

2）治療の展開と退院計画

　ハンドセラピーは，1）の評価結果に基づき，治療者と患者の1対1で，または治療者と患者のグループで，治療・相談・指導を次のように展開する．
　専門知識に基づく理論的な治療目標と患者の抱く目標との調整を行い，それに基づいて短期と長期目標の設定を行う．また患者や担当医と協議しながら，治療の頻度，リハビリテーションの方針を立てる．治療の実施に際して，適切な治療技術・治療手段の選択，患者に紹介できる適切な資源の特定，関連部門や他機関との協議や連携などを行う．また，治療計画，治療内容の報告を行う．さらに職場復帰を含む退院への準備状況の評価とその方針を決める．最後に退院計画のまとめと報告を行い，ハンドセラピーを終了する．

3）治療計画の実施

　ハンドセラピーでは，浮腫/血行，痛み，瘢痕，関節可動域/柔軟性，創傷，巧緻性，機能性，耐久性，姿勢/運動などの問題に対処するための治療計画の実施と変更を行う．

4）特定集団を対象としたサービスの提供

　ハンドセラピーでは，上で述べた対象の他に，特別な対象グループ（たとえば特定の企業やスポーツ選手，音楽家など）のニーズを調査し，それに対する提案書（指導プログラム，予防的方略，人間工学に基づいた動作改善，道具の修正，など）の作成といったサービスを行う．

5）サービスの組織化と管理

　安全な環境を確保するための規則や関連法規の遵守，患者の人権擁護，組織の方針や手続きに関する受諾の保証，ケースマネジメントへの参加，対象者の満足度評価の実施などを専門的な業務として行うことで，ハンドセラピーにおけるサービスの組織化と適切な管理・運営を行う．

6）専門業務の推進

　専門的な業務推進のために，倫理的，法的な規範を遵守し，科学的な根拠や治療効果に基づいた実践を行う．また，そのために必要な臨床研究や効果研究を行う．

1・5　ハンドセラピーにおける治療技術と治療手段

　現在，ハンドセラピーでは治療的な方略として表1-2のようなさまざまな治療技術や治療手段が用いられているが，これだけに限定されるわけではない[7]．

1・6　ハンドセラピーが根拠とする科学的知識

　ASHTはハンドセラピーの根拠となる科学的知識を表1-3のように示している[7]．ハンドセラピストは，これらの学際的な知識を理解し，それを基礎としてセラピーを実施している．

表1-2　ハンドセラピーにおける治療技術と治療手段（ASHT）[7]

●標準化された評価法，非標準化評価法	●知覚再教育
●創傷ケア/ドレッシング/処置	●スプリント製作
●温熱の利用	●装具
●圧迫療法	●日常生活活動（ADL）の訓練
●電気的モダリティ	●作業活動
●マニュアルセラピー	●ワークハードニング/再訓練
●エクササイズ	●行動の管理
●筋力増強	●自助具/支援機器
●脱過敏	●患者とその家族指導

表1-3　ハンドセラピーが根拠とする知識（ASHT）[7]

- 表面解剖
- 皮膚/結合織，骨格系，神経系，脈管/リンパ系の解剖学と生理学
- 物理的特性（例，温熱，水流，光線，電気，音波）
- 創傷治癒
- 行動科学，障害に対する心理学的な反応
- 運動学とバイオメカニクス
- 姿勢と病態のメカニクス
- 医学的異常の病因と病理
- 病態の外科的，内科的治療
- 標準化された評価と標準化されていない評価手段
- 治療的推論，技術，手段
- 予想される治療の機能的効果
- 予想される治療の生理学的，心理学的効果
- 規制力のあるガイドライン，法律上のガイドライン
- 資源のマネジメント
- 職業倫理の規定
- 器具や評価機器の安全で適切な使用とメンテナンス
- 安全な技術と処置（感染のコントロール，応急処置，施行者の安全性，環境など）
- 研究デザインと統計学

1・7　認定ハンドセラピスト

　北米では，作業療法士，理学療法士のいずれかの資格をもち，5年以上の臨床経験を有する者がASHTの実施する試験に合格することによって5年間，認定ハンドセラピスト（Certified Hand Therapist；CHT）として認定される制度が設けられ，1991年から認定ハンドセラピストが誕生している．認定ハンドセラピストは，常に高度な継続教育や臨床経験，自主的な研鑽を積むことが義務づけられている．認定を更新するためには，5年ごとに再試験を受け，それに合格しなければならない[7]．

◆文　献◆

1) 青木眞由美（1984）．Hand Therapy―歴史と現状（第1報）．第18回日本作業療法学会誌，pp. 76-77．
2) American Society of Hand Therapists (1988). Definition and scope of practice of the profession of hand therapy. *J Hand Ther*, **1**, 16-17.
3) Brand PW（津山直一，田島達也監訳，1990）．手のリハビリテーション―その目指すもの．「ハンター新しい手の外科」協同医書出版社．
4) Brand PW (1988). The mind and spirit in hand therapy. *J Hand Ther*, **1**, 145-147.
5) Brand PW (1996). Body and soul. *J Hand Ther*, **9**, 201-202.
6) Chai SH, Dimick MP, Kasch MC (1988). A role delineation study of hand therapy. *J Hand Ther*, **1**, 7-16.
7) Hand Therapy Certification Commission (2002). Definition of hand therapy and scope of practice of certified hand therapists. American Society of Hand Therapists.

2

ひとと手

2・1 手とその損傷 ―――――――――――――――― 8
2・2 手のはたらきと知覚 ―――――――――――――― 8
2・3 手の動作学 ――――――――――――――――― 11
 2・3・1 静的な使用形態 ――――――――――――― 11
 2・3・2 動的な使用形態（手の操作）―――――――― 13
2・4 手の動作の分析 ――――――――――――――― 18

2・1 手とその損傷

　ひとの手は非常にすぐれた機能を備えた精密な器官であり，ひとが人間らしく生きるために重要な器官である．ひとはその生涯を通じて手を使い，手のスキルを磨き，生活を送っている．手はひとの生活や文化を支えてきたのである．手を見ればその人の生活や習慣，職業などがわかるといわれるくらい，ひとと手の関わりは深いのである．手にはそのひとの生活史が刻まれているといっても過言ではない．

　一方，われわれの日常生活は，朝起きてから寝るまでの間，非常にたくさんの"物"に取り囲まれており，手はそれらの物に触れ，働きかけている．物とは単なる道具や器具にとどまらず，衣服であったり，自分や他人の身体であったりもする．また，ひとは物を介してさらに他の物に働きかけたりもしている．手による物の操作なくしては，われわれの生活は成り立たないともいえる．

　手の損傷は，ひとの生活に重大な影響を及ぼす．損傷された手が再び生活を支えるためには，物に対して働きかけができることが必要である．セラピストが損傷のある手と関わるとき，ともするとその損傷の状態や機能の障害にのみ関心が向いてしまうことがある．損傷手に関わるときには，その手の問題，たとえば関節可動域（ROM）の制限，筋力の低下などを，生活レベルにおける物との対応関係へと置き換えて考えることが必要である．そして，損傷を受けた手が物に対して積極的に働きかけることができたとき，その手は「生活する手[1]」となる．セラピストは障害のある手を通じて，そのひとの生活に深く関わっているということを忘れてはならない．

2・2 手のはたらきと知覚

　手は運動する器官であると同時に，それ自体がすぐれた感覚器官でもある．どんなにすぐれた動作を習得した手であっても，知覚が障害された途端，その手の動きは拙劣なものになってしまう．また，手を使った動作の学習や技術の習得に知覚は不可欠であり，知覚なくしては動作の習得は困難である．セラピストにとって知覚の障害は客観的に捉えにくく，患者自身もその状態を正確に把握していないことが多い．そのため手の動作の獲得を目指すときに，知覚が障害されていると，たとえ十分な運動機能を有していても，その手は使われず無視されてしまう．逆に多少動きが不自由な手であっても，知覚再教育により能動的な触（アクティブタッチ[3]）が獲得できれば，ひとはその手を「自分の手」として使いこなせるようになり，その手は「生活する手」となる．

　手が物に働きかけるとき，手はその対象を認識し，それに関する関わり方を変えている．ここでは手と物との対応関係において，知覚が手の機能にどのように関与しているかについて述べる（表2-1）．

表2-1 手のはたらきと知覚

対象物の探索・識別	手のフォームの決定	把持力のコントロール	物体の操作	危険の回避

1）対象物の探索・識別

　手は非常にすぐれた探索器官である．われわれが日常生活で扱う物体はさまざまな性質を有しているが，手はその性質の微妙な違いまで識別することができる．たとえば，温かい，冷たい，硬い，柔らかい，ザラザラする，ベトベトする，弾力性がある，などである．これらの識別は，温度や痛みに関するものを除くと，手の特有な動きと結び付いていることがわかる．手が物に接触すると多数の皮膚受容器が同時に刺激されるが，随意的に指をそれぞれの受容器特性に応じるように動かすことによって，特定の受容器の感受性を選択的に上げ，識別能力を高めている[18)19)]．探索や識別の過程はより目的指向性なのである[4)〜6)]．

　ひとが物体を把持したり，それに何らかの操作を加えたりする場合，まず対象物が置かれている位置や方向を確認することが必要である．これは通常，視覚によって行われるが，ポケットの中など視覚が届かない場所では手指から得る知覚情報によって確認される．知覚が障害されると，いちいち視覚により確認しなければならず，手指の動作スピードは遅くなる．また，容器の中に入っている物体を取り出す際に，知覚により物と容器の区別ができないと，たとえそれが透明な容器であっても，その中から物体を取り出すことは困難になる[6)]．

　一方，物を把持するには，それに先立って対象物の性質を識別することが重要である．物体の大きさ，形状などは視覚によって確認することが多いが，重量や表面の粗滑，硬軟などの性質は実際に触ってみないと確認できない．このときの識別の主体は知覚機能であるが，知覚するためには，自らの指を能動的に動かして刺激を作り出すことが必要で，これには探る，なでる，押すなどの微妙な指の動きが要求される．

　このような手指の巧みな動きとそれによって作り出される知覚が組み合わされて，より複雑な識別が行われている[13)]．したがって，適切な手指の動きができないと，識別は十分に行えない．知覚と運動機能とは不可分の関係にあり，運動機能の働きには知覚が不可欠であるが，十分に知覚機能を働かせるためには，ある程度運動機能が必要となるのである．

2）手のフォームの決定

　知覚により対象物の性質が識別されると，それに応じて把握するための手のフォームが決定される．その結果，物体を落とさずに正確につまんだり，握ったりすることが可能になる．このときの手指は，物体の形状に非常に効率よく対応している．知覚が障害された手では，これらがぎ

こちなく，拙劣になり適切に物体を把握するための手のフォームが作れなくなる．たとえば尺骨神経障害の場合など，運動麻痺が回復してきても，知覚障害が残存していると尺側指の把握は不十分となり，開眼時に保持できていた細い棒状物体が閉眼時では保持できなくなってしまう[2]．

3) 把持力のコントロールとその維持

　手は物体を握りつぶしたり，落としたりせずに把持することができる．物体を把握する際には，その材質や重量などに応じて把持力を調節し，把持した物体が落ちない程度に力を加え，それを維持している．把持力をコントロールすることとそれを維持することは，物体の操作機能の前段階として重要になってくる．

　WestlingとJohansson[20]の研究では，紙やすり，スエード，シルクなどを巻いた物体を把持させると，その材質に合わせて把持力が変化することが知られており，滑りやすい物ほど力を込めて把持している．力のコントロールは物体を落とさないよう調整しているだけでなく，運動行動を最大限に生かすように行われている．彼らは，手先の器用な被験者は物を握る際，物体を滑り落とさない必要最小限の力を加えていると報告している[20]が，最終的に物体の操作を円滑に行えるかどうかは，この把持力のコントロールにかかっている．

　健常な手は材質に応じて把持力を変化させているが，知覚が障害された手ではこのコントロールが悪く，過度に力を加えるようになる．また健常手に麻酔をかけると過剰な力を込めて対象物を握るようになり，手の一部分を麻酔した場合にはその部分に加わる力が減り，他の麻酔のかかっていない部分の圧が増加することがわかっている[21]．このように必要以上の力で物体を把持している状態では，それに操作を加えることはもはや困難となり，たとえ運動機能が良好であっても動作は拙劣となる[13][14][17]．また，コントロールされた把持力が維持されないと，手に持った物体を移動させようとして上肢を動かしたとたんに筋緊張のバランスが崩れ，把握した物体を落としてしまう．

4) 物体の操作

　知覚は持続的な運動の維持と数秒以上の長い手順の運動プログラムの遂行に深く関わっている．知覚が障害されると，比較的速度の速い運動は行えるが，ゆっくりとした運動や反復の多い運動ほど目標とのずれが大きくなってしまう[17]．また単純な関節運動であっても，それを数十秒間繰り返させると，あらかじめ設定された範囲を大きく逸脱してしまう[17]．

　物を巧みに操作するためには，当然それらを遂行できるだけの運動能力が要求されるが，さらにそれを積極的にリードし，制御する知覚機能の存在が不可欠である[11]．

5) 危険の回避

　日常生活や仕事で手を使えば使うほど，手が損傷を受ける危険が高まる．手は熱傷や外傷が加わるような危険な状況を検知することで，それらを回避している．防御知覚が失われると微細な損傷を繰り返し，時には重篤な熱傷や外傷を引き起こすこともある．

2・3 手の動作学

次に，セラピストが手の動作を見るときの基礎となる，手の動作学について述べる．

ひとが手を介して対象物に働きかける様式は大きく2種類ある．一つは，手全体が一定の形に保たれており，腕や体の動きが対象に力を及ぼすような様式である．金槌の柄を握ったまま腕を振り下ろすことによって釘を打つ場合や，重い家具に両手を当てたまま腕と体の動きによって家具を押しやる場合がそれにあたる．もう一つは，個々の指が動くことによって，物を手で捉え，手の中で移動あるいは回転するような様式である[9)10)]．したがって，手の動作を理解するには，手が作るフォームと手指の動きのパターンを理解する必要がある．さらに，手が目的の機能を発揮できるかどうかは，その機能を発揮する位置に手を運ぶための腕の滑らかな動きや可動性，手が機能を発揮している間，手を特定の位置に保持できる腕の固定性が必要なのである．これらの視点に立つと，障害のある手の動作上の問題が理解しやすい[10)]．

手は動作時，ある時は特有のフォームを形成して静止し，その物を把持したり，道具の代りになったり，特定の意味を表したりする．またある時は指の動きによって物の位置を変えたり，変形させたりする．つまり手には静的な使用形態と動的な使用形態がある．鎌倉らはこれらについて類型化を行ったが[8)9)]，これらを理解しておくと，セラピストが手の機能を評価するときに，明確な視点を与えてくれるばかりでなく，損傷を受けた手に対して，手が本来もっている動きに近づけるための練習方法の示唆を与えてくれる．またさらに，手に障害をもつ人がどのように物に働きかけられるようになるか，どう働きかけたらよいかという具体的な方法の展開にも役立つ．

2・3・1 静的な使用形態

誰もが手の働きの中で重要なものとして挙げるのが把握であるが，それの意味している状態は人によってさまざまな状態を指し，その形は種々分析されている．ここでは，鎌倉の定義[8)]に従って，「把握とは物体を片手で把えて空中に維持することができ，かつその間に手の接触部位が変わらない状態」とする．この時の拘束の状態は手以外の上肢の動きによって手の向きが変えられても，手と物体との位置関係は変わらない状態とする．

1）把　握

鎌倉ら[8)]は，日常，誰もが使用する物体を把握したときの手の形を14の型に分類した．この分類は従来の分類に比較するとやや複雑な印象を受けるが，手の機能障害を扱うセラピストにとっては漏れのない，具体的な指針を与えてくれる．基本的には①握力把握系，②精密把握系，③中間把握系，④母指不関与系の4系に大別される．把握の型の特徴や物体との接触部位については文献8を参照してほしいが，ここではそれぞれの型を特定するためのポイントのみを簡単に概説する（表2-2）．

表2-2 鎌倉による把握の種類[8]

大分類	中分類	手に対する物の位置		接触部位	母指の関与	主な把握物体例
握力把握系	握力把握-標準型	手掌に対して斜め		手掌と指	あり	棒状物体
	握力把握-鈎型	手掌に対して横		手掌と指	あり	棒状物体
	握力把握-示指伸展型	手掌に対して斜め		手掌と指	あり	棒状物体（細い）
	握力把握-伸展型	手掌に対して斜め		指（手掌）	あり	偏平物体
	握力把握-遠位型	手掌に対して斜め		指（手掌）	あり	継ぎ手で連結
中間把握系	側面把握	示指橈側面上		指	あり	偏平物体
	三面把握-標準型（三面把握-亜型Ⅰ, Ⅱ）	手掌に対してほぼ垂直		指	あり	棒状物体
精密把握系	並列軽度屈曲把握	手掌に対して横		指	あり	円柱, 四角柱
	包囲軽度屈曲把握	手掌に対して垂直		指	あり	球, 円柱
	指尖把握	三指間		指	あり	小物体
	並列伸展把握	手掌に対して横		指	あり	偏平物体
母指不関与系	内転把握	指側面上		指側面	なし	軽量物体

①握力把握系：これらは手掌に置かれた物体に対して指を巻き付けて拘束する．把握される物体の位置は，「握力把握-鉤型」では手掌に対してほぼ真横に置かれるのに対して，その他の型では手掌に対して斜めに置かれる．物体の接触箇所は手掌と指である．

②精密把握系：精密把握は，物体の軸が手掌面を真横に横切る型と，手掌面に対して垂直に位置する型がある．前者のタイプは「並列軽度屈曲把握」と「並列伸展把握」で，後者は「包囲軽度屈曲把握」である．物体が小さい時は，「包囲軽度屈曲把握」に参加する指が少なくなり，最小の場合には「指尖把握」の型をとる．

③中間把握系：これは握力把握と精密把握の間に位置する．三面把握には標準型に加え，亜型Ⅰ，Ⅱがある．

④母指不関与系：これは，唯一物体の拘束に母指が関与しない型である．

2）非把握

非把握とは把握以外の静的な手の使用形態である．鎌倉の非把握についての分類は，指のMP（中手指節）関節，PIP（近位指節）関節，DIP（遠位指節）関節の肢位の組み合わせが基本になっている（表2-3）．その組み合わせにより，①ろうと系，②凸面系，③平面系，④凹面系，⑤鉤系，⑥深屈曲系，⑦塊り系，⑧突起形成系として手の形が作られる[8)10)]．

MP関節が伸展位をとっている場合には，これらの形はさらに，指の内転が優位である場合と逆に外転優位である場合とに分かれる．⑧突起形成系は指関節の肢位の組み合わせではなく，単一の指あるいは特定の複数指を突き出すことにより作られる形である．

ひとは手をさまざまな形に変化させ，その形態的特徴を巧みに生かして使っている[10)]．このような非把握の形が現れるのは，定規を使って線を引くときに定規を押さえたり，水の入っているバケツを運んだり，あるいは両手を合わせて水をすくったりする，などの動作のときである．また，拍手や握手のように社会的な意味をもたせたり，ガッツポーズやVサインのように特定の意味を表したりもする．

忘れてならないのは，非把握の手にはさらに受け身としての動作があるということである．たとえば爪を切られる手，手袋をはめられる手，洗われる手などである（図2-1）．この時の動作の主体は反対側の手の動作であるが，受け身の手にはその動作を行いやすいように積極的に手を形づくることが要求される．この受け身の手は，特に患者による損傷手の自己管理の方法と関連させて捉えておかなくてはならない．

2・3・2　動的な使用形態（手の操作）

一見無限の多様性をもつように見える手の動きも，一度視点を定めればある種の体系立った知識として整理することができる[8)]．複雑な手の動きをみるとき，それらの関節はバラバラに組み合わさって動くのではなく，ある特定の組み合わせで動くということを理解していると，手の動きの障害をみたり，記述したりすることが容易になる．

表 2-3 鎌倉による非把握の種類[10]

大分類	指列の断面図	小分類	
		MP関節（母指列以外）が内転優位	MP関節（母指列以外）が外転優位
A. ろうと系		①朝顔型（AsまたはBel-I）	②すずらん型（SnまたはBel-II）
B. 凸面系		①へら I 型（HrIまたはSpt-I）	②やって型（YdまたはMpl）
C. 平面系		①へら II 型（HrIIまたはSpt-II）	②平板型（HbまたはPlt）／③平板特殊型（HTまたはPV）
D. 凹面系		①屋根型（YnまたはRf）／②スプーン型（SpまたはSpn）	④扇型（OgまたはFan）／⑤半球型（HkまたはBwl）
E. 鈎系		①鈎-MP型（KgDまたはHk-P）／②鈎-DIP型（KgDまたはHk-D）／③段違い型（DnまたはTrh）／④鈎-PD型（KgPDまたはHk-PD）／③鈎-PIP型（KgPまたはHk-P）	⑤熊手型（KdまたはRk）
F. 深屈曲系		①握りゆるみ型（NYまたはLF）	
G. 塊り系		①こぶし型（KoまたはFst）／②円錐型（EsまたはCon）	
H. 突起形成系		①指さし型（YsまたはS-I）／②はさみ型（HsまたはS-D）／③母指突き出し型（BTまたはS-T）	

14

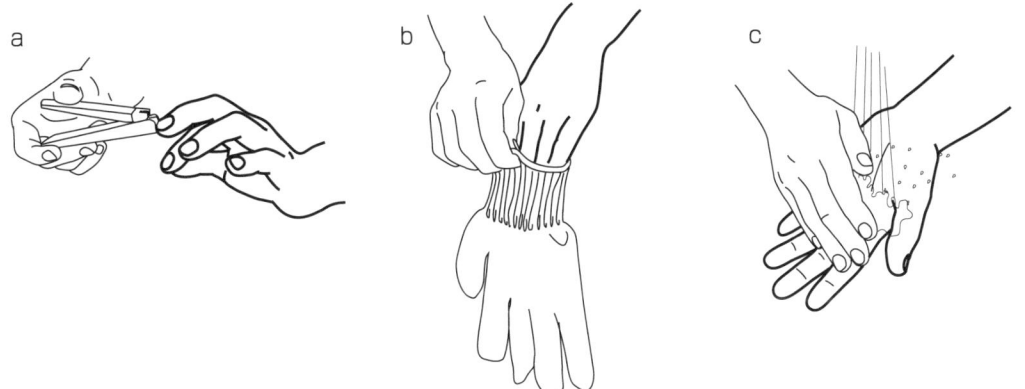

図 2-1 非把握による受身の手（太線）
a 爪を切られる手，b 手袋をはめられる手，c 洗われる手

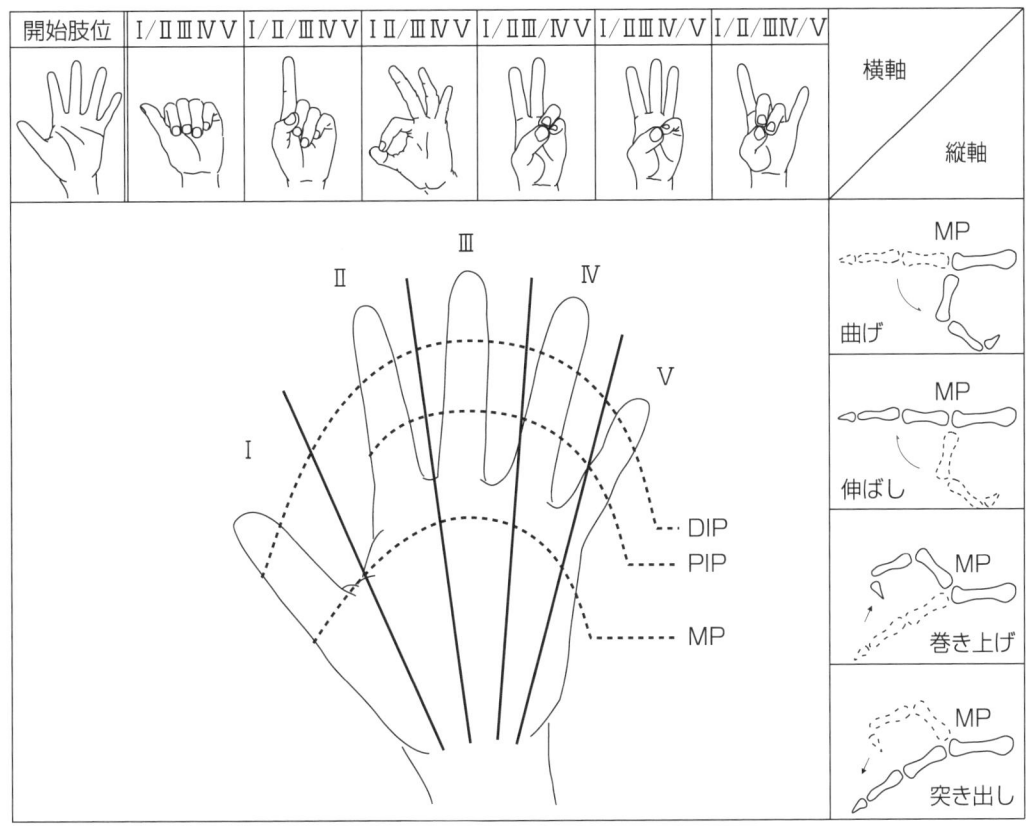

図 2-2 手の動きの見方
縦軸に指列の動き，横軸に指の分離の様式をみる（文献 8 より改変引用）.

　手の動きをみるときは，手に縦軸と横軸をおいてそれぞれの動きを分析すると，手全体の動きが理解できる（図 2-2）．まず，縦軸に指列の動きをみる．指列には MP，PIP，DIP 関節という 3 つの関節があるが，鎌倉らはこれらの運動を 10 種類に分類している[8)10)]（表 2-4）．
　①「曲げ」は指列の 3 つの関節がすべて屈曲し，②「伸ばし」はその逆で，すべての関節が伸

表 2-4 鎌倉による指列の動き[10]

番号	種類	反力の関与	例図	定義
①	曲げ	−		同じ指列に属する3または4関節の全部または一部の屈曲により，指先が手掌に接近する動き．DIP・PIP・MP関節のすべてが屈曲することが多いが，DIP・PIP両関節のみ，あるいはMP関節のみの場合もある．母指はIP関節のみの場合がある．
②	伸ばし	−		同じ指列に属する3または4関節の全部または一部の伸展により，指先が手掌から遠ざかる動き．すなわち「曲げ」の逆．DIP・PIP・MP関節のすべてが伸展することが多いが，DIP・PIP両関節のみ，あるいはMP関節のみの場合もある．母指はIP関節のみの場合がある．
③	巻き上げ	−		同じ指列で生じる屈曲と伸展の混合により，指先が背側へ動くとともに，指先を指の付け根に近づける（"指が短縮する"）動き．後者のみの場合をここに含める．MP関節伸展とDIP・PIP両関節屈曲の組み合わせがふつう．母指ではいろいろな組み合わせが起こりうる．
④	突き出し	−		同じ指列で生じる屈曲と伸展の混合により，指先が掌側へ動くとともに，指先を指の付け根から遠ざける（"指が伸長する"）動き．後者のみの場合をここに含める．すなわち「巻き上げ」の逆．MP関節屈曲とDIP・PIP両関節伸展の組み合わせがふつう．母指ではいろいろな組み合わせが起こりうる．
⑤	押しつけ	＋		指先が向かう方向は「曲げ」と同じであるが，到達点で反力を受け，一部の関節が過伸展位をとるに至る場合，MP関節屈曲，PIP関節屈曲，DIP関節過伸展の組み合わせがふつう．母指ではいろいろな組み合わせが起こりうる．
⑥	弛緩伸ばし	＋		指先が向かう方向は「伸ばし」と同じであるが，移動に伴って開始点で受けていた反力が解除される．MP関節伸展，PIP関節伸展，DIP関節の過伸展解除がふつう．母指ではいろいろな組み合わせが起こりうる．
⑦	引き寄せ	＋		指先に反力を受けながら"指を短縮させる"（指先を指の付け根に近づける）動き．すなわち「巻き上げ」の特殊型．MP関節伸展，PIP関節屈曲，DIP関節過伸展がふつう．母指の場合はいろいろな組み合わせが起こりうる．
⑧	押し出し	＋		指先に反力を受けながら"指を伸長させる"（指先を指の付け根から遠ざける）動き．すなわち「突き出し」の特殊型．MP関節屈曲，PIP関節伸展，DIP関節過伸展解除がふつう．母指の場合はいろいろな組み合わせが起こりうる．
⑨	外転	−		指先を手の中央線より遠ざける動き．母指の場合は示指列から遠ざかる動きをいう．単独でも，①～⑧のいずれかとの組み合わせとしても起こりうる．
⑩	内転	−		指先を手の中央線へ近づける動き．母指の場合は示指列へ接近する動きをいう．単独でも，①～⑧のいずれかの組み合わせとしても起こりうる．

展する動きである．③「巻き上げ」はMP関節で伸展，DIP・PIP関節で屈曲し，④「突き出し」はこの逆で，MP関節で屈曲，DIP，PIP関節で伸展する．10種類のうち基本的に重要な動きはこの4種類であり，手の障害を評価したり，治療したりするときには，この4種類の動きとそれに⑨「外転」と⑩「内転」を加えた6種類の動きが分析できなくてはならない．残りの6種類の動きは指が接触している物体からの反力を受けることで生じる動きである（詳細は文献8を参照）．

　他の一つは手の横軸に沿ってみる見方である．母指から順番に，前述の指列の動きが互いに異種の動きをしたり，あるいは一方が動いて他方が停止していたりというように，5本の指の動きがどのように独立しているか，あるいは組み合わされているかをみる．鎌倉[8]は，隣接する2本の指が異種の動きをした時を「分離」とよんだ．この分離の形式は，無限ではなく，母指-示指間，示指-中指間，母指-示指-中指間で分かれる場合が多い．この指の分離は単一物品を把握したり，移動したりするだけでなく，物を手の中で持ちかえること，複数の個体を同時に扱うこと，可動部分のある道具を扱うこと，蓋と容器のように組み合わせになっている物体を扱うこと，衣服をたたんだり，ひもを結んだりなどの柔らかい物体を扱うことなどで生じている．機能評価や訓練のためには，これらの多様な物体の操作ができるか否かを点検することが必要である．

　これらの視点は一見大変複雑にみえるが，パターン化して観察できるようになると，複雑な手の動きも容易に分析できるようになる．またさらに，鎌倉らのXYZ連記法を用いれば[9]，その表記から手の複雑な動きも容易にイメージでき，その手が不足している動きのパターンや分離の形式が理解でき，手の動作を獲得するためのプログラムの立案に大変役に立つ．

　鎌倉らのXYZ連記法とは，常に母指，示指，中指，環指，小指の順に表記要素を与えるもので，最初に見出された指の動きの種類には表記要素Xを与え，次に見出された種類には表記要素Y（以下，Z，V，W）を与えるというものである．もし動きを示さない指があれば表記要素Oを与える．これらの表記要素を母指側から順に5つ並べることにより，手指全体の動きを表す記号とする．つまり，同一の記号は同一相での同種の指の動きを示し，異なる記号は異種の指の動きを示していることになる．したがって，手の動きが何種類の指の動きにより構成され，どこでその動きが分離しているかが明確となる．たとえば母指に「内転」，示指に「伸ばし」，中指，環指，小指に「曲げ」という動きが見出されたとしたら，この時の手指の動きのパターンはXYZZZ型と表記される．したがってこのときの指の動きは，母指と示指の間，示指と中指の間で分離している（母/示/中・環・小）ことになる．

　以上のように，各指列における関節運動のパターンが十分に行えるか，さらにそのパターンを各指において分離させることができるか，あるいは組み合わせることができるかという視点は，障害のある手の動作を分析し，それに基づいて手の動作の練習プログラムを立案するときに大変重要となる．

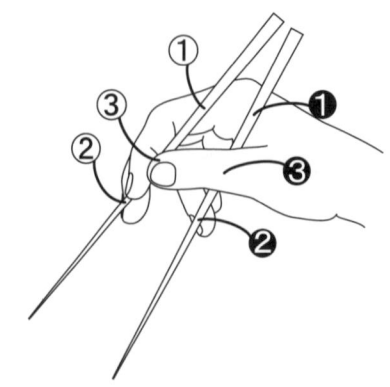

図2-3 箸使用時の手のフォームと接触箇所

2・4 手の動作の分析

次に，いままで述べてきた手の知覚機能，手の動作学に基づいて箸を操作する際の手の動作分析と動作学習について運動，知覚の側面から述べてみたい．

1) 手のフォーム

まず，箸を使うときの手の把握の型は，鎌倉の把握の分類[8]によれば「三面把握-亜型Ⅱ」になる．これは，箸などの小さな棒状物体を持つときに現れる「三面把握-標準型」の亜型である（表2-2）．

手のフォームおよび手と箸との位置関係は図2-3のとおりである[12]．前腕はやや回内位を取る．5本の指全体が屈曲位にあり，特に尺側にある指ほどMP関節の屈曲が強い．

2本の箸のうち，遠位の箸は，①示指基節橈側にのせられ，それより数cm離れた箇所を②示指末節掌尺側面および中指末節橈側面とで囲まれ，さらにこれら①②の間の1カ所を，③母指指腹で押さえられている．

近位の箸は，❶示指中手骨橈側と，❷環指末節橈側または橈背側に渡され，❶❷間の1カ所を❸母指基節掌側で固定されている．したがって両箸は示指中手骨骨頭をはさむようにして置かれており，母指はその2本を緩やかに拘束している．

2) 指の動き

遠位の箸を開く操作は，示指・中指の伸ばし（または巻き上げ）で行われ，逆の動き，曲げ（または突き出し）で閉じられる．近位の箸を開く操作は，環指の曲げ（または突き出し）で行われ，逆の動き，伸ばし（または巻き上げ）で閉じられる．すなわち示指・中指と環指が相反する動きを行うことにより，両箸は開閉する．小指は箸の開閉には直接関与しないが，環指につられて同じ動きをする．

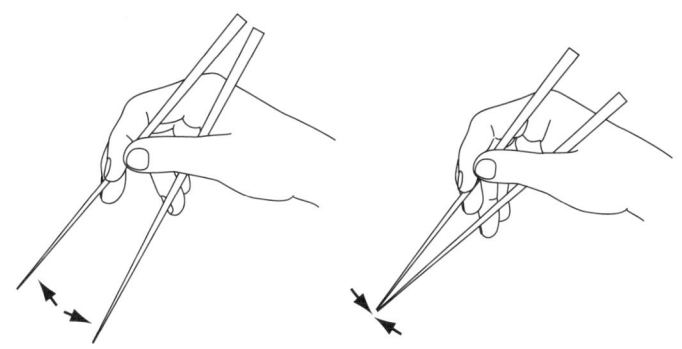

図 2-5　標準的な箸操作

表 2-4　箸操作における手の動作分析と獲得すべき機能

手の動作		獲得すべき機能
手のフォーム	把握	三面把握-亜型 II
	非把握	該当なし
手の操作	指の動きのパターン	開き；母指；押し出し，示・中指；伸ばし，環・小指；曲げ 閉じ；母指；引き寄せ，示・中指；曲げ，環・小指；伸ばし
	手の動きの分離	母/示中/環小（母指-示指間，中指-環指間の分離）
手の知覚	表面触	箸との接触箇所を感知し，箸の特徴を識別
	遠隔触	食物の特徴，皿の特徴を識別

　母指は箸を開くときは押し出し（「突き出し」の特殊型），閉じるときは引き寄せ（「巻き上げ」の特殊型）の動きにより，両箸を緩やかに拘束しながら開閉の動きに関与している[12]（図2-5）．

3）指の分離

　これらの手指の動きを前述の XYZ 連記法によって書き換えると手の動きは XYYZZ 型となる．すなわち同一時相において，母/示中/環小となり，母指と示指の間，中指と環指の間で指の動きは分離し，互いに異種の動きが生じ，指の分離が起こる．

4）箸動作の獲得

　箸操作を獲得するためには，まず「三面把握-亜型II」の手のフォームが作れなくてはならない．このフォームで箸を持ったときに，フォームが崩れず，安定して持っていられることが必要である．

　さらに母指では押し出し，引き寄せ（または突き出し，巻き上げ）の動きが，それ以外の指では伸ばし，曲げ（または突き出し，巻き上げ）の動きが行えなくてはならない．まずこれらの指の動きを手全体で練習したのち，母指-示指間，中指-環指間で分離して，それぞれの動きが可能になるように練習する（表2-4）．

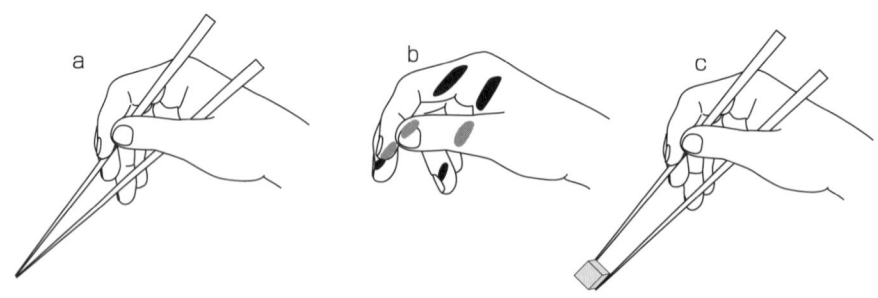

図 2-6 箸操作による表面触と遠隔触
■は箸の接触部位，■は箸の接触部位の投影を示す

5）知覚の分析

　動作を獲得するためには，その動作を遂行するために必要な知覚を分析し，閉眼による動作学習を進める[15]．箸操作のように，道具などを手に持って，それを操作して物体に働きかける動作では，手に直接接触する物体（この場合には箸）と間接的に接触する物体（食物やそれが置かれている皿など）から，どのような知覚が生じるかを分析する[16]（図 2-6 a，c）．

[表面触]

　手が物体と直接接触する箇所（図 2-6 b 斜線部）に生じる知覚を表面触とよぶ[7]．手は箸を持つことで，その特徴，たとえば形状，材質，温度，重量などを識別している．これらの表面触を感じることで，手は箸を適度な力で持つことができる．

　さらに箸を開閉すると，箸との接触箇所には圧迫や振動が生じる．それを感じなければ手で箸を操作することはできない．

[遠隔触]

　箸を操作するときに必要な知覚情報は表面触だけではない．箸で食物をはさむことで，指の屈曲に対する抵抗感や箸との接触箇所への圧が生じ，それにより食物の特徴に関する知覚，たとえば硬さ，柔らかさ，滑りやすさなどを識別している．また，箸で食物をはさんで持ち上げたときには，箸を介してその重量なども感知している．さらに，食器の上で箸を動かすことで振動や圧迫が生じ，それにより食器の硬さや食器の材質も感じている．

6）知覚再教育

　知覚が障害された手で物体を把握したり，識別する際には，過度に力を入れて把握や探索動作を行う傾向がある．知覚再教育を行う際には，必要以上の力を入れないように十分注意させながら，閉眼で表面触，遠隔触の識別を行う[15)16)]（表 2-4）．

[表面触]

　まず，表面触の学習を行う．空中で，閉眼の状態で箸を持たせ，机上に箸先をつけて軽くタッ

ピングすることで接触箇所での知覚を学習させる．そして空中で，閉眼で箸を開閉させ，動かすことで接触箇所に圧迫や振動，動きに対する抵抗感を感じさせる．

　箸との接触箇所の知覚が低下している場合には，その患者が知覚しやすい材質を箸に巻きつけたり，少し重い箸を用いたりするとよい．

[遠隔触]

　次に遠隔触について学習する．まず，閉眼で箸を手に持って，机の上を滑らせ，振動や抵抗感を感じさせる．次に滑らかな材質と粗い材質の上で箸を滑らせ，振動や抵抗感の違いを学習させる．

　これが可能になったら，弾力性や抵抗感のある物体を食器の上に置き，それを箸ではさんだり，離したりして物体の特徴を識別させる．さらに重さの異なる物体を用意し，それを持ち上げることによって重量の違いを学習する．

◆文　献◆

1) 青木眞由美（1984）．Hand Therapy―歴史と現状（第1報）．第18回日本作業療法学会誌，pp. 76-77．
2) Brink EE, Mackel R（1987）．Sensorimotor performance of the hand during peripheral nerve regeneration. *J Neurol Sci*, **77**, 249-266.
3) Givson JJ（1962）．Observation on active touch. *Psychol Rev*, **69**, 477-490.
4) 岩村吉晃（1989）．体性感覚中枢における情報処理．遺伝別刷2号，40-45．
5) 岩村吉晃（1991）．体性感覚の生理学．神経進歩，**35**，974-982．
6) 岩村吉晃（2000）．体性感覚の情報処理．「セラピストのための基礎研究論文集2．生存と自己表現のための知覚」協同医書出版社．
7) Katz Davi（1925）．「Der Aufbau der Tastwelt」Verlag von Johann Ambrosius Barth．東山篤規，岩切絹代訳：「触覚の世界　実験現象学の地平」新曜社．
8) 鎌倉矩子（1989）．「手のかたち手のうごき」医歯薬出版．
9) 鎌倉矩子，三星文子，浅海奈津美，中田眞由美（1986）．物体の操作における健常手の動きのパターン．リハ医学，**23**，59-67．
10) 鎌倉矩子（1994）．手の動作．「PT・OT学生のための運動学実習」三輪書店．
11) McClosky DI（1978）．Kinesthetic sensibility. *Physiol Rev*, **58**, 763-820.
12) 中田眞由美，鎌倉矩子，大滝恭子，三浦香織（1993）．健常者における箸使用時の手のかまえと操作のパターン．作業療法，**12**，137-145．
13) 中田眞由美（1997）．知覚再教育における識別訓練の意義．日本ハンドセラピィ学会編「ハンドセラピィ　5　末梢神経損傷」pp. 41-52．メディカルプレス．
14) Nakada M, Uchida H（1997）．Case study of a five-stage sensory reeducation program. *J Hand Ther*, **10**, 232-239.
15) 中田眞由美，岩崎テル子（2003）．「知覚をみる・いかす」協同医書出版社．
16) 中田眞由美（2005）．感覚は改善するか？　末梢神経損傷・脳血管障害の知覚再教育の進め方は？「作業療法のとらえかた―Clinical Reasoning」pp. 18-29．文光堂．
17) Rothwell JC, et al（1982）．Manual motor performance in deafferented man. *Brain*

105, 515-542.
18) 当間　忍，中島祥夫（1994）．随意運動の感覚性制御．臨床脳波，**36**，657-667．
19) 当間　忍（2000）．手指随意運動の感覚性制御．「セラピストのための基礎研究論文集2　生存と自己表現のための知覚」協同医書出版社．
20) Westling G, Johansson RS (1984). Factors influencing the force control during precision grip. *Exp Brain Res*, **53**, 277-284.
21) 山内裕雄（1975）．手指の力に関する考察―指尖圧を中心として．災害医学，**18**，501-507．

3 ハンドセラピーの評価

- 3・1 基本情報の収集 — 24
- 3・2 病態評価 — 24
  - 3・2・1 瘢痕 — 24
  - 3・2・2 浮腫 — 25
  - 3・2・3 血行 — 27
  - 3・2・4 皮膚温 — 28
  - 3・2・5 発汗 — 28
  - 3・2・6 神経機能 — 29
- 3・3 機能障害の評価 — 31
  - 3・3・1 関節可動域 — 31
  - 3・3・2 腱機能 — 33
  - 3・3・3 拘縮 — 35
  - 3・3・4 トルク角度の測定とトルク角度曲線 — 37
  - 3・3・5 筋力 — 37
  - 3・3・6 握力とピンチ力 — 39
  - 3・3・7 知覚 — 41
  - 3・3・8 疼痛 — 49
- 3・4 機能/能力の評価 — 49
  - 3・4・1 手指機能検査 — 49
  - 3・4・2 手のフォーム評価 — 51
- 3・5 治療効果の判定 — 51

損傷を受けた手を評価するには，手のどの組織がどのような損傷を受けたのか，それが手の機能にどのような影響を及ぼし，その結果，日常生活や職業活動はどのように障害を受けるのかを理解することが必要である．ここでは，ハンドセラピーで頻繁に用いられる検査や測定の方法を中心に述べる．これらの検査や測定がどのような損傷のどの段階で用いられ，その結果をどのように解釈し，ハンドセラピープログラムに生かすかについては5章以降の各論の中で述べる．

3・1　基本情報の収集

患者の年齢，利き手，職業，趣味，外傷があればその受傷日時とその状況，治療内容，外科的処置，感染状態，投薬なども調べておく．それらに加え，損傷前は可能で，損傷後不可能，困難になったことは何か，手の損傷が患者の経済的・社会的生活にどのような影響を及ぼしているのかなどに関して，直接的あるいは関接的に情報を収集する[13)18)27)]．

以下，ASHTの評価区分[2)3)]に基づき，病態（pathology）評価，機能障害（impairment）の評価，機能/能力（function/disability）評価について述べ，さらに治療効果を判定するための評価について述べる．

3・2　病態評価

評価の前にまず注意深く観察を行い，手の色，皮膚や爪，知覚の状況（熱傷，水疱，創傷の存在を含む），手術創，瘢痕，癒着，手の使用・未使用の状況（患手をどのように使用しているか，あるいはいないのか）について調べ，記録する．

3・2・1　瘢　痕

外傷による組織の損傷や欠損を創傷といい，これに引き続いて起こる各種の病変を経て，完全治癒するか，あるいは瘢痕（scar）を残して不完全治癒するまでの過程を創傷治癒（wound healing）という．瘢痕は線維芽細胞より生成された膠原線維（コラーゲン線維）による線維化組織である．瘢痕はその生成とともに収縮（瘢痕収縮）し，刺激を受けると肥厚する[29)32)]．瘢痕が成熟しているか，未成熟のままなのかを知ることで，瘢痕に対する適切な管理を実施するが，それが存在する部位により，周囲組織との癒着や瘢痕収縮による関節拘縮の可能性を判断し，予防する．すでに発生している場合にはできるかぎり早期に治療する．また，瘢痕が深部の筋，腱と癒着している場合には，瘢痕マッサージなどにより伸張性を獲得させることが必要である（「4・3　瘢痕の管理」参照）．

観察方法：
①部位；瘢痕がある部位はどこか，深部か表在か，関節の上あるいは関節付近か，関節上であれば，その屈側か伸側か．

②タイプ；肥厚性瘢痕，ケロイド，広範性など．
③性状；未成熟な瘢痕は厚く，硬く盛り上がっており，成熟瘢痕になると偏平化，柔軟化する．

検査・測定方法：
①瘢痕の大きさ；長さ，幅，高さをmm単位で記録．
②瘢痕の血行；未成熟瘢痕は赤〜紫色を呈し，盛り上がり，触ると蒼白になる．成熟瘢痕は自然なピンク色を呈し，触れても蒼白にならない．
③瘢痕部の知覚；瘢痕部は知覚過敏あるいは知覚脱失の状態を示すことが多い．後述の知覚検査，知覚過敏の検査を実施する．
④瘢痕部の可動性；下を走行している筋，腱を静かに働かせて，そのときの瘢痕の状態，筋，腱の可動性について観察しておく．瘢痕が関節上あるいはその付近にある場合には，関節を動かして，その動きや可動域について観察する．

3・2・2 浮　腫

　組織液やリンパ液が組織・組織間隙に異常にたまった状態を浮腫（edema）という．浮腫が長期間続くと，その部位には線維性結合組織の増殖が起こり，硬化してくるため，貯留させず，速やかに消退させる必要がある．

　浮腫の評価方法には容積の測定と周径の測定があるが，可能なかぎり容積の測定を行う．周径を測定する場合には，測定部位を定め，常に同一部で行う．周径の測定は1〜2本の指に浮腫が限局しているとき，あるいは容積計が使えないときに役に立つ．また，浮腫はその出現によって増減する皮膚温を記録することによっても監視することができる．

目　的：
①手の容積を測定することで浮腫の存在を明らかにし，その変動を知る．
②浮腫に対する治療プログラムの効果を判定する．
③実施したエクササイズや活動の負荷の程度や頻度などが適当であったかどうかを判断し，それによって適切な作業活動のレベルを予測する．

禁　忌：
開放創や，内固定，キャスト（ギプス）の装着，血行状態が不良の場合は容積計は使用できないため周径の測定を行う．

測定器具：
部位に応じて，手，前腕あるいは上肢用の容積計（hand, forearm, arm volumeter）を用いる．容積計は常に一定の場所に設置しておく（図3-1）．1本の指あるいは局所的な関節に浮腫がある場合，上述の禁忌事項に該当する場合には容積の測定は適切ではないため，周径の測定が有効である（図3-2）．周径の測定にはやわらかい布製巻尺を用いる．

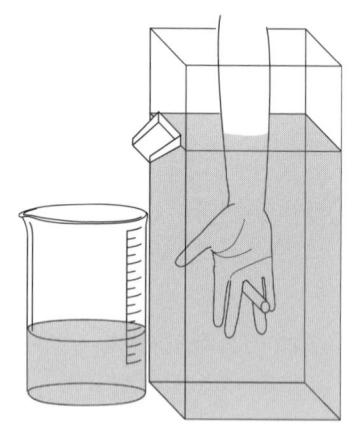

図3-1 容積計による浮腫の測定方法

方　法：
　上記の目的②，③のために実施する際には，実施したプログラムや活動の内容や時間，回数などを詳細に記述しておく．

【容積計による測定】
①身につけている装身具や時計などを取り外す．
②容積計の口からあふれ出るまで室温の水を注ぐ．
③前腕を回内位にした状態で容積計の排水口が母指側になるような位置に立つ．容積計内にある棒に中指，環指間がぶつかるまで手を静かに挿入する．
④完全に水が止まるまで排出された水をビーカーで受ける．
⑤この水をシリンダーに移し，ml単位で水の量を読みとる．

　結果は健側と比較せずに，患側の経時的な測定結果と比較する．ただし，測定値に急激な変化があった場合，健側も同様に変化していれば全身的な体の変調あるいは測定環境による影響を受けていることが考えられる．容積の1％あるいは5ml以上を意味のある変化とし，2％以上あるいは10mlを重大な変化とみなすことができる[2]．

【周径の測定】
　上述した容積の測定が困難な場合には，手の周径を測定することで浮腫を検査する．8の字法（図3-2）を用いることで，容積計による測定と同様の信頼性のある値を得ることができる[17]．
①手関節皮線（手首皮線）の橈側縁（長母指外転筋腱付近）に巻尺の先端をあてる．
②巻尺を手関節皮線に沿って，尺側手根屈筋腱まで手関節掌側を横切るように巻きつける．
③尺側手根屈筋腱の位置から，示指の中手骨骨頭中央まで巻尺を手背斜め巻きつける．
④示指手掌指皮線（近位指皮線）から，小指手掌指皮線へと巻尺を置く．
⑤そこから巻尺を手の背側に回し，長母指外転筋腱まで斜めにおろす．

掌側　　　　　　　　背側　　　　　　　　掌側　　　　　　　　背側

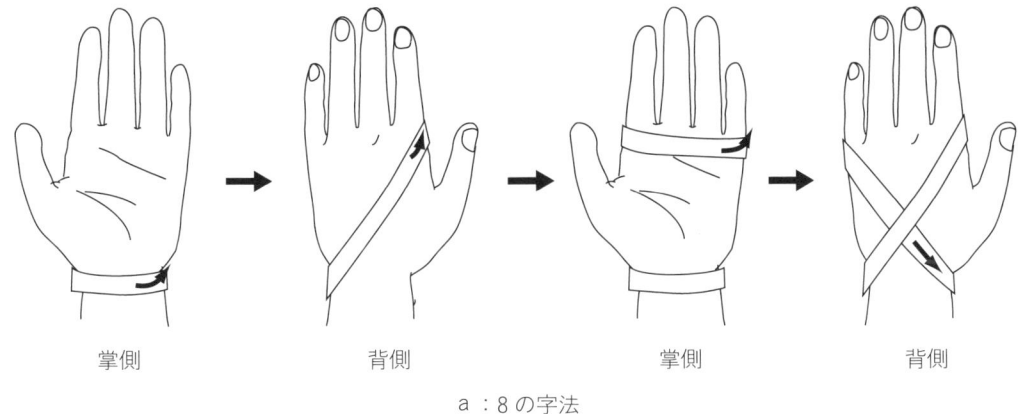

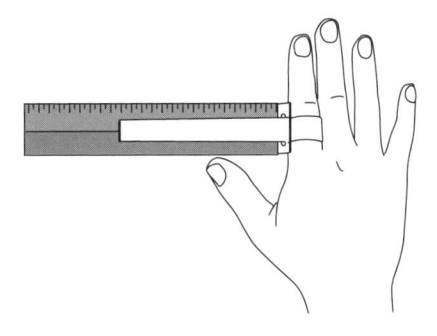

a：8の字法

b：指の周径

図 3-2　周径の測定
a：手の周径のための8の字法，b：指の周径の測定方法

⑥開始位置からの距離を測定する．

3・2・3　血　行

【アレン検査】（Allen test）

目　的：阻血状態の確認および管理を行う．

測定方法：セラピストは両側母指で患者の手関節部の橈骨動脈と尺骨動脈を圧迫する．患者に数回，手を握ったり，開いたりさせ，最後に手を軽く開かせる（図3-3）．この際，強く指を伸展，外転位にさせないように注意する．そして橈骨動脈の圧迫のみを解放する．これにより手掌および指の色が紅潮し，血行が再開する時間を秒単位で測定する．あるいは「速やか」，「遅延」，「消失」と記述する．同様の手順で，尺骨動脈を検査する．

各動脈の圧迫を解放した後，直ちに手掌や指が紅潮すれば，それぞれの動脈は開存しており，他方への副血行も良好であることを示している．どちらの動脈でも，正常手では5秒以内に血流が充満する．各動脈の充満時間に差があれば，手への循環に対してどちらかの動脈が優位であることを示している[2]．

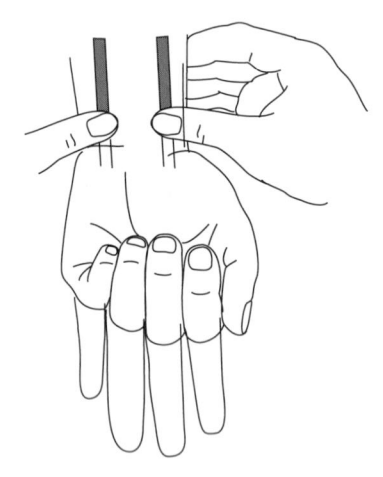

図3-3 アレン検査

　その他，スプリントや圧迫装具の適合を調べるために，手の血行を確認したい場合には，指先を完全に被覆せずにおき，患側と対側の指の爪の色を比較する．また爪を軽く圧迫して蒼白な状態にさせ，それを開放することにより，爪の色が戻る時間を反対側の指と比較させて血行の状態を確認する．

3・2・4　皮膚温

　目　的：手の皮膚温（skin temperature）や部位による温度差を測定することにより，軟部組織の炎症（inflammation）や反応を知る．炎症は侵害性の刺激に対する組織の反応で，発赤・発熱，疼痛，腫脹が炎症の徴候として知られている．
　測定方法：サーミスターやサーモグラフィーにより表面温度を測定する．
　表面温度から炎症や血行の状態を予測し，それにより適切な手の管理を行う．正常な指の温度は30〜35℃の間であり，30℃未満は血行不全を示す．気温，室温によって変化するため，健側の同一箇所と比較する．
　表面温度が周囲より局所的に1℃以上高い部位があれば注意を要し，6〜8℃以上高ければ外傷や炎症の存在を疑う[7,8]．再接着（replantation）などで皮膚温の低下がある場合には，バイオフィードバック訓練を検討する．

3・2・5　発　汗

　手の発汗は桜井モンタニア法発汗テスト紙[31]を用いることで，簡便に検査することができる．
　目　的：発汗を検査することにより，自律神経の機能を予測する．乳幼児や意識障害により知覚検査が実施できない場合には，自律神経機能を調べることで併走している知覚神経の機能を推測することができる．

検査方法：
①患者の手掌をアルコール綿で清拭してよく乾かす．
②セラピストは自分の汗でテスト紙を汚さないように気をつけながら，袋から取り出す．取り扱いの際は手袋を装着するとよい．
③テスト紙を袋から取り出し，机上に置く．
④紙面に患者の手を1～2分間密着させる．
⑤患者が密着させている間に，セラピストは患者の手に沿って輪郭を描き，日付と患者名を書き込む．
⑥セラピストは紙の端を押さえながら，患者に手をゆっくりと持ち上げてもらう．このときに手を引きずらないように注意する．
⑦テスト紙を袋に保存する．時間が経つと変色するため，長期間保存する場合には，コピーをとる．

3・2・6 神経機能

1) 神経誘発検査

　神経の損傷部位に圧迫や叩打，伸張を加え，神経症状を誘発することで，損傷神経と損傷部位を特定することができる．ティネル徴候はその一つであるが，ほかに正中神経ではファレンテスト（Phalen test），スピナーの誘発テスト（Supinner's test），フリックテスト（Flick test），正中神経圧迫テスト（median nerve compression test）などがある．尺骨神経では肘屈曲テスト（elbow flexion test），橈骨神経では中指伸展テスト（middle finger extension test），橈骨神経浅枝のテストがある（表3-1）．

　神経にストレスを加える肢位，状態を理解することは，適切なスプリントの固定肢位や動作の指導，二次的な障害予防の指導を行う際にも重要である．

2) スクリーニング検査

　特有の肢位を検査することにより，損傷神経を特定することができる．たとえば母指と示指で円を作らせる（パーフェクトO）．正中神経の枝である前骨間神経に損傷がある場合には母指IP関節と示指DIP関節の屈筋を働かせることができず，完全な円にはならない（涙のしずく型；tear drop outline）．また，内転把握（鍵つまみ）によって紙を固定させると，母指のIP関節が屈曲する〔フロマン徴候（Froment's sign）陽性〕．これは尺骨神経の損傷により母指内転筋が働かず，その代償として長母指屈筋の働きが出現していることを示している．骨間筋の検査では，指交叉テスト（cross-finger test）を行う．指を重ね合わせることでその働きを調べるが，尺骨神経に損傷がある場合には，骨間筋を働かせて指を正しく重ね合わせることができない（表3-2）．

表 3-1　神経誘発試験

検査名	方法と陽性反応	診断結果
ティネル徴候	神経の走行に沿って，末梢から中枢に向かって叩打すると，ある部位で末梢の知覚支配域に電気が散るようなビリビリ感が生じる．	軽打した末梢神経の知覚軸索の再生部位あるいはエントラップメントポイントを示す．
ファレンテスト	手関節を90°屈曲させる．30秒～1分でしびれが出現する．	手根管症候群（正中神経絞扼）
フリックテスト	体温計を振るように，患者に手を激しく振らせて，愁訴の軽現の有無を調べる．	手根管症候群（正中神経絞扼）
正中神経圧迫テスト	手関節部掌側で正中神経幹を検者の指で20秒間圧迫し，痛みが誘発されるかどうかを調べる．さらに圧迫を解除したときに症状が消退するかどうかも調べる．	手根管症候群（正中神経絞扼）
スピナー[1]の誘発テスト	以下で痛みの出現 ①抵抗に抗した手関節屈曲，前腕回内 ②抵抗に抗した前腕回外，肘屈曲 ③抵抗に抗した中指PIP関節屈曲	回内筋症候群（①回内筋，②上腕二頭筋腱膜，③浅指屈筋アーチでの正中神経絞扼）
肘屈曲テスト	肘の最大屈曲，手関節の最大伸展を保持し，3分以内に症状が増悪する．	肘部管症候群（尺骨神経絞扼）

表 3-1 つづき

検査名	方法と陽性反応	診断結果
前腕回外テスト	抵抗に抗した前腕回外，手関節伸展による痛みの出現．	橈骨神経管症候群（Frohseのアーケード，回外筋出口での橈骨神経絞扼）
中指伸展テスト	手関節中間位（やや屈曲）で肘伸展，中指をできるかぎり伸展させ，抵抗を加えることで痛みが出現．	橈骨神経管症候群（短橈側手根伸筋の緊張による橈骨神経絞扼）
橈骨神経浅枝のテスト	前腕回外位から回内し，手関節を掌屈させると1分以内に手背橈側にしびれ感が出現する．	Wartenberg病，cheiralgia paresthetica（橈骨神経浅枝の絞扼）

＊グレーで示した手は検者の手

表 3-2 スクリーニング試験

試験名	方法と陽性反応	診断結果
パーフェクトO	母指・示指で○を作らせると，母指と示指間の空隙が涙のしずく型（tear drop outline）となる．	前骨間神経損傷（正中神経）
フロマン徴候	鍵つまみの肢位をとらせ，紙を示指側面と母指の間に挟み，保持させ，検者がこの紙を引き抜くのに抵抗させる．長母指屈筋を働かせて保持しようとするため，母指IP関節が屈曲する．	尺骨神経損傷
指交叉テスト	中指を示指の上にのせ，指を交叉させる．交叉させることができない．	尺骨神経損傷

3・3 機能障害の評価

3・3・1 関節可動域（range of motion；ROM）

1）自動運動と他動運動

　測定方法：測定は日本整形外科学会と日本リハビリテーション医学会が制定するROM表示および測定法に基づいて行う．測定はそれぞれの関節に合った角度計を用いる．

　自動的ROMが正常範囲であれば他動的ROMの測定は必要ないこともあるので，ROMの測定では，まず自動的ROMを測定し，それに問題があれば他動的ROMを測定する．指のROMの測定には指用の角度計を用いる（図3-4）．指の測定では，測定している関節の近位関節を中間位にして行う．

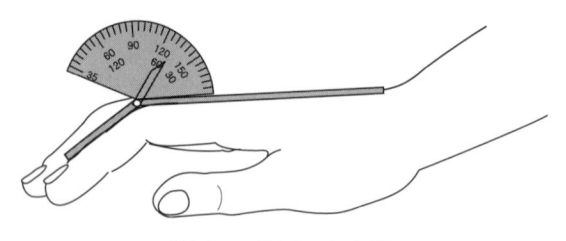

図 3-4　指用の角度計

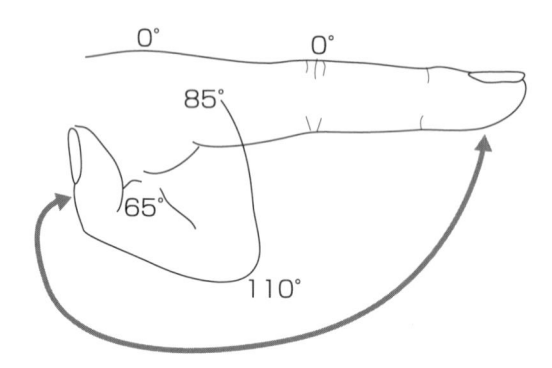

図 3-5　総自動運動域と総他動運動域の評価
（最大の筋-腱エキスカーションの状態を示す）

結果の解釈：自動運動と他動運動の比較は，屈筋と伸筋腱の滑動域（エキスカーション）や他動運動が可能な範囲内での筋力の効率を示している．他動運動が自動運動より大きい場合には，周囲組織への腱の癒着による腱滑走（グライディング）の制限，損傷や術式による腱の長さの問題，筋の収縮を制限する瘢痕形成の存在，筋の弱化，あるいは痛みなどを示唆している[27]．この場合には，隣接関節を0°にしてそれぞれの関節を測定するとより明確になる．

2）総自動運動域（total range of active motion；TAM）

総自動運動域は，MP，PIP，DIP関節の全関節を最大屈曲したときの角度の和を求め，各関節を伸展させたときの伸展不足角の和を差し引くことによる角度の総和である（図3-5）．PIPあるいはDIP関節での過伸展は異常値として考慮するので，不足角の中に含める．

3）総他動運動域（total range of passive motion；TPM）

総他動運動域は，MP，PIP，DIP関節の各関節を他動的に動かして，総自動運動と同様に測定したものである．TPMの標準値は260°で，MP関節85°，PIP関節110°，DIP関節65°を基準としている[2]．

4）伸展不足（extension deficit；ED）

伸展不足は指を伸展したときのMP，PIP，DIP関節が伸展0°から不足している角度の総和を

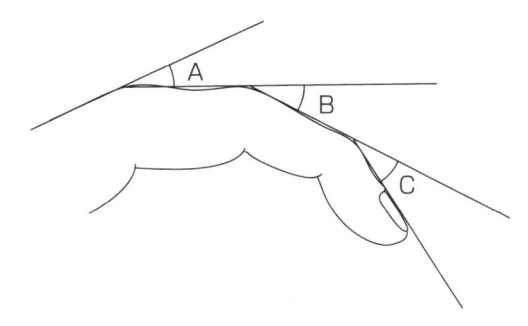

図 3-6　伸展不足（ED）
ED＝A＋B＋C

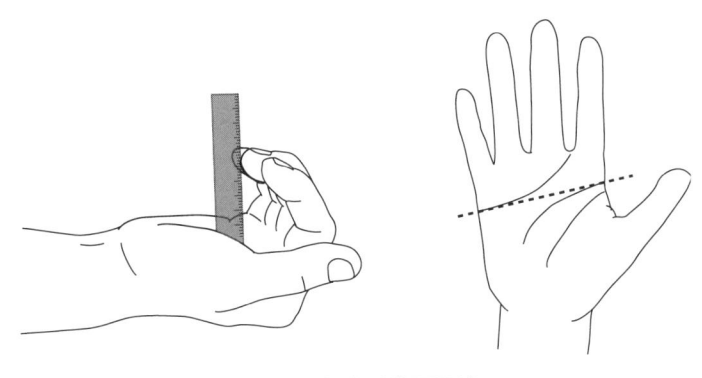

図 3-7　指尖手掌間距離

示す（図3-6）．

5）指尖手掌間距離（tip palm distance；TPD）

　指の屈曲可動域の簡易測定法として指尖手掌間距離（図3-7）がある．これは指尖と，近位および遠位手掌皮膚線とを結ぶ直線との距離で表示する方法である．指の屈曲可動域に制限がなければ，示指から小指の指尖は近位および遠位手掌皮膚線を結ぶ線（図の点線）に接触することができる．屈曲制限がある場合には，皮膚線と指尖間の距離を測定することで，屈曲可動域制限の目安とすることができる．

3・3・2　腱機能[28]

1）腱損傷機能評価

　深指屈筋腱，長母指屈筋腱断裂の場合は，治療成績を評価するために機能度（％TAM）および治療後改善度を算出する．これらの計算には対側指のTAMと術前TAMの値が必要である．指伸筋腱，長母指伸筋腱断裂の場合においても同様に，機能度（％TAM）および治療後改善度を算出する．計算式を下に示す．

$$機能度(\%) = \frac{患指\,TAM}{対側指\,TAM} \times 100$$

$$治療後改善度(\%) = \frac{術後\,TAM - 術前\,TAM}{対側指\,TAM} \times 100$$

また，深指屈筋腱，浅指屈筋腱，長母指屈筋腱損傷では，それぞれ主として作用する関節における機能度を算出する場合もある．

$$深指屈筋腱 \quad 機能度(\%) = \frac{患指\,DIP\,の\,AM}{対側指\,DIP\,の\,AM} \times 100$$

$$浅指屈筋腱 \quad 機能度(\%) = \frac{患指\,PIP\,の\,AM}{対側指\,PIP\,の\,AM} \times 100$$

$$長母指屈筋腱 \quad 機能度(\%) = \frac{患指\,IP\,の\,AM}{対側指\,IP\,の\,AM} \times 100$$

(AM＝active motion)

指伸筋腱の場合は損傷部位（Zone）ごとに機能度（%TAM）の算出法が異なる．母指の場合は，長母指伸筋腱単独断裂の場合と長母指伸筋腱および短母指伸筋腱の両腱断裂の場合とで機能度の算出法が異なる．治療後改善度は，屈筋腱損傷の機能評価における算出法と同様で，治療で獲得した値を対側指 AM もしくは TAM で除して算出する．

$$指伸筋腱\,Zone\,I，II \quad 機能度(\%) = \frac{患指\,DIP\,の\,AM}{対側指\,DIP\,の\,AM} \times 100$$

$$Zone\,III，IV \quad 機能度(\%) = \frac{患指\,(DIP+PIP)\,の\,AM}{対側指\,(DIP+PIP)\,の\,AM} \times 100$$

$$Zone\,V，VI \quad 機能度(\%) = \frac{患指\,TAM}{対側指\,TAM} \times 100$$

$$長母指伸筋腱 \quad 機能度(\%) = \frac{患指\,IP\,の\,AM}{対側指\,IP\,の\,AM} \times 100$$

$$\begin{matrix}長母指伸筋腱・\\短母指伸筋腱\end{matrix} \quad 機能度(\%) = \frac{患指\,(IP+MP)\,の\,AM}{対側指\,(IP+MP)\,の\,AM} \times 100$$

(AM＝active motion)

2）Buck-Gramcko 法[28]

本法は前述した腱損傷機能評価に併用する．評価内容は，TPD，ED，TAM をそれぞれ測定し，その値に応じて点数をつけ，その合計点を算出する．その合計点は優，良，可，不可の4段階に段階づけられる．母指における評価基準は，日本手の外科学会機能評価委員会案によるものである（表3-3）．

表 3-3　Buck-Gramcko 法による評価

		示指～小指 （MP, PIP, DIP 関節を含む）	母指* （IP 関節のみ計測）	Points（点）
A	TPD composite flexion	2.5 cm 未満　　≧200° 4 cm 未満　　≧180° 6 cm 未満　　≧150° 6 cm 以上　　＜150°	≧50° ≧30° ≧10° ＜10°	6 4 2 0
B	ED	0°～30° 31°～50° 51°～70° ＞70°	0°～10° 11°～20° 21°～30° ＞30°	3 2 1 0
C	TAM	≧160° ≧140° ≧120° ＜120°	≧40° ≧30° ≧20° ＜20°	6 4 2 0

*母指に関する評価基準は日本手の外科学会委員会案による．
診断基準（総合得点）：A＋B＋C＝14～15 点：優（excellent）
　　　　　　　　　　　　　　　11～13 点：良（good）
　　　　　　　　　　　　　　　7～10 点：可（satisfactry）
　　　　　　　　　　　　　　　0～6 点：不可（poor）

3・3・3　拘　縮

　拘縮（contracture）は，主たる原因により，皮膚性，関節性，軟骨性，深在性軟部組織性（筋，腱）に分類される．実際には，これらの単独のものは少ないが，主にどこに原因があるかを見極めることが重要である．近位関節の肢位を他動的に変えることにより，ROM に変化があれば，筋，腱性であり，そうでなければ軟骨，関節包，骨に原因があると考えられる．また腱に癒着があるときは，その部位も調べておく．

　目　的：拘縮の責任病変を特定するために，ROM の制限因子について調べる．

　検査方法：

　①皮膚による拘縮

　他動的に検査している関節を伸張する．皮膚が短縮している場合には，関節上部の皮膚が蒼白になる．

　②外在筋による拘縮（図 3-8 a）

　検査している関節の近位関節の肢位を他動的に変え，それによる ROM の変化（動的腱固定効果プラス；dynamic tenodesis effect＋）があれば，外在筋（指伸筋）による腱性または筋性拘縮が考えられる[16]．

　③斜支靱帯による拘縮（図 3-8 b）

　斜支靱帯（oblique retinacular ligament）は指基節滑車から起こって，PIP 関節掌側を通り，指中節背面から指背腱膜に付着している．そのため，PIP 関節の伸展は斜支靱帯の緊張を高め，DIP 関節を他動的に伸展させる．通常 PIP 関節伸展位で DIP 関節は他動的に 45°まで屈曲できるが，この靱帯に短縮があると，DIP 関節は伸展拘縮を呈し，PIP 関節を屈曲位にして，はじ

a：外在筋拘縮のための検査

b：斜支靱帯拘縮のための検査

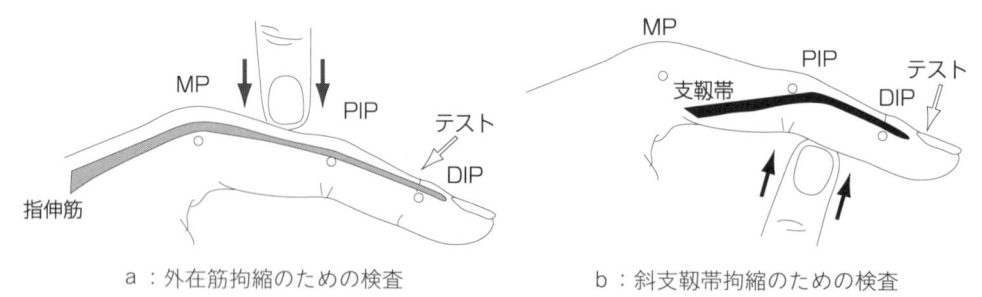

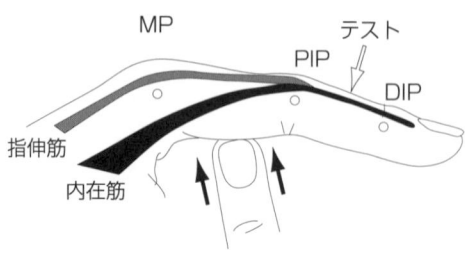

c：内在筋拘縮のための検査

図 3-8　拘縮の検査

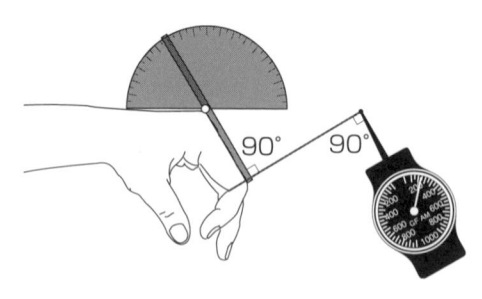

図 3-9　トルク角度の測定

めて DIP 関節は屈曲できる[16]．

④**内在筋による拘縮**（図 3-8 c）

　内在筋が最も引き伸ばされた肢位は，MP 関節を伸展し，PIP，DIP 関節を屈曲させた肢位である．内在筋の短縮が存在すれば MP 関節を他動的に伸展させたときの PIP 関節の屈曲が不能となる[16]．

⑤**腱癒着**

　近位部での腱癒着に起因する拘縮では，近位関節の肢位によって検査している ROM が変化する（動的腱固定効果プラス）．

⑥**関節包や関節部での腱癒着**

　近位関節の肢位を変えても，当該関節の ROM は変化しない（動的腱固定効果マイナス）．

　検査している近位関節の肢位を他動的に変えることにより，ROM に変化があれば筋・腱性であり，そうでなければ骨，軟骨，関節包，関節靱帯骨に原因があると考えられる．また腱に癒着

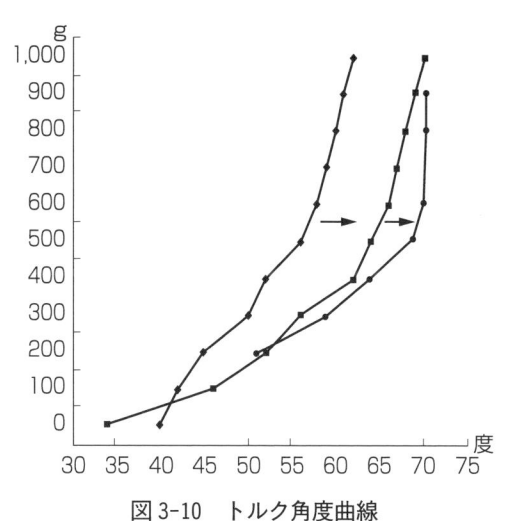

図 3-10 トルク角度曲線
2週間ごとの変化．最後の曲線の右肩は垂直になっており，実施した治療の限界を示している（矢印は時間経過を示す）．

があるときは，その部位も調べておく．

3・3・4 トルク角度の測定とトルク角度曲線

測定方法：当該関節の近位関節を中間位に固定し，測定したい関節に角度計をあてる．関節の遠位骨末端に100から1,000gの力を100g単位で加え，そのとき得られた関節の角度（トルク角度：torque-angle）を測定する（図3-9）．その結果を縦軸に力，横軸に角度を示したグラフ上にプロットしてトルク角度曲線（torque-angle curve）を作成する（図3-10）．簡便に行いたい場合には，300gと600gの力を加えたときの関節角度をそれぞれ測定する[8]．

正常な軟部組織は不良な肢位をとっていると短縮したり，関節の運動制限を生じるようになる．トルク角度として他動運動に必要な力を測定することにより，関節の硬さを表すことができる．ROMが関節運動の量を表すのに対し，トルク角度はその質を示すものであり，この結果は軟部組織の柔軟性を表わしている．トルク角度曲線は関節運動に制限のある関節に対して，拘縮改善のためのスプリントの適応や効果，限界などを判断するのに有効である[8]．

3・3・5 筋　力

筋力を検査するには，徒手筋力検査（manual muscle testing；MMT）を行う．その際，患者の運動を注意深く観察し，ごまかし運動（トリックモーション）や代償運動を見抜き，正確に判定できなければならない．ごまかし運動には，重力の利用，収縮筋の弛緩，二関節筋による影響，神経支配の破格などがある．代償運動は動筋（主動作筋）による運動ではなく，補助動筋

表 3-4　徒手筋力検査における代償運動やごまかし運動の例とその見分け方

筋　名	運動例とその見分け方および防止法
橈側手根屈筋 尺側手根屈筋	指屈筋群により手関節の屈曲が起こる． 　⇒指をリラックスさせる． 手関節をいったん伸展させてからリバウンドにより屈曲させる． 　⇒手関節伸展防止
長橈側手根伸筋 短橈側手根伸筋 尺側手根伸筋	母指や指のMP関節を伸展させながら手関節の伸展を行う． 　⇒指をリラックスさせる． 　　指を軽く握らせる．
長母指屈筋	長母指伸筋をいったん伸展し，リバウンドさせて，IP関節を屈曲させる． 　⇒長母指伸筋をリラックスさせる．
長母指伸筋	短母指外転筋を働かせることにより，長母指伸筋腱に合流する線維を介してIP関節を伸展する． 　⇒母指を掌側外転させない．
短母指屈筋	長母指屈筋を働かせ，IPとMP関節の屈曲が生じる． 　⇒母指のIP関節を屈曲させない．
浅指屈筋	手関節を伸展させることで，腱固定効果により指を屈曲させる　⇒手関節を伸展させない． 深指屈筋を働かせてPIP関節を屈曲する． 　⇒検査指以外はすべて伸展させておく． 〔深指屈筋も腱固定効果による代償が起こる〕
虫様筋	浅指屈筋を働かせて，MP関節を屈曲させるため，PIP関節が屈曲する． 　⇒MP関節屈曲位からIP関節を伸展させる．
掌側骨間筋 （背側骨間筋）	指の屈筋群を働かせることで，屈曲に伴い指の内転が生じる（指伸筋を働かせることによりMP関節伸展に伴い指の外転が生じる）． 　⇒机上面に手を置き，そこから手指を浮かせないようにする．
短母指外転筋	長母指外転筋，短母指伸筋により外転を行おうとするため，橈側外転してしまう（母指球部にはシワがよらない）． 　⇒母指を手掌面に対して垂直に外転させる．
長母指外転筋	短母指外転筋により外転を行おうとするため，掌側外転してしまう（母指球部にはシワがよる）． 　⇒母指を手掌面上で外転させる．
母指内転筋	長母指屈筋と長母指伸筋を共に働かせることにより内転を行う． 　⇒母指IP，MP関節の屈曲およびCM関節の伸展を行わせない．
母指・小指対立筋	長母指屈筋，短母指屈筋，短母指外転筋，短小指屈筋などを働かせようとするが，対立筋が働かないかぎりは母指と小指の指先が直線にならず，お互いに向き合わない． 　⇒母指の爪を手掌と平行にさせる．

→観察部位　　⇒防止法

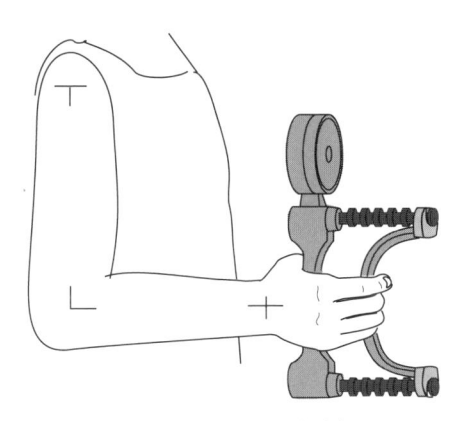

図3-11 握力の測定肢位

（補助筋）によって運動が生じる．セラピストは表3-4のような代償運動等の発現とそれを防ぐ方法を理解しておかなければならない[24]．

3・3・6 握力とピンチ力

1）握力の測定

　器　具：握力計（ジェーマー型握力計；Jamar dynamometer）は，市販されている握力計の中で最も信頼性のある握力（grip strength）の測定器である[2]．

　測定方法：患者は楽な状態で椅子に腰掛ける．上腕は体側につけて垂らし，肘は90°屈曲，前腕，手関節を中間位にして握力計を握る（図3-11）．検者は器具が落ちないよう下から軽く支える．急激に力を入れず，静かに，最大限に力を入れるよう口頭で指示し，ハンドルを握らせる．ハンドルの位置を変えないで測定する場合には2段階目（2番目に狭い幅）の位置に設定し，左右それぞれ3回測定して，その平均値を求める．5段階の測定を行う場合には，1段階から5段階までハンドルの位置を順番に変えて測定を行う．5段階の各測定値をプロットすると，段階2あるいは段階3を頂点とした紡錘状の曲線が描かれる（ベルカーブ；bell-carve）が，これが平坦な場合には詐病（malingering）が疑われる（図3-12）．また，ハンドルの幅を速やかに変更して，短時間に左右を交替しながら測定する交替測定法（rapid exchange grip；REG）を行ったときには，値は標準的に測定した値と同じか，それより大きくなるが，そうならない場合にも詐病の可能性が疑われる[2]．

　物体を握るとき，握力は把握する対象の大きさによって変化する．ジェーマー型握力計は大きさの異なるものを把握したときの握力を知ることができる．測定値に加え，治療前の測定値に対するパーセント値や健側の値に対するパーセント値なども記載しておくと治療効果の判定に役立つ．同じポジションで3回施行した際，値に10〜20％以上の変化があった場合には，最大努力を行っているかどうか疑わしいといわれている[12]．

　握り幅が同じでも，把握物体が手の長軸に対して垂直に置かれるか，斜めに置かれているかに

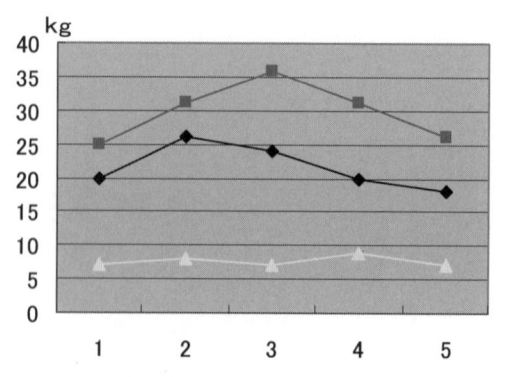

図3-12 握力の測定位置と測定結果
握力計の柄の位置を1〜5段階レベルに変えて測定し，その値をプロットする．最大努力が発揮された場合には，ベルカーブを示す（上段・中段）．また，手の大きさにより最大値は左右に移動する．努力が発揮されない場合，あるいは詐病の場合にグラフは平坦（下段）になる．

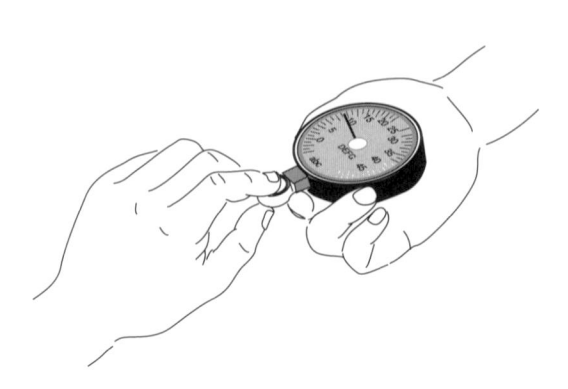

図3-13 ピンチ力の測定

より，それを握ったときに発揮される握力も変化する．前者の例は傘を差す，スーツケースを下げる，くぎ抜きを使うというような場合で，後者は鍋やフライパン，手すりなどを握る場合である．したがって，握力を測定する際には，握力計のハンドルの柄を垂直位，45°位，水平位に傾けて測定すると，より実際の動作に応じた握力を測定できる．このうち，最も握力が発揮されるのは垂直位で，ついで45°位，水平位の順である．

垂直位で測定しているのは，鎌倉の把握分類による「握力把握-鈎型」による把握を行ったときの握力であり，45°位，水平位は「握力把握-標準型」による握力を測定していることになる．「握力把握-鈎型」では，尺側指に比べ橈側指の方が強い力を発揮している[12]．

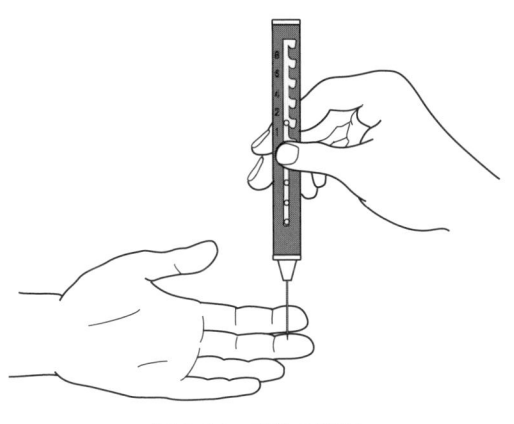

図3-14　痛覚の検査

2）ピンチ力の測定

ピンチ力（pinch strength）は，「側面把握」「並列軽度屈曲把握」の2種類の型（表2-2「鎌倉による把握の種類」参照）で測定する（図3-13）．これも左右3回ずつの測定値とその平均値を記録する．

3・3・7　知　覚

上肢の知覚障害を評価するには，手とそれ以外の部分とを分けて，それぞれの機能に応じた検査を実施する．手では，安全に手を使うために必要な防御知覚と，触れる対象を識別するための触覚を詳細に調べておく．手以外の上肢では，手を目的に到達させるために必要な固有感覚を検査する[26]．

1）防御知覚検査

防御知覚として，痛覚，温度覚を検査する．検査に際し，加えている刺激を正しく感知しているかどうか，十分確認しながら実施する．

[痛覚の検査]

検査器具：加える痛覚刺激の量がコントロールできる痛覚計（図3-14）．図の痛覚計のA型は1～10gまで，B型は10～20gまでの痛覚刺激を加えることが可能．

検査方法：健側を使用して痛覚（pain）を引き出すのに必要な力の量を調べることで鋭い刺激（sharp）と鈍い刺激（dull）を決定し，それに基づいて患側への刺激を行う．両手の障害の場合には，目安として10gの強さで痛覚刺激（鋭い刺激）を加えるとよい．刺激は指先から開始し，次第に近位部へと移行する．患者には鋭い刺激と鈍い刺激のどちらかを感じているかを告げてもらう．患者の応答に従い，記録用紙に以下の標記法を用いて反応を書き込む[2]．

表記法：＋S 鋭い刺激に対して正しい反応あり．

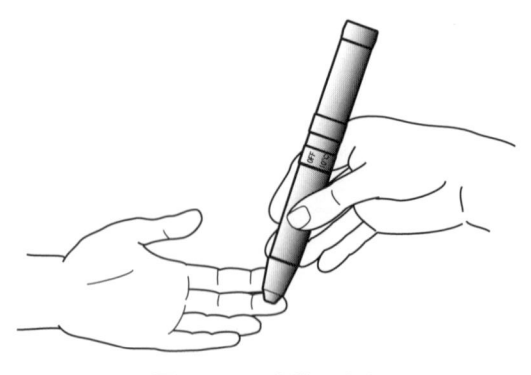

図3-15 温度覚の検査

－S 鋭い刺激に対して正しい応答なし．
＋D 鈍い刺激に対して正しい応答あり．
－D 鈍い刺激に対して正しい応答なし．
　S 鈍い刺激を鋭い刺激として応答
　D 鋭い刺激を鈍い刺激として応答

［温度覚の検査］
　検査器具：0℃，10℃，50℃，60℃の温度刺激が加えられる温覚計（図3-15）．
　検査方法：冷温（10℃）と暖温（50℃）に設定した検査器の尖端を，皮膚に垂直に約1秒間，1回ずつあて，「冷たい」か「温かい」かを答えてもらう．温冷刺激を，それとは異なった刺激として感じている場合には，患者の訴えどおりに記述しておく．
　痛覚，温度覚は細い神経線維によって興奮が伝達される．末梢神経の回復は細い神経線維ほど軸索の再生は速いとされているため，これらは末梢神経の回復状態を知るために，まず調べておくべき検査項目である．患者は痛覚，温度覚の脱失があっても気づいていないことが多い．防御知覚が障害されている場合には外傷などの危険が増すため，傷害予防の患者教育を行う必要がある[7)8)21)24)]（「4・9・2　知覚再教育」参照）．

2）触覚検査

　触覚（light touch）の検査では，そのサブモダリティとして静的触覚（constant touch）と動的触覚（moving touch）を区別して調べることが必要である．静的触覚は，触刺激が皮膚上に持続的に加えられた場合や，静止した物体に接触することで感じる．動的触覚は，触刺激が皮膚上を移動するような場合や，逆に接触している物体の表面に沿って手などが移動することにより感じる．さらに，短時間に触刺激が繰り返し加わるような場合も動的触覚を感じる．
　末梢神経損傷においては，それぞれの触覚を①閾値（触覚受容器の閾値），②局在（触刺激部位の定位），③分布密度（触覚受容器の数）という3つの側面から調べておく[20)26)]（末梢神経の損傷程度やその回復に応じた検査とその解釈については，「5・2　ハンドセラピー評価」参照）．

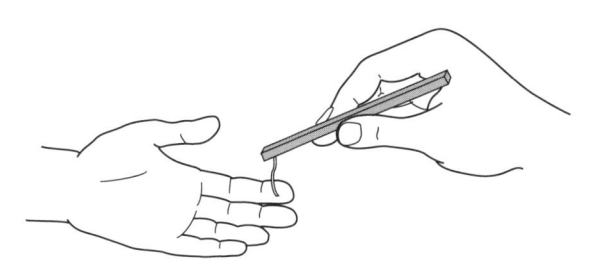

図3-16　フィラメントによる静的触覚の検査

[閾値（threshold）の測定]

■静的触覚の閾値

　検査器具：検査器具のセメスワインスタインモノフィラメント（Semmes Weinstein monofilament）（以下，フィラメント）は，20段階のフィラメントが1セットになっている（図3-16）．各段階の最終番号，たとえば2.83番（緑），3.61番（青），4.31番（紫），4.56番（赤），6.65番（赤斜線）という5本のフィラメントがセットになったミニキットもある．臨床では，この5本を用いる[6]．

　検査方法：検査は2.83番のフィラメントを用い，すばやく手掌，指，手背へと進め，正常と異常の領域をおおまかにつかむ．その後，同じ番号のフィラメントで指尖から検査を開始し，近位部へと進める．検者はフィラメントを持って構え，患者の手の2.5 cmの高さから1.5秒かけて皮膚に垂直にフィラメントを下ろし，1.5秒かけてフィラメントがたわむまで力を加え，さらに1.5秒かけて元の位置に戻す．

　3.61番まで（20段階の測定では4.08番）の細いフィラメントは同じ場所を3回刺激し，そのうち1回でも応答があれば感知できたとみなす．4.31番以降（20段階では4.17番）のフィラメントは1回のみの刺激で感知できなければ次の段階（より太いフィラメント）へと進む[6]．

　フィラメントは垂直にあて，皮膚上を滑らずにたわませる．また，患者に予測させないように，刺激のタイミングを変化させることが必要である．

　検査部位ごとに，患者が感じられたフィラメント番号の指定された色で図示（マッピング）をする．

　判定基準：Bell-Krotoski[6]はフィラメント検査の結果の解釈について，**表3-5**のように説明している．

■動的触覚の閾値

　検査器具：30 cpsと256 cpsの音叉

　検査方法：振動を加える部位が動かないように手指を側面から固定したり，手の下にタオルなどを重ね，敷いておく．まず30 cps音叉を振動させ，その柄を検査部位にあてる（図3-17）．健手，あるいは健常域と比較して応答を記載する．振動が感知できないときには，二股に分かれた先端（prong end）を軽くあて，振動を感知できるかどうか調べる．この状態でわかった場合に

表3-5 フィラメントによる静的触覚検査の解釈

番号	色	判定	結果の解釈
2.83	緑	触覚正常	触覚と圧覚が正常範囲.
3.61	青	触覚低下	書字や立体の識別はほぼ正常．防御感覚は良好．2点識別良好．知覚障害に気づかない．
4.31	紫	防御知覚低下	手をあまり使用しなくなる．物体の操作が困難．2点識別7〜10 mm．知覚再教育開始．
4.56	赤	防御知覚脱失	手を使用しなくなる．視覚の届かない範囲の物の操作不可能．外傷予防の患者指導．
6.65	赤斜線	測定不能	識別性知覚の喪失．痛覚脱失または残存．外傷予防の患者教育必須．

(Bell-Krotoski[6])の許可を受けて著者が表にまとめた)

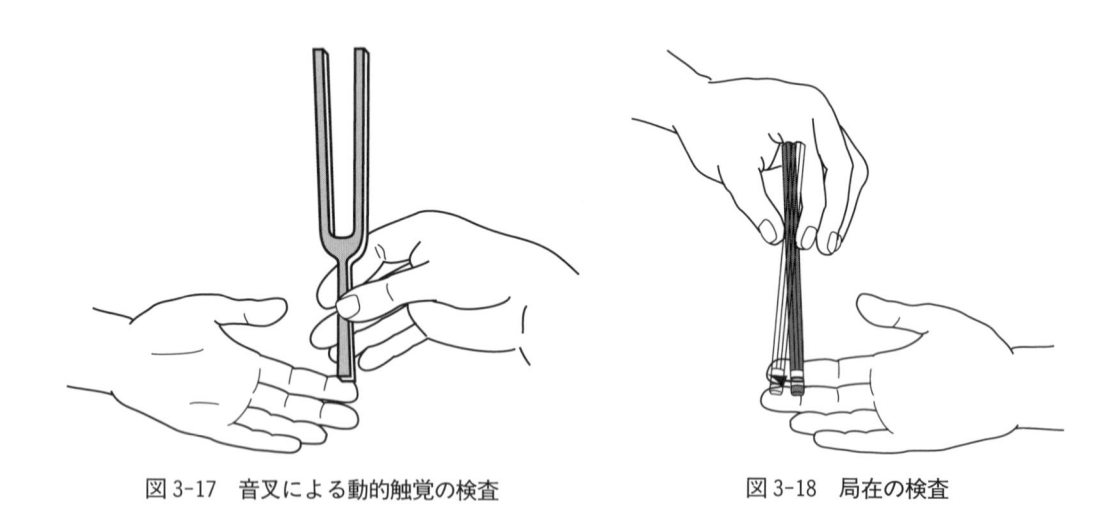

図3-17 音叉による動的触覚の検査

図3-18 局在の検査

は,「鈍麻」または「(P)」と記録する.
　次いで256 cps音叉を用い，同様に検査を行う．
　ひとが物体を把握する際には，柔らかい，硬い，重いなどの物体の性状に応じて把持力を調節し，保持した物体が落ちない程度にコントロールしながら力を加えている．フィラメントによる検査はそれに必要な静的触覚の機能を調べている．静的触覚が障害された手ではこのコントロールが困難となり，過度に力を込めて物を把握するようになるため，物体の操作は拙劣となる[22]．
　動的触覚は紙やすりや材質などの識別機能や手の巧緻性に関与するといわれている[10]．
　末梢神経損傷では30 cpsと256 cps音叉を用いて検査を行うと，より早期に，より広範囲に障害されるのは256 cpsによる振動である．なお，回復は30 cpsの振動が先行する[10)12)26]．また256 cpsのほうが加齢による影響を受けやすい．
　静的触覚，動的触覚の閾値を調べる検査法は，絞扼性神経障害の早期診断に有効であると報告されている．

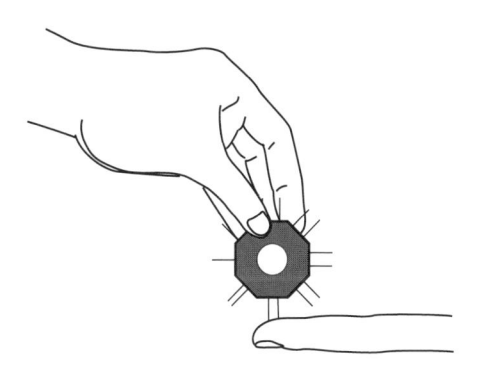

図3-19　ディスクリミネーターによる
静的二点識別検査

[局在（localization）]

■静的触覚の局在

　検査器具：フィラメント，鉛筆の先についた消しゴム

　検査方法：閉眼の状態で4.31番のフィラメントを用いて触覚刺激を加え，即座に刺激を感じた部位をサインペンなどで示してもらう．刺激点を図に示し，患者の示した部位がそれからずれている場合にはその点を矢印で示す．

　健常値：示指から小指の指腹では5 mm以内，母指の指腹では7 mm以内，それ以外の指節部では9 mm以内の誤差で刺激部位を定位することができる[23]．

■動的触覚の局在

　検査用具：フェルトペン，鉛筆の先についた消しゴム

　検査方法：各検査部位に近位から遠位方向に1 cm動かした動的触刺激を1回ずつ加え（図3-18），患者にそれを再現してもらう．実際の刺激線と患者の示した線とのずれを測定する．

　健常値：指では刺激線と平行で，かつ3 mm以内の誤差，手掌では刺激線に対して45°以内の傾きで，かつ15 mm以内の誤差で再現可能である[26]．

　末梢神経損傷後，軸索が再生する過程で過誤神経支配（misdirection）が生じることがある．神経が再生し，受容器への再支配が起こったとしても，過誤神経支配が生じていると患者は混乱を起こし，その機能を十分に活用することはできない．したがって，ある程度触覚が回復したら，静的触覚，動的触覚の局在を調べておくことが必要であり，それが障害されている場合には知覚再教育（「4・9・2　知覚再教育」参照）を行わなくてはならない[10)23)25]．

[二点識別検査]

　閾値に達し，正しい局在をもつ受容器がどの程度の密度で存在しているのかを調べる．

■静的二点識別（static two point discrimination；S 2 pd）

　検査器具：ディスクリミネーター（Disk-Criminator）（図3-19）

　検査方法：検査に先立ち，患者に2点と1点刺激を加えて説明し，理解させておく．指の長軸

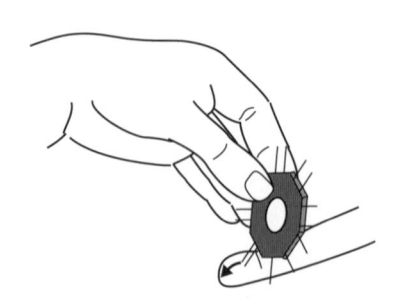

図3-20 ディスクリミネーターによる動的二点識別検査

と平行に，皮膚蒼白部（blanch）を作るか作らない程度のぎりぎりの圧で2点刺激を加える．時折1点刺激を交え，2点と識別できる最短距離を測定する．検査は5mmから開始し，被検者の反応がよいうちは1回のみでよいが，反応が遅くなったり，誤答し始めたら同じ刺激間隔で3回行い，そのうち2回正答できる最短距離を調べる．5mmが識別できない場合には次第に2点間を広げて検査する[6]．

　判定基準：指腹では3～5mmであれば正常，10mm以内であればその手は実用的である[14]．

■動的二点識別（moving two point discrimination；M 2 pd）

　検査器具：ディスクリミネーター

　検査方法：検査に先立ち，患者に2点と1点刺激を説明し，あらかじめ理解させておく．指の長軸に対して交差するように2点を当て，指腹中央から指尖まで皮膚を軽く圧しながら約2秒かけて動かす（図3-20）．時折1点のみの刺激を加える．2点と識別できる最短距離を調べる．検査は5mmから開始し，患者の反応がよいうちは1回の刺激のみでよいが，反応が遅くなったり，誤答し始めたら同じ間隔で刺激を3回行い，そのうち2回正答できるまで測定する．初回に5mmの間隔が識別できない場合には次第に2点間を広げて実施する[10]．

　判定基準：動的2点識別の正常値は，45歳以下であれば3mm以内，46歳以上であれば4mm以内である[12]．さらに6mm以内であれば物体の識別は良好である．二点識別の値の変化から触覚の回復あるいは悪化を判断するためには，少なくとも測定値が2mm以上変化することが必要である[10]．

　二点識別を検査することにより，閾値に達した受容器が指腹に分布する密度を予測することができる[10]〜[12]．

3）固有感覚（proprioception）（関節定位覚）の検査―母指探し試験

　検査方法：検者は一方の手で患者の一方の手指を包むように握る．その際母指をはずして保持する．さらに検者の他方の手で患者の肘の付近を持ち，空間内の任意の位置に患者の上肢を固定する．この上肢を「固定肢」とよぶ．固定した後，検者は被験者に固定肢の母指先を反対側の母指と示指とでつかむように伝える．この動かす上肢を「運動肢」とよぶ．固定肢の手の位置は運動肢が無理なくつかめる範囲とする．まず開眼注視下にてこれを試行し，つかめることを確認す

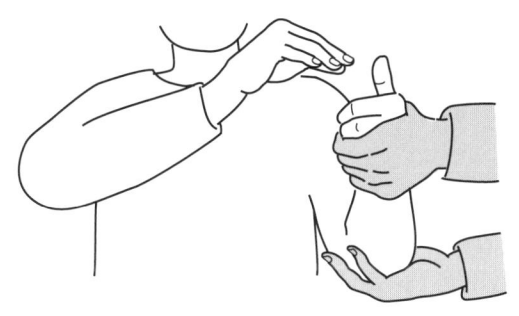

図 3-21 母指探し試験
グレーで示した手は検者の手

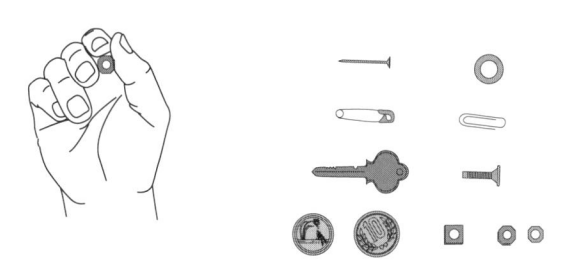

図 3-22 デロンの物体識別検査とその物品

る．次いで閉眼の状態で，固定肢を受動的に十分に動かして固定し直した後に，検査を実施する（図3-21）．固定肢の位置は1回の動作ごとに変更し，検査を繰り返す．数回以上の結果を総合し，以下のとおり障害度を判定する．次に固定肢と運動肢を換えて同様に検査する[14]．

障害度の判定：異常のないときは母指をつかめることができるが，異常のある時は，その程度により障害度を次のように分ける[14]．

1度：数cmずれるが，直ちに矯正して目標に到達する．

2度：数cmずれ，固定母指周辺を探り，運動肢が固定肢の一部に触れるとそれを伝わるようにして母指に到達する．

3度：10cm以上ずれ，運動肢は空間を探り，容易に目的の固定肢に到達しない．運動肢が偶然に固定肢に触れなければ患者は母指の探索を断念してしまう．

4）デロンの物体識別検査（Dellon's object recognition test）

検査用具：12個の金属製の小物品（翼つきナット，六角ナット大，六角ナット小，四角ナット小，座金，鍵，ボルト，釘，硬貨大，硬貨小，クリップ，安全ピン），ストップウォッチ，容器

検査方法：あらかじめ12物品を提示し，それぞれの名称を確認させておく．閉眼で，患者に三面把握（3点つまみ）の肢位をとってもらい，その中に物品を1個ずつ置く（図3-22）．患者には指を自由に動かして識別させ，物体の名称を告げてもらう．また識別に要した時間を計測する．物品1個の識別時間は30秒を限度とし，それ以上時間を要する場合や，指から物体を落と

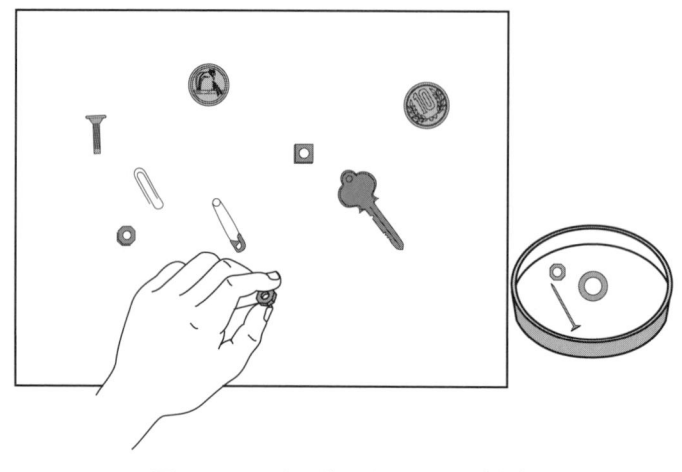

図 3-23　モバーグのピックアップ検査

した場合には，識別不可能として次の物品に移る．各物品を 2 度ずつ検査する．異なる物品の名称を告げたときはそれを記録しておく[9]．識別できない場合でも，患者が感じている特徴などを聴取し，記述しておく．

　判　定：識別できた物品の数と識別に要した時間によって判定する[10]．

　健常値：健常者によるさまざまな日常物品の識別時間は 1 物品約 2 秒以内で，それは性別，利き手か否かには関係しない．

　この検査は手の知覚機能による識別能力を調べている．

5）モバーグのピックアップ検査（Moberg's picking up test）

　検査用具：安全ピン，鍵などの金属製の日常物品約 10 個程度（デロンの物体識別検査に使用した物品を利用するとよい），容器，ストップウォッチ，フエルト（50×30 cm 程度，7 mm 程度の厚さ）（図 3-23）．

　検査方法：机の上にフエルトを広げ，その上に物品を散らばせておく．開眼の状態で，腱側の手を使用してできるだけ速く物品を 1 個ずつつまみ上げて容器の中に移し，全物品を移動させるまでに要した時間を計測する．次いで開眼のまま患側の手で同じことを行う．同様に，今度は閉眼の状態で健側，患側の測定を行う[19]．

　以上の各過程を 2 回繰り返し，それぞれ平均値を求める．さらに検査中，探索に使用した部位とその動作について観察し，記録しておく．

　判定基準：閉眼時に要した時間から開眼時に要した時間を差し引き，その時間差が小さいほど知覚機能は良好である．

　健常値：閉眼において，1 物品，約 1 秒で探索，つまみ上げ，移動が可能．

　物品を探索し，つまみ上げ，落とさずに把持しながら，移動するという一連の動作について，運動機能と知覚機能を分けて評価することができ，開眼時の結果には前者，閉眼時には後者の機

能が反映される[22]．

3・3・8 疼痛

1）Visual analog scale（VAS）

10 cm の線分を提示し，その左端を「痛みなし」，右端を今まで経験した中での「最大の痛み」としたときに，現在の痛みの程度がどこに該当するか印をつけてもらい，左端からの長さ（cm）で痛みの程度を定量的に評価する．

2）シュルツ・上肢の痛みの評価法

痛みという，非常に主観的なものを評価するには，情報を秩序立てて集め，それを解釈することが必要である．シュルツ・上肢の痛みの評価法（Schults upper extremity pain assessment）[30]には，痛みについてセラピストが質問すべき項目が網羅されており，これを用いることで痛みに対する的確な情報を集めることができる．さらに項目のいくつかは意図的に内容を重複させているものがあり，それによってセラピストは患者の応答が一貫しているかどうかを確認することができ，大変有用な評価方法である．詳細は文献 30 を参照．

以下の 10 項目から構成されている．

①痛みの傾向：発症時から痛みがどのように変化したかを調べる．
②痛みの部位：身体のどこに痛みを感じているのか，その部位を図に記入する．
③痛みの感じ方：メルザック（Melzack）による痛み表現語リストを用いて，どのように痛みを感じているか調べる．
④痛みの期間：どれくらいの時間痛みを感じているかについて概略をつかむ．
⑤痛みの強さ：痛みアナログスケールを用い，痛みの程度を理解する．
⑥痛みと時間帯：一日 24 時間を通じて変化する痛みのパターンを明らかにする．
⑦痛みと睡眠：痛みが睡眠にどのように影響を及ぼしているかを明らかにする．
⑧痛みの程度に影響する要因：痛みの程度に影響する要因のリストによりどの要因が痛みを増加させるのか，減少させるのか，あるいは影響を与えないのかを理解する．
⑨活動時の痛みと困難さ：到達動作や持ち上げ動作といったさまざまな活動に焦点を当て，課題を行うときの痛みの変化について調べる．
⑩障害と活動遂行能力：さまざまな活動を行う能力に痛みがどのように影響するかを調べる．

3・4 機能/能力の評価

3・4・1 手指機能検査

手の機能（hand function）をみるための検査方法[2]にはさまざまなものがある．わが国で入手

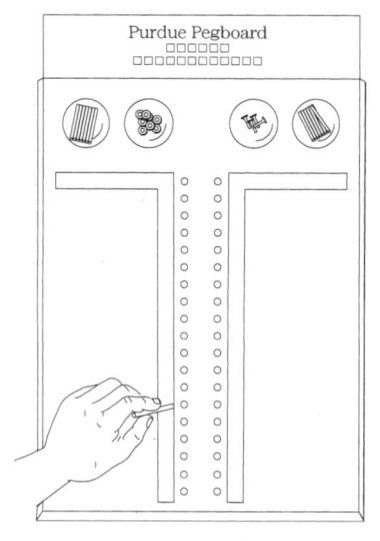

図3-24 パーデュペグボード検査

が容易なものはパーデュペグボード検査である（図3-24）．これらのほかにわが国の臨床場面では簡易上肢機能検査（ステフ）が広く用いられている．

1）パーデュペグボード検査（Purdue Pegboard test）

この検査は板の中央に2列にわたり円柱状の穴のついた検査板を用いて行う．板の上部には4つの凹型の皿があり，これらには小さな金属製のペグ，ワッシャー，カラーが入れてある．これらを使った組み立てを（1）右手，（2）左手，（3）両手，（4）右，左，両手，（5）組み合わせにより行わせる．検者は患者に解説書どおりに検査法の説明を読み，患者の実施時間を測定する．検査結果は性や仕事の種類（工場労働者，組立作業従事者など）に基づいた健常者の資料と比較し，患者の遂行を点数化する．

2）オコナー手指巧緻性検査（O'Connor finger dexterity test）

これは板の各穴に3本ずつのピンを挿し，その所要時間を測定する検査である．小部品の組み立てや操作の能力を調べるために用いられている．

3）ジョブセン-テーラー手指機能検査（Jebsen-Taylor hand function test）

この検査はさまざまな手の活動を行う7つの下位テストからなる．7つの下位テストは（1）書字，（2）カードの裏返し，（3）小物品のつまみ上げ，（4）摂食動作の真似，（5）駒の積み重ね，（6）大きな空缶の持ち上げと移動，（7）1ポンド缶の持ち上げと移動である．検者は患者に解説書どおりに検査法の説明を読み上げ，患者が非利き手，それから利き手で各下位テストを行う時間を測定する．結果は性別と年齢ごとに健常者の資料と比較する[13]．

4）ミネソタマニピュレーション検査（Minnesota Rate of Manipulation test）

この検査は穴のついた板と大きなチェッカー様の盤からなる．盤は両面を黒と赤に塗られている．患者はテーブルに向かって座る．板を患者の前の机に置き，検者は患者に解説書どおりに検査法の説明を読み，5つのテスト，すなわち（1）配置，（2）回転，（3）移動，（4）片手による回転と配置，（5）両手による回転と配置，を実施する．それぞれの実施時間を測定し，その結果を健常者の資料と比較する[4]．

5）その他

ハンドセラピーで用いられる手の操作性の検査には，次のようなものがある．

①Box and Block test，②Bennet Hand Tool Dexterity test，③Crawford Small Parts test，④Apfel 19 Item Pick Up test，⑤Grooved Pegboard test，⑥Sollerman Grip Function test，⑦Stromberg Dexterity test，⑧Nine Hole PegBoard test，⑨Rosenbush test of Finger Dexterity などがある[2]．

3・4・2　手のフォーム評価（『NOMA 手・上肢機能診断』）

手の機能評価として，鎌倉[15]は手を使用している際の手のフォーム，動きのパターンを検査することを推奨している．その意義を以下のように説明している．①動作能力のリアルなイメージが得られる．実生活の中でどういう手の使い方ならできるか，予測ができる．②困難な動作について，どのようにできないのかがわかる．ひいては訓練のポイントをどこに置けばよいかがわかる．③手という窓を通して，対象や空間への関わり方，手を支える腕や身体の機能状態がわかる（詳細は「NOMA ハンド・ラボ」の公式ホームページ[15]を参照）．

3・5　治療効果の判定

セラピストは実施した治療の効果について，さまざまな側面から評価しなければならない．治療効果は治療のコストパフォーマンス，上肢の構造と機能，患者の満足度などの観点から判定することができる[1]．ハンドセラピーでは以下の評価が治療効果の判定のために用いられている．

1）上肢障害評価表（DASH）

DASH（Disabilities of the Arm, Shoulder and Hand outcome measure）は「Institute for Work & Health」と「American Academy of Orthopedic Surgery」が共同で開発したものであり，日本語版 DASH は，日本手の外科学会機能評価委員会がその許可を得て，日本の生活様式を反映させて改変し作製したものである．30項目の手，腕，肩に関する症状と活動の遂行能力について被検者に回答を求める治療効果判定の評価である[5)9)]．

30項目のうち，1～21は「食事の支度をする」，「重い物を運ぶ」，「頭上の電球を交換する」な

どの活動について，その困難度を5段階で評価する．項目22と23は腕，肩，手の問題の社会生活や日常生活への影響について5段階に判定する．項目24〜28は腕，肩，手の痛み，こわばり，筋力低下について5段階に判定する．項目29，30は腕，肩，手の痛みによる睡眠の困難度，有能感を5段階に判定する．最後に項目ごとに得られた得点を処理しDASHの得点とする．さらにスポーツや芸術活動，仕事に関する2種類の質問項目を選択項目として追加することができる．

DASH日本語版は，http：//www.dash.iwh.on.ca./のtranslationsよりダウンロードできる．

2）その他

その他，治療効果を判定するための評価として，SF-36 (Short Form 36)，HAQ (Health Assessment Questionnaire)，ASES (American Shoulder & Elbow Surgeons Standardized Shoulder Assessment Form)，NULI (Neck & Upper Limb Index) などを用いることができる[9]．

◆文　献◆

1) Amadio PC (2001). Outcome assessment in hand surgery and hand therapy：An update. *J Hand Ther*, **14**, 63-67.
2) American Society of Hand Therapists (1992). Clinical assessment recommendations, 2nd ed.
3) American Society of Hand Therapists (1997). Domain of hand therapy.
4) Baxter-Petralia PL, Bruening LA, Blackmore SM, McEntee PM（津山直一，田島達也監訳，1990）．身体的能力の評価．「ハンター新しい手の外科」協同医書出版社．
5) Beaton DE, Katz JN, Fossel AH, Wright JG, Tarasuk V (2001). Measuring the Whole or the parts? Validity, reliability, and responsibeness of the disabilities of the arm, shoulder and hand outcome measure in different regions of the upper extremity. *J Hand Ther*, **14**, 128-146.
6) Bell-Krotoski J (1991). Advance in Sensibility Testing. *Hand Clin*, **7**, 527-546.
7) Brand PW (1979). Management of the insensitive limb. *Phys Ther*, **59**, 8-12.
8) Brand PW, Hollister AM (1999). Clinical mechanics of the hand, 3rd ed., St. Louis, Mosby.
9) Hudak P, Amadio P, et al (1999). Measuring Disability of the Upper Extremity：A Tationale Supporting the Use of a Regional Outcome Measure. *J Hand Ther*, **12**, 269-274.
10) Dellon AL（内西兼一郎監訳，1996）．「知覚のリハビリテーション」協同医書出版社．
11) Dellon AL (1997). Somatosensory testing & rehabilitation, Bethesda, AOTA.
12) Dellon AL (1998). Quantitative sensorimotor testing certification training manual, Lutherviller, Sensory Management Services, L. L. C..
13) Fess EE（津山直一，田島達也監訳，1990）．所見の記載について―上肢評価テスト用具セットの必須要素．「ハンター新しい手の外科」協同医書出版社．

14) 平山惠造（1986）．母指探し試験―関節定位覚障害の検査．臨床神経学，**26**，448-454．
15) 『NOMA手・上肢機能診断』公式ホームページ http://www.noma-handlab.com
16) Hollis I（1981）．Hand rehabilitation seminer text, Chapel Hill.
17) Maihafer GC, Llewellyn MA, Pillar WJ, Scott KL, Marino DM, Bond RM（2003）．A comparison of the Figure-of eight Method and Water Volumetry in Measurement of Hand and Wrist Size. *J Hand Ther*, **16**, 305-310.
18) Malick MH（1984）．Manual on management of specific hand problems, Philadelphia, AREN.
19) Moberg E（1962）．Criticism and study of methods for examining sensibility in the hand. *Neurology*, **12**, 8-19.
20) 中田眞由美（1988）．触覚の評価．「感覚統合研究第5集」協同医書出版社．
21) 中田眞由美（1990）．手の知覚障害に対する評価とそのアプローチ．OTジャーナル，**24**，487-496．
22) 中田眞由美（1992）．知覚再教育における識別訓練の意義．日本ハンドセラピィ学会編「ハンドセラピィ5　末梢神経損傷」メディカルプレス．
23) Nakada M（1993）．Localization of a constant-touch and moving-touch stimulus in the Hand：A preliminary study. *J Hand Ther*, **6**, 23-28.
24) 中田眞由美（1995）．末梢神経損傷と作業療法．「作業療法マニュアルNo.5　手の外科と作業療法」作業療法士協会．
25) Nakada M, Uchida H（1997）．Case study of a five-stage sensory reeducation program. *J Hand Ther*, **10**, 232-239.
26) 中田眞由美，岩崎テル子（2003）．「知覚をみる・いかす」協同医書出版社．
27) Nicolson B（1992）．*Clinical evaluation：Concepts in hand rehabilitation*. Philadelphia, F. A. Davis.
28) 日本手の外科学会編（1993）．手の機能評価表．日本手の外科学会．
29) 大西俊造，他（1998）．「スタンダード病理学」文光堂．
30) Schultz-Johnson K（中田眞由美訳，2003）．「Sシュルツ・上肢の痛みの評価法」協同医書出版社．
31) 桜井　実（1975）．指腹の知覚と発汗状態．災害医学，**18**，529-539．
32) 竹内　正（1993）．「病理学各論」日本医事新報社．

4 ハンドセラピープログラム

- 4・1 ハンドセラピー実施に際しての説明と指導 — 56
- 4・2 ハンドセラピーにおける物理療法 — 56
  - 4・2・1 温熱療法 — 56
  - 4・2・2 寒冷療法 — 61
  - 4・2・3 経皮的電気神経刺激 — 64
- 4・3 瘢痕の管理 — 64
- 4・4 浮腫のコントロール — 66
- 4・5 エクササイズ — 68
  - 4・5・1 一般的なエクササイズでの考慮 — 68
  - 4・5・2 エクササイズプログラムの立案 — 70
  - 4・5・3 伸張エクササイズ — 71
  - 4・5・4 ブロッキングエクササイズ — 72
  - 4・5・5 腱グライディングエクササイズ — 72
  - 4・5・6 ウエイトウエルエクササイズ — 73
  - 4・5・7 プリングウエイトエクササイズ — 74
- 4・6 筋再教育 — 74
  - 4・6・1 麻痺筋に対する筋再教育 — 75
  - 4・6・2 バイオフィードバックによる筋再教育 — 76
- 4・7 拘縮 — 77
  - 4・7・1 スプリント — 77
  - 4・7・2 肢位によるエクササイズ — 78
- 4・8 操作訓練 — 80
  - 4・8・1 手の操作性の訓練 — 80
  - 4・8・2 巧緻性訓練 — 81
- 4・9 知覚障害に対するアプローチ — 83
  - 4・9・1 知覚過敏に対するアプローチ — 83
  - 4・9・2 知覚再教育 — 84
- 4・10 反射性交感神経性ジストロフィー（CRPS type I）— 87
- 4・11 スプリント — 90
  - 4・11・1 スプリントの目的 — 90
  - 4・11・2 スプリントのデザイン — 91
- 4・12 患者・家族指導 — 92

この章ではハンドセラピーで頻繁に用いられる各治療手段や治療プログラムについて述べる．効果的な治療を行うためには，これらをどのように組み合わせ，どのタイミングで実施するかが肝心であるが，それは5章以降で末梢神経損傷，絞扼性神経障害，腱損傷，骨・関節損傷，複合組織損傷，蓄積外傷疾患，職場復帰のためのハンドセラピーを通じて解説する．
　ハンドセラピーの治療計画では評価結果に基づき，具体的な治療内容や実施方法とその手段，患者教育を検討する．最大の治療効果を上げるには，手の管理方法や治療のためのホームプログラムを指導し，患者がそれを早期から適切に実施することが不可欠である．また，患者がそれらを容易に，正確かつ安全に実施できるように患者教育用の資料を作成することもセラピストに求められる重要な役割である．自らの治療技術の向上のみならず，患者教育についての指導法の充実にも努力すべきである．

4・1　ハンドセラピー実施に際しての説明と指導

　ハンドセラピー実施に際して，患者に治療の目的，目標，内容についてわかりやすく説明し，ハンドセラピー実施についての同意を求める．また，禁忌事項についても十分に説明，納得させることが必要である．さらに，損傷の状況によってはカフェインやニコチン摂取の制限，手を寒冷や温熱に曝すことの制限，肢位の制限やスプリントの装着による制約などがある場合には，患者本人あるいは家族などに対して十分な説明を行ったうえで，それらを遵守させる[21]．また，外来の患者では手の損傷が悪化したときの状況やその際の判断などを伝え，速やかに連絡し，適切に対処や相談ができるように指導する（付録1「手の自己管理」参照）．

4・2　ハンドセラピーにおける物理療法

　物理療法には多数の種類があり，それぞれ特性や効果は異なる．ハンドセラピーで主に用いるものには温熱療法，寒冷療法などがあるが，効果的な物理療法を選択し，しかも安全に適用するには，物理療法の特性や禁忌事項を把握し，病期に対応する治療目的によって使い分ける必要がある．また物理療法の強度，治療時間，回数などを決める際にも，同様に病期に対応する治療目的を考慮することが重要である．

4・2・1　温熱療法

　温熱療法には，表在性温熱効果をもたらすものと深部性温熱効果をもたらすものがあり，温熱を加える組織の深さによって温熱療法の手段を変える必要がある．表在性温熱手段にはパラフィン，温浴，ホットパックなどがある．深部性温熱手段には超音波療法，極超短波療法などがある．

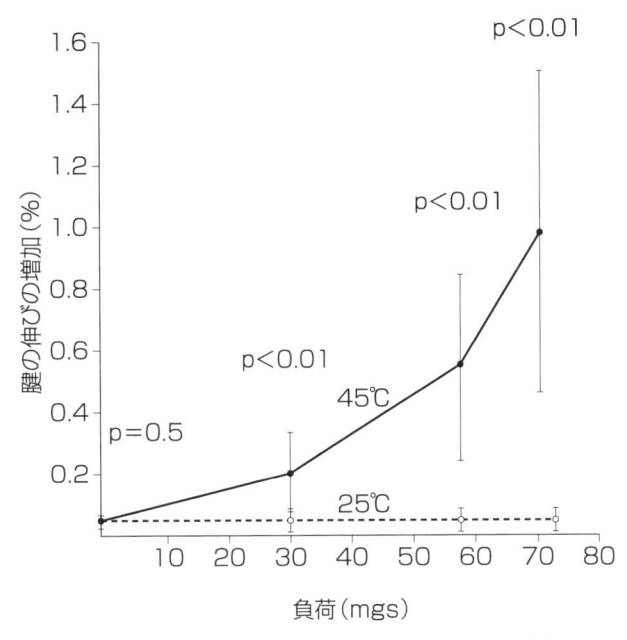

図 4-1　腱に温熱（25℃，45℃）を適用させた後の腱伸張率[17]

1）温熱療法の効果と禁忌

　ハンドセラピー分野で温熱療法に期待される主な効果は，慢性期（組織の増殖期および再構築期）における，コラーゲン軟部組織の伸張性の増加による関節拘縮の改善，血流の増加，鎮痛，筋スパズムの軽減，代謝の増大などである．しかし，損傷初期もしくは急性期の炎症が強い時期に温熱を加えると血管が拡張して出血を増大させ，熱性の浮腫を引き起こすので，急性期の温熱療法は禁忌となる．むしろ急性期には組織の温度を低下させ，血管を収縮させて出血を抑えるような物理療法が必要である．一方，慢性炎症の場合では，温熱療法は効果的である．以下にその効果についてまとめる．

　知覚障害がある場合は，皮膚の色調の変化を観察し，熱傷に注意する．その他の禁忌としては，出血傾向の強いもの，皮膚疾患，感染，腎臓や心臓障害による重度な循環障害，悪性腫瘍などが挙げられる．

①拘縮に対する効果

　図 4-1 は腱に対して温熱を加えた後の腱の伸張率[17]を示したものである．これによると，温熱を加えると腱に与える負荷に応じて腱は伸びており，温熱は軟部組織の緊張を低下させる効果があることが理解できる．したがって，ストレッチ等の拘縮に対するエクササイズの前に温熱療法を行えば，より効果的に拘縮組織を改善でき，またより少ない負荷で組織の伸張性を高めることができる．温熱療法だけでは拘縮の改善はなく，温熱療法には必ず運動療法を併用することが重要である．

②血行に対する効果

　温熱を加えると皮膚の温度上昇により血流が増加する．血流の増加は血管の拡張の結果であるが，血管の拡張は温熱が直接組織に加えられたことにより生じる効果と，温度受容器からの上行性入力による脊髄レベルでの反射により生じる効果とがある．注意しなければならないのは，血行の増加により毛細血管圧が上昇することで細胞間質液量が増加して浮腫を招きやすいことである．浮腫は最終的に拘縮の原因となるので，温熱療法中は自動運動を促すか損傷手の高挙により静脈還流を促進させるとよい．

③痛み，筋スパズムに対する効果

　筋腱などの軟部組織に損傷が起こると，ヒスタミンやブラジキニンなどの発痛物質が放出され，これらが自由神経終末を刺激し疼痛を引き起こす．また，血管損傷部では血小板や血管損傷により放出されたセロトニンにより，血流が遮断される．この止血作用により損傷周辺部の正常組織への血液供給は阻害され，損傷部位が拡大する．その結果，さらに発痛物質による侵害刺激は強まり，疼痛が増強する．これらの侵害刺激の上行性入力は，屈筋反射や交感神経を介した血管収縮の脊髄反射を誘発し，持続的な反射性筋収縮を引き起こす．持続的な筋収縮は筋を虚血にし，さらに発痛物質を放出させ反射活動を増強させ，やがて筋スパズムが形成される[43]．このような持続的な筋収縮時には筋紡錘からのⅡ型の求心性インパルスが頻発しているともいわれている[38]．

　温熱療法は，神経伝導速度を上昇させ，疼痛閾値を高めることの他，筋紡錘からのインパルスの発射頻度を減少させる．筋温度上昇による筋紡錘からのインパルスの発射頻度の減少は，α運動ニューロンの発射を減少させ持続収縮している筋スパズムを軽減させる[38]．皮膚温度の上昇においても，γ線維活動を低下させて筋紡錘に対する緊張を下げ，筋紡錘からの求心性発射が減少する．結果的にα運動ニューロンの発射は減少することになる[38]．

2）表在性温熱手段

　表在性温熱手段（パラフィン，温浴，ホットパックなど）の熱の移動形態は伝導である．伝導は温度の異なる2つの物質の分子間で直接衝突が起こることによってエネルギー交換が行われ，その結果，熱の移動が生じるものである．表在性温熱効果は，表面から0.5cm以内の組織温度を最も上昇させ[18]，深部の筋の温度はなかなか上昇しない．温熱療法を適用する時間は，熱移動速度をめやすとする．熱移動速度は以下の式[7]で表され，接触面積，熱伝導率，温度差に比例して増加し，組織の厚さに比例して減少する．したがって，温熱療法の適用時間については，これらの要因を考慮して決定すべきである．手の場合は，手全体を接触させることができるパラフィンか温浴が有効である．

$$熱移動速度 = \frac{接触面積 \times 熱伝導率 \times 温度差}{組織の厚さ}$$

■パラフィン

　パラフィンは熱伝導率が低いために，50〜55℃のパラフィン浴槽に手を入れても，同じ温度の

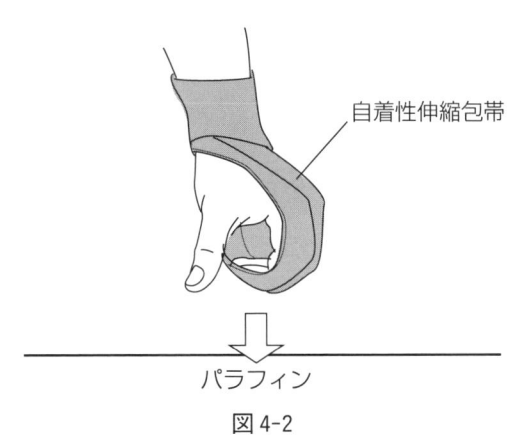

図 4-2
指の伸展拘縮に対し，自着性伸縮包帯を巻いて他動的に指を屈曲位に保持し，そのままパラフィン浴槽に浸ける．

温水に手を入れた場合に比べて熱く感じない．またなかなか冷めないという特性がある．またパラフィンと皮膚との間に薄い空気の層ができ，この層により緩やかな熱伝導と保温が得られる．注意事項として，感染や熱傷に注意する．

[a] dip and wrap 法

よく洗浄し乾燥した手指，手，前腕，肘をパラフィン浴槽に 2〜3 秒浸して上げ，パラフィン膜が白濁するまで乾かす．これを 10 回程度繰り返す．その際，最初の 1 回目を最も近位まで浸し，それ以降はそれよりも遠位まで浸すようにする．これはパラフィングローブの近位部の皮膚は，放熱のために温度が上昇しているので，そこへ新しいパラフィンを浸すと熱傷を起こしやすいからである．また途中でグローブにひびが入り，新しいパラフィンが触れる場合も同様に熱傷を起こしやすい．次いで，パラフィン膜が付着した手から肘にかけてビニールをかぶせ，さらにその上からバスタオルでくるむ．20〜30 分間保温する．また，拘縮指に対し，自着性伸縮包帯（コーバン：Coban™ など）のようなもので他動伸張位に維持したうえで同様にパラフィン膜を形成させる（図4-2）．この方法は，他動伸張されている間保温されるので，効果的に拘縮が改善する[38]．浮腫が強い場合は，肩 90°，肘 90°に屈曲させ，持続的に患手を心臓より高く挙上させておくと浮腫を増強させることは少ない．

[b] immersion 法

パラフィングローブをつくるまでは，dip and wrap 法と同じで，パラフィン膜を形成した後，約 15 分間持続的にパラフィン浴槽内に浸ける方法である．

[c] 塗布法

よく洗浄し乾燥した患部にパラフィンを刷毛で 10 回程度塗り，厚いパラフィン膜層をつくる．その後，ビニールとバスタオルでくるみ保温する方法である．

■温 浴

温浴の標準温度は 38〜40℃である．急性期ではないが，軽い腫脹，炎症性の浮腫が残存して

いる場合は、それよりややぬるめの温度とし、炎症反応を強めないようにする。温浴時間は15～20分程度とする。開放創のある場合は、感染予防のためヒビテン溶液などを温水に注入する。必要であれば、温浴中に自動運動や自動介助運動を行う。

渦流浴（対流による熱の移動形態）は、温熱に加え渦流による機械的刺激を皮膚および軟部組織に与えることでマッサージ効果を得る。これは、循環の改善や鎮痛に効果的であるとされている。浮腫に対する影響については38～40℃の渦流浴で浮腫が増加したという報告[19]や自動運動を併用すれば変化はないという報告などさまざまである。いずれにしても、浮腫が存在する場合は、手を挙上位に維持できる温熱療法手段を選択するべきである。

交代浴は血管の収縮弛緩を促し、末梢循環障害の改善、疼痛のコントロールを目的として行う。方法は、最初に患手を温水（38～44℃）に3～4分浸す。その後冷水（10～18℃）に1分間浸す。これを5、6回繰り返し、最後は温浴で終わる。終了後は患手を乾燥させる。

■ホットパック

温浴やパラフィンが適用できない場合に用いる。ホットパックは湿熱と乾熱とがある。湿熱パックの使用法は、まずパックを75～80℃のお湯の入った浴槽に15分程度浸け、十分な熱容量を確保する。パックを取り出し、よく水切りした後、熱の放散を防ぐためのビニールの上に載せ、6～8枚重ねになるようにバスタオルでくるみ、ビニールで覆われていない側を患手に適用する。バスタオルは、ゆっくり熱伝導するように空気の層を介在させるために用いる。適用時間は20～30分である。最高皮膚温度は適用後8～10分で到達するので[19]、適用後5、6分後には痛み、加熱状態、灼熱感の有無を聞く。知覚障害があれば皮膚の過度の発赤や水疱の有無をチェックする。その結果、必要があればタオルを追加して熱傷を防ぐ。温熱効果は45分程度[38]であり、拘縮改善の目的があればその間に運動を行うと効果的であるが、パックの重量による他動的ストレスに注意する。

3）深部性温熱手段（超音波療法）

深部性温熱手段の代表的なものに超音波があり、これは吸収された機械的エネルギーが深部組織に浸透し、分子の振動により熱に転換されて組織の温度を上昇させるものである。超音波にはこの温熱作用の他、膜透過性変化による拡散速度促進などの生理学的作用、空洞形成がある。また、物質の粘断性や可塑性を変えて伸張させやすくするなどの特有な作用をもつとも考えられている。治療上期待される効果としては、温熱作用による血流増加、鎮痛などがあり、その他の温熱療法と同様である。その他、骨折治療にも応用されているが、詳細は不明である。

超音波の強度は、単位面積あたりを単位時間に通過するエネルギー、すなわちW/cm^2で表す。生体に危険なく用いることができる強度は$3 W/cm^2$以下であるが、生体の組織に応じて超音波エネルギーの吸収率は異なる。骨での吸収率はきわめて高く、加熱されやすい。超音波の深達度に影響する因子は照射強度でなく周波数であり、筋では1 MHzで23 mm、3 MHzで7.6 mmである[36]。手部のようにすぐに骨に至る部位の加温のためには高周波数のものを選択する必要がある。

超音波の用い方には直接法と間接法がある．前者は超音波導子を皮膚表面に当て超音波を適用させる方法である．後者は体温に近い水の中に対象部位と超音波導子を入れ，対象部位から数cm程度の距離をおいて超音波を適用させる方法である．この方法は治療対象が骨隆起部や，関節部の場合に応用する．直接法には移動法と固定法があり，移動法は超音波導子を皮膚表面に円を描きながら移動させたり，ジグザグに移動させたりして適用させる．移動速度は4 cm/秒が効果的[16]といわれている．超音波強度は0.5～1.2 W/cm²程度とする[13]．固定法は超音波導子を動かさないで照射する方法である．超音波強度は0.1～0.3 W/cm²程度とする[13]．両方法ともに，超音波用ゲルを皮膚表面に塗り，導子と皮膚表面との間に空間ができないようにする．これは空気と生体とでは音響インピーダンスが違うため，空気中にでた音波は体内に伝播しないからである．

　注意点としては，超音波には破壊作用があるということである．過剰な強度で長時間照射すると，末梢神経や中枢神経が不可逆性の麻痺，関節の破壊，骨端軟骨破壊などの副作用が生じる[13]．しかし，超音波が安全に効率よく治療部位に伝播されているのかは不明であり，対象者の痛みの訴えにより判断するしかない．苦痛な痛みは，危険信号の指標とする．知覚麻痺の場合は最小限の強度を維持する．また，腱に対しては，ウサギの腱を用いた研究があり，その報告では腱縫合後6週以内に超音波を放射した例では，腱の引っ張り張力がコントロール群に比較して減少したことを示している[38]．したがって，腱断裂例では腱縫合後8週間以上経過した症例に用いるべきで，腱移植例ではそれより長く12週程度経過してから用いるべきであると考えられる．また骨端線が閉鎖していない小児例や妊婦においても，他の温熱療法を選択すべきである．悪性腫瘍は転移の危険性があり禁忌である．

4・2・2　寒冷療法

　臨床で用いられる寒冷療法には，伝導によるものと蒸発によるものがある．伝導冷却は氷，冷水などを直接皮膚表面につける方法であり，アイスキューブ，クリッカー，アイスパック，コールドパック，冷水浴などを用いて行う．蒸発冷却法はFlouri-methane, Ethyl chlorideなどの蒸発冷却材を塗布または噴霧し，その気化熱によって熱を奪う方法である．いずれを用いる場合でも，寒冷療法の生理学的作用や各方法の特性を考慮し，選択することが重要である．また寒冷療法の施行にあたっては，皮下脂肪の厚さや血行状態による個人差，使用する冷却媒体の温度，冷却する部位と範囲，皮膚温，室温を考慮する必要がある．

1）寒冷療法の効果と禁忌

　寒冷療法の生理学的作用は，血管収縮による血流量の低下，代謝活動の低下に伴う発痛物質の産生抑制，筋紡錘のインパルスの発射頻度の低下，神経伝導速度の低下，痛覚受容器の閾値上昇などがある．ハンドセラピーでは，これらの作用を利用して急性期の浮腫や炎症の抑制，急性期の創部周辺の筋スパズムの軽減，局所の疼痛軽減を目的に寒冷療法を行う．浮腫の抑制において

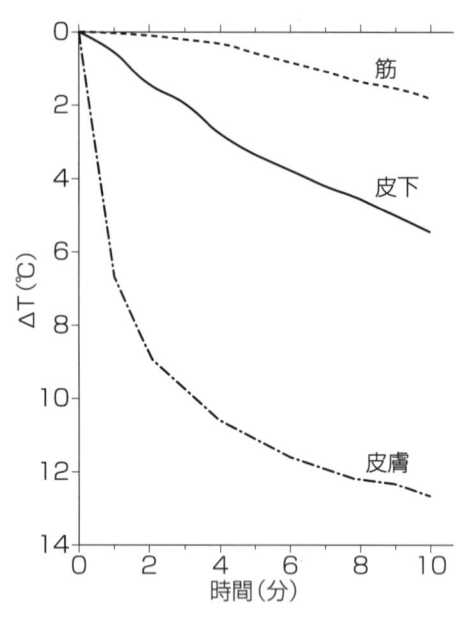

図 4-3 1～2 cm の皮下脂肪がある大腿部に氷を適用させた場合の筋，皮下組織，皮膚の温度変化[16]

は，圧迫を併用すると効果的である（「4・4 浮腫のコントロール 3）圧迫」参照）．

寒冷療法は温熱療法に比べ比較的深部の組織まで効果があり，皮膚表面に寒冷療法を適用させると皮下 4 cm の深部組織まで冷却可能である[37]．寒冷療法の適用時間については，深部組織の温度は皮膚表面に比べ緩やかに低下[16]するので（図4-3），10～30分間は行う必要がある[38]．対象組織の温度は脂肪などの皮下組織の厚さとその深さによって異なるので，皮下組織が厚く，対象組織が深い場合は冷却時間を長めに設定し，深部組織まで冷えるようにする必要がある．

注意点としては，適用部位の表面皮膚の状態を適宜確認し，凍傷に注意する．寒冷は非常な不快感，疼痛を招く恐れがあり，施行中にこれらの訴えがあれば終了するか冷却媒体と皮膚との間にタオルを多めに重ねて挿入させる．感覚が消失した時点で終了する．禁忌は，レイノー病，循環器系疾患，寒冷アレルギー，寒冷が苦痛な場合などが挙げられる．

①血流に対する効果

冷却の最初に生じる反応は，血管収縮である．組織温度が10℃以下になると，反射作用により急速に血管収縮をきたし，血流量が低下する．これは，血液も粘性を増し，血液抵抗が高くなることにもよる．急激な冷却の場合は，急速な血管収縮に続いて血管の拡張が起こる．しかし温度は上昇するものの，冷却前の温度には戻らない．

②炎症に対する効果

冷却は炎症組織の温度を直接低下させる．また血管収縮による血流の減少とともに毛細血管透過性の低下が生じる．これらの現象は毛細血管から細胞間質組織への体液の移動を妨げ，炎症と炎症性浮腫を減少させる．

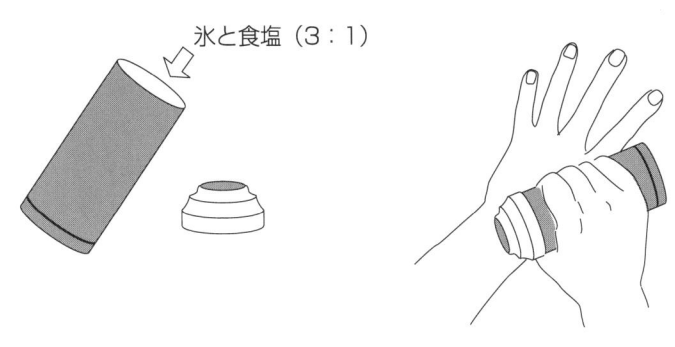

図 4-4 アイスクリッカー
クリッカーの中に氷と食塩を 3：1 の割合で入れてよく振って用いる．クリッカーを適用部位にあて，少しの圧を加えながらマッサージする．

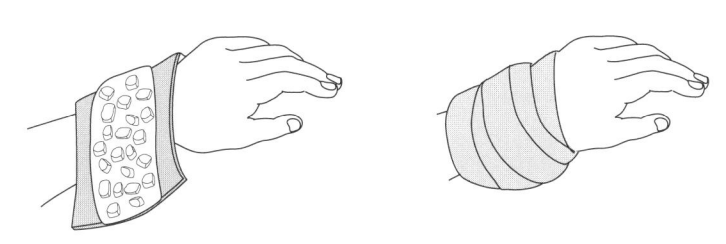

図 4-5 アイスパック
適用部位を二枚重ねのタオルでおおい，その上に置く．安定性が悪い場合は，弾力包帯で軽く縛り保持する．

③関節および結合組織に対する効果

関節部も冷却により血管が収縮し，血流が減少する．また筋，靱帯，関節包の粘性が高まるため，結合組織の伸張に対する抵抗が増加し，運動速度が低下する．さらに関節内の滑液の粘性も増加し，関節可動域や巧緻性に影響を与える．

④神経，筋に対する効果

神経伝導速度の低下，筋紡錘のインパルスの発射頻度の低下をきたす．また痛覚受容器の閾値は上昇する．10〜15℃の冷水浴で 30 分間冷却すると，冷却直後の握力は，反対側の 60〜80％に低下する[32]．

2）寒冷療法の実際

■アイスマッサージ

アイスキューブもしくはアイスクリッカーを適用部位にあてる．クリッカーはクリッカーの中に氷と食塩を 3：1 の割合で入れてよく振って用いる（図 4-4）．

■アイスパック（図 4-5）

適用部位を二枚重ねのタオルでおおい，その上にアイスパックもしくはビニール袋に入れた氷塊を置く．安定性の悪い場合は，弾力包帯で軽く縛り保持する．

■コールドパック

アイスパックと同様に用いる．

4・2・3　経皮的電気神経刺激

　経皮的電気神経刺激（テンツ，TENS；transcutaneous electrical nerve stimulation）は，経皮的に神経を電気刺激することによって疼痛を軽減させるのに用いる．これはMelzackによって提唱されたゲートコントロール理論に基づいて臨床応用されたもので，現在は多くのTENS装置が開発されている．

　ゲートコントロール理論とは，太い神経線維（Aβ線維）からのインパルスによって興奮したSG細胞が，細い痛覚線維（Aδ線維，C線維）により伝達された侵害刺激入力が上位中枢に伝わるのを抑制するというものである．この作用は，SG細胞がAδおよびC線維の二次ニューロン（T細胞）に対して抑制的に働くために生じる．したがって，TENSは閾値の低いAβ線維を選択的に電気刺激することで，AδおよびC線維によって伝えられる痛みの入力を脊髄レベルで変調させることを目的とした治療法である．太い神経は電気刺激に対する閾値が低く，一方，細い神経はその閾値が高いので，刺激強度を調整することにより太い神経を選択的に刺激することは可能である．

　TENSの刺激強度，刺激幅，刺激周波数や使用時間，回数，試用期間など効果的な用い方は明確でない．これらは，症例ごとの病態や症状により異なると考えられ，効果の程度に応じてこれらのパラメータを変化させる必要がある．刺激周波数においては，50〜100 Hz，刺激幅は100 μsecが多く用いられており，治療時間は通常30分程度である．また電極の配置においては，疼痛部位を挟むように貼付する方法や，疼痛に関与している末梢神経の走行に沿って電極を貼付する場合などがある[31]．神経と電極の位置関係によっては，神経に対する刺激強度が異なるので注意する必要がある．禁忌は，心臓ペースメーカー使用者，妊婦，開放創がある症例，などが挙げられる[31]．またTENS使用時は患者に通電に関するオリエンテーションを行い，十分に不安を取り除いておく必要がある．

4・3　瘢痕の管理

　熱傷や外傷が皮膚の真皮乳頭層以下に及ぶと，その欠損部は瘢痕という結合組織で置換される．また創の治癒過程として線維芽細胞ならびに膠原線維も増殖し，創収縮（wound contraction）が起こる．創収縮による開放層の閉鎖は，創縁の収縮によって創周辺の皮膚を引き寄せるため，創が治癒したあとには創周辺の組織に引きつれが起こる．これを瘢痕拘縮（scar contracture）といい，瘢痕拘縮に至る過程のものを瘢痕収縮（scar contraction）という．

　創が閉鎖または創収縮が継続する期間には個人差がある．一般に創収縮は創閉鎖後約3〜4カ月続くといわれているが，創が治癒しないかぎり創収縮は停止することはない．したがって創の

治癒過程での創の治癒を妨げる因子，たとえば感染や物理的・化学的刺激，その他によって創の治癒が妨げられると，それだけ創収縮は長びくことになる．

創周辺の皮膚の可動性が大きい部位や関節屈側は瘢痕拘縮を起こしやすい．このために早期から浮腫のコントロールや良肢位保持を行い，変形予防に努めなくてはならない．

一般に皮膚の創傷治癒過程が何の障害もなく順調に進んだ場合には，瘢痕は扁平な白色を呈すが，その過程に何らかの異常が生じ創傷治癒が遷延すると増大して隆起し，色調も赤褐色を呈し，痛みやかゆみなどの自覚症状が持続することがある．このような病態を肥厚性瘢痕（hypertrophic scar）やケロイド（keloid）とよんでいる．

肥厚性瘢痕は病変が損傷を受けた範囲にとどまり，周囲の真皮を侵して増大するようなことはないのに対し，ケロイドはその病変が損傷を受けた範囲を越えて周囲の正常真皮をも侵し，長期間増殖し続ける．肥厚性瘢痕は上皮化までの過程や創の深さ，感染などの局所的因子に左右され，治療に時間がかかった場合に発生しやすいが，ケロイドの発生は個体側の素因により強い影響を受ける．

瘢痕の管理には以下の方法がある．

1）温熱療法

治癒組織に温熱作用を加えることは，組織の伸張性を一過性に高める効果がある（温熱効果）．温熱の利用は炎症が治まった後に開始する．知覚障害や血行不良のある領域では，注意深く観察しながら行う．組織の伸張性を増加させるためには，パラフィン，ホットパックなどで組織の温度を40℃以上に上げながら，伸張を行う．長時間の伸張はスプリント，あるいは弾性包帯や自着性伸縮包帯などを利用して行う．

2）マッサージ

マッサージは瘢痕組織の管理によく用いられる方法である．筋や腱が損傷を受けると，修復するのに線維素網を形成する．線維素網に線維芽細胞が浸潤して瘢痕組織を形成し，修復が行われるが，その過程で瘢痕組織が周辺の組織を巻き込み瘢痕が増大する．このような瘢痕は筋，腱の弾力性を失わせ，可動性を低下させる．マッサージは瘢痕形成を最小限にし，隣接する組織との癒着を防止するために行う．同時にマッサージは局所的な温熱効果を生み出し，組織の伸張性を高め，瘢痕を改善させる．またマッサージによる持続的な圧迫は，間質液の容量を低下させるので，一時的に組織の伸張性を高めることにもつながる[14]．

マッサージは圧迫を加えながら瘢痕に対して横方向，あるいは小さな円を描くように行う．施行時間は患者の耐性やその領域の大きさによるが，大まかな目安としては5〜10分間である．紅斑や不快感を避け，摩擦による組織損傷を避けるために潤滑油を塗って行う．創傷治癒の直後では閉鎖創の耐性が低いので，穏やかなマッサージから開始する[35]．

皮弁や皮膚移植された部位，治癒が長びいた部位などは十分注意を払いながら行う．感染部あるいは炎症を起こしている部位には禁忌である．

3）圧迫法

　成熟途上の肥厚した瘢痕組織の表面を圧迫することは，瘢痕組織内を低酸素状態にし，線維芽細胞を変性させると考えられ，治療に応用されている[35]．

　加圧は一般に外部からの軽度の刺激で出血しなくなってから開始する．約１カ月で臨床的改善を示すが，瘢痕が成熟するまでは継続する．圧迫を加える際には，その力の方向，量，その期間について検討を要する．

　加圧の方法は，弾性包帯や自着性伸縮包帯，伸縮性のある手袋などを利用して，上肢の曲面に対してすべて垂直に，均等に圧が加わるようにする．指などの圧を加えにくい部位はエラスタマやテンパフォームあるいはフエルトなどを用いることにより，凹面上にも適切な圧を加えることができる．

　線維芽細胞の活動は持続的なので，加圧は少なくとも１日23時間行うのがよい．時間がたってしまった瘢痕は圧迫の効果が低い．創傷状態が許せば，できるだけ早期に開始するのが最も効果的である．創の阻血を避けながら，圧迫が加わるように創のドレッシングを行う．特に腋窩，肘窩，指の水かき部などでは，拘縮を予防するために早期から圧迫を加えたドレッシングを行うことが重要である．その際，阻血を避けるために創傷や周囲組織の血行を注意深く観察し，関節運動を妨げたり，知覚入力を抑制しないようにする．また，摩擦やせん断力（組織のずれを起こすような反対方向の平行な力）や皮膚の浸軟（ふやけた状態）を生じる可能性があるので，瘢痕部に損傷や水疱形成を招かないようにし，患者が関節を動かすことでそれらの処置がずれていないかどうかチェックすることも必要である[4]．

4）スプリント

　瘢痕組織の再形成に対してはスプリントを用いて抑える方法もある[42]．予防的な方法としてのスプリント固定を早期から開始することで，瘢痕が成熟する間のスプリントの装着期間は短くなる．炎症期に，５日以上，安静あるいは機能的な肢位でスプリント固定することで炎症反応を抑えることができる．変形予防肢位でのスプリント固定は，炎症期間と線維増殖期間に損傷組織および非損傷組織の拘縮を予防するために必要である．成熟期では，長期間スプリントによる圧迫を加えることで瘢痕をコントロールする[20]．

4・4　浮腫のコントロール

　手を損傷した患者に頻繁に生じる問題は浮腫である．浮腫が出現すると，動脈，静脈，リンパの流れを低下させ，創傷の治癒が遅れる．浮腫は感染のリスクをもたらし，運動を低下させ，さらに短縮させた肢位のまま膠原線維の再形成を招き，恒久的な運動障害を招く．

　浮腫のコントロールは損傷後できるかぎり早期に対応しなければならず，また手に限らず，上肢全体について配慮する[35]．浮腫と気づくまでに，間質液の容量は正常より30〜50％も増加しているので，外見上確認できなくなった後も，浮腫のコントロールはしばらく継続する．

1）挙　上

　手の浮腫をコントロールする最も簡単で効果的な方法の一つは上肢の挙上で，心臓の位置以上に手を挙上することである．挙上は動脈の圧を減少させ，リンパや静脈血の排出を助ける．

　患者はできるかぎり快適な状態で手を挙上位にすべきである．手関節は中間位かあるいは軽度伸展位にして，手と手関節は肘よりも高くし，肘は心臓よりも高くする．

　上肢の挙上位をとるためにスリングを用いる場合があるが，スリングに依存してしまうと運動の低下を招くため，弊害が大きい．患者に，自らの意志で上肢の挙上を行わせることが重要な手の自己管理の一歩となる．

2）自動運動

　挙上位で自動運動を行うことは浮腫をコントロールするのにさらに効果的な方法である．自動運動の効果は脈管内・外の平衡を維持することにより，リンパの流れを増加させたり，毛細血管の圧を低くすることによって心臓へ静脈血を戻すことである．また，個々の腱グライディングの維持，改善と内在筋のポンプ作用にも効果がある．上肢の全関節について，可能な範囲を十分に自動的に動かす．筋の等尺性収縮によっても同様の効果が得られる．

　浮腫のある部位での運動は軟部組織に負担が加わるため，その前に圧迫や求心性のマッサージなどによりできるかぎり浮腫を軽減させておく必要がある[6]．

3）圧　迫

　外圧は浮腫のコントロールに効果的であり，求心性マッサージによる圧迫，間欠的な圧迫，持続的な圧迫など，種々の方法が用いられている．求心性マッサージは外圧の一種であり，間質組織を圧迫し，静脈やリンパの流れを促す．求心性マッサージを行う肢位は前述の挙上位で行う．一般的に5〜10分程度行う．

　圧迫法を用いるとき，間欠的圧迫でも持続的圧迫でも，圧迫の時間は浮腫の種類によって決める．

　間欠的圧迫における圧迫と除去の割合は一般に3：1あるいは4：1で，少なくとも60〜90秒間圧迫する．圧力は少なくとも25 mmHgは必要であるが，拡張期の血圧よりも大きくすべきではない[35]．一般的に上肢では30〜40 mmHgで30分間行う[15]．

　間欠的な圧迫は，関節を伸張した肢位に置くことによって関節の運動を増加させることにも利用できる．他動的伸張を行いながら，軽い圧迫を長い時間加えることによって運動の増加に役立つ．

　感染した創傷，骨折，あるいは脈管内の容積と外圧の増加は心臓に負担を強いるため，心臓病の既往をもつ患者では注意を要する．圧迫器具は不安定型骨折あるいは外固定装置の装着，急性の創傷感染，全身的な感染などがある場合は禁忌である[41]．

　持続的な圧迫は自着性伸縮包帯，弾性包帯，圧迫帯などによって行う．持続的な圧迫が目的で自着性伸縮包帯や弾性包帯を用いる際は，常に8の字を描くように遠位から近位に巻く．これら

を1時間程度装着し続けると，その後のエクササイズが容易になる．

　これらの圧迫により，皮膚には摩擦やせん断力が生じ，皮膚の損傷を招く可能性がある．特に，上皮化したばかりの部位や皮膚移植が行われた部位には注意を要する．

4）紐巻き法（string wrapping）

　紐巻き法も間欠的圧迫法の一つである．この方法は1本の指か複数の指，あるいは手全体から手関節まで行う．紐は柔らかい綿紐を用い，上肢を挙上させた肢位で末梢から近位に巻き上げ，5分間維持する．求心性のマッサージを加えるとより効果的である[35]．紐を取り除いた後，指の屈曲伸展の自動運動を行う．これを1日3～4回繰り返す．

5）温熱療法

　温熱は可動域を増加させるのに効果的である．運動前の温熱の利用は組織の損傷リスクを抑えながら，結合織の伸張を促すのに役立つ．ホットパック，パラフィンなどを利用して，手を構成している軟部組織を温める[15)20)35]．

4・5　エクササイズ

　エクササイズの目標は機能障害を予防し，筋力，耐久力，可動性や柔軟性，安定性，リラクセーション，コーディネーション，バランス，巧緻性などを改善，回復，維持することである[14]．

　手は一日に何万回もの運動を行う．手を動かすことは，筋力の維持や関節の可動性，腱のグライディングを維持するのに必要である．しかし手に損傷を受けた場合には，損傷された組織が治癒する間，運動の制限を余儀なくされ，そのために筋力低下，関節拘縮や腱のグライディングの制約，腱同士や周囲組織との癒着，軟部組織の二次的な短縮を起こす．さらに運動を制限することでも浮腫を招く．また，外傷を受けた場所では瘢痕を生じるが，手術を受けることによって手術創からも瘢痕を生じる．これらの瘢痕が，運動が起こるグライディング面に作られると運動制限をきたす．

　エクササイズは可動性のある結合組織の維持を助ける．膠原線維は瘢痕や結合組織（腱，靱帯，関節包）の主要な構成要素であるが，運動によって生じる身体的なストレスは膠原線維の正常な方向づけ（オリエンテーション）を高め，さらに新しく合成される膠原線維の増加を予防する．このように損傷後，早期からコントロールしながら運動を行わせると，筋力や運動面のグライディングを維持することができ，拘縮や腱癒着が起こったときには，適切な運動によりそれらを改善することができる[14]．

4・5・1　一般的なエクササイズでの考慮

　エクササイズの開始時には，筋の同時収縮や筋バランスの問題について注意しなければならな

い[14].

1) 筋の同時収縮の改善

　筋の同時収縮とは動筋と拮抗筋の同時性の収縮である．エクササイズを開始する際，特に一定期間関節を固定した後や，痛みを招くであろうという不安がある場合には，患者は緊張し，筋の同時収縮を生じる可能性がある．同時収縮が起こると運動の改善効果は期待できない．これは治療に対する患者の恐れを消すことによって取り除くことができる．穏やかな伸張（ストレッチング）エクササイズを行い，さらにいったん全身の力を抜き，リラックスさせてからそれを再開する．後述する筋再教育のテクニックを用いるとよい．

2) 正常な筋バランスの再獲得

　指屈筋を効率よく働かせるためには手関節伸筋の役割が重要である．外傷後や長期間の固定後では，手関節伸筋群の弱化や抑制により手関節が屈曲位をとる傾向がある．この手関節の屈曲位は指の伸展機構に緊張をかけるので，十分な指の屈曲を制限するだけでなく，指屈筋の張力を減じてしまう．その結果，屈筋の筋力が低下する．このような筋のアンバランスは，指の自動運動を行っているときに，手関節を軽度伸展位に保たせるよう患者に指導することで容易に改善させることができる．それでも改善しない場合には，筋再教育テクニックが必要となる．軽く指を握った状態で，自動的な手関節伸展のエクササイズを行う．また，早期から手関節伸筋の筋力増強エクササイズを行うことは手関節の安定に役立つ．エクササイズだけでその問題を改善できない場合には，バイオフィードバックや電気刺激を用いた訓練，手関節伸展位でのスプリント固定なども効果がある．

3) ROMの維持と改善

　関節の可動域制限は関節周囲組織の短縮，筋・腱の癒着や短縮，皮膚あるいは靱帯の短縮などによって起こる．セラピストはどの組織が運動を制限し，選択的に組織に緊張を与えているのか，注意深く観察しなければならない．

4) その他

　骨粗鬆症の存在が予想されるとき，伸張エクササイズは用心深く行う．固定は結合組織の引っ張り強度を低下させる傾向があるため，長期間固定した関節への強力な伸張は避ける．浮腫のある組織を伸張する際は，正常な組織よりも損傷する可能性がより大きいので，まず先に求心性マッサージなどを行って浮腫を軽減させてから注意深く行う．健側の可動域を目安とし，伸張は正常な範囲を越えて行ってはならない．癒合したばかりの骨折部は徒手あるいはスプリントにより支持しながら行う．

表 4-1　エクササイズの特徴と治療的効果[14]

モード	特徴と治療的効果
他動運動	・筋の柔軟性維持 ・関節や軟部組織の可動性維持や改善 ・浮腫の軽減，血行の改善，滑液の拡散，痛みの軽減 ・痛み，筋の弱化や麻痺，痙性などにより可動域を自動的に維持できない場合に必要． ・創傷治癒の初期の，穏やかで，コントロールされた他動運動は，痛みを与えずに膠原線維の形成を促すため，自動運動よりも効果的．
自動運動	・可動性の維持，滑液の拡散，痛みの軽減 ・筋・腱のエキスカーション効果 ・腱修復術後，経過が良好であれば自己訓練の方法として用いられる． ・筋の生理的な柔軟性や，収縮性の維持，骨質の維持のための刺激として有用． ・筋の収縮が得られるため，他動運動に比べると浮腫を減じるのに効果的．
抵抗運動	・負荷の量を増加することで，関節の拘縮や腱のグライディング制限に対しても実施できる． ・筋・腱のエキスカーションの回復に効果的．

4・5・2　エクササイズプログラムの立案

　手のエクササイズプログラムを立案する際には，(1) エクササイズのモード，(2) 負荷の量，(3) 運動制限の原因となる組織に対して選択的に加える負荷の方法などを考慮する（表 4-1）．

1）エクササイズのモード

　これはエクササイズにどのような運動を用いるのか，他動運動か，自動運動か，あるいは抵抗運動にするかを決定する．

2）負荷の量を決定

　負荷の総量は負荷の量，負荷を加える時間，その頻度の積で決まる．
　量：自動的な筋収縮や他動的に筋を伸張する強さの程度．
　時間：どのくらい運動を持続するか．
　頻度：1回のセッションで行う繰り返しの数と1日のセッションの回数．

3）負荷の方法

　負荷の量やその加え方は，手の損傷部における創傷治癒の段階や，エクササイズの目的によって決める．エクササイズの目的が正常関節の ROM の維持であれば，1日1回，全可動域にわたって動かすことで十分であるが，腱剝離術後のプログラムや炎症反応を防ぎながら行うエクササイズでは，時間と1回のセッションの繰り返しの数を少なくして，1日に行うセッションの回数を増加する．

4）エクササイズの選択－適切な組織への負荷

　腱のグライディングを制限している瘢痕組織や関節の動きを制限している短縮皮膚など，運動に制限を加えている組織に正しく負荷を加えなければならない．負荷の量が適切であっても誤った組織に加えられると，エクササイズは運動の回復に効果的でないばかりか，組織損傷を招いてしまう．たとえば，指の屈曲制限は屈筋腱の癒着や伸筋の短縮，関節の拘縮から生じる．屈曲を制限している組織に適切な力が加わらなければ屈曲制限の改善にはつながらない．ROMの制限が伸筋の短縮によって生じている場合，他動的な伸張が関節に加えられたとしても伸筋に対して加えられないかぎり，そのエクササイズは指の屈曲制限を改善しない．

4・5・3　伸張エクササイズ（stretching exercise）

　関節運動を制限する軟部組織には筋，筋膜，腱，靱帯，皮膚などがある．伸張がこれらの軟部組織に加えられたときの効果は，軟部組織の温度，伸張する速度とその強さ，その持続時間によって異なるため，これらの要素について十分考慮しながら行う．

　軟部組織が伸張されると，弾性（elasticity）あるいは塑性（plasticity）のどちらかの変化が生じる．弾性とは他動的な伸張のあと，元の長さに戻ろうとする性質で，一方，塑性とは伸張力が取り去られた後も，その長さを維持するような性質のことである．収縮性および非収縮性結合組織のどちらもこの性質を備えている．穏やかな力でよりゆっくりと時間をかけて伸張を加えることにより，筋の長さは延長し元に戻らなくなる．非収縮性の結合組織も，穏やかな力で長時間伸張を加えることで変化が生じ，組織の長さは増加する[35]．

1）伸張エクササイズ開始前

　ROM増加のための最適な伸張方法について検討した後，患者に伸張の目標を説明する．患者には快適で適切な肢位をとってもらい，伸張の邪魔になる衣服や包帯，装具などを取り除く．伸張している間できるかぎりリラックスしていることが重要であること，伸張は患者の耐久レベルに合わせて行うことを説明する．必要に応じてリラクゼーションテクニックを用いる．伸張を加える軟部組織を温めるか，あるいはウォーミングアップを行わせる．これらにより硬い組織は伸張性を増加し，組織損傷の可能性を減少させることができる．

2）伸張エクササイズの実施方法

①まず，自由な運動範囲から制限のあるところまで関節をゆっくり動かす．
②その関節の近位部，遠位部をつかみ，しっかりと固定するが，決して患者が不快を感じないようにする．必要に応じて，皮下組織が少ない部位あるいは骨の上などにタオルなどを当てるとよい．できるだけ手の広い面を使って力を加える．
③しっかりと関節の近位部を固定し（徒手あるいは器具で），そして遠位部を動かす．2関節筋を伸張する際は，まず1つの関節について筋を伸張し，それから最適な長さまで同時に全

関節について軟部組織を伸張する．小さな関節に加わる力を最小にするため，最初に遠位部から伸張を加え，それから近位部に行う．伸張の間，関節の圧縮を避けるため，動かしている関節に穏やかな牽引力を加える．

④穏やかに，ゆっくり持続的な方法で伸張を加える．運動を制限している軟部組織の緊張を感じるところまで動かし，それから，わずかにそれを越えて動かす．力は軟部組織を緊張させるまで十分に加える必要があるが，痛みや組織の損傷を招くほど加えてはいけない．

⑤最終範囲でその関節を跳ね上げないようにする．これは伸張反射を誘発してしまい，組織の損傷を招く恐れがある．少なくとも20〜30秒，あるいはそれ以上，伸張した肢位を保持する．

⑥決して伸張を急激に離してはならず，伸張した力をゆっくりと緩める．患者とセラピストはときどき休憩をとり，それから再び繰り返す．

1〜2回のセッションで失ったROMを獲得しようとしてはならない．柔軟性の増加はゆっくり，漸増的に行う必要がある．明らかな結果が現れるには数週間のエクササイズが必要である．

3）伸張エクササイズの実施後

伸張した肢位で軟部組織を冷やし，これらの組織を鎮める．これは，伸張によって微細損傷が生じた場合に，伸張後の筋の痛みを最小限にする．軟部組織が引き伸ばされたままの肢位で冷やされると，増加した可動域はより維持されやすくなる[14]．

獲得したROMについて自動運動や機能的な活動を遂行させる．獲得したROMに対する拮抗筋の筋力を回復させ，筋力のバランスを改善させることにより柔軟性の増加を維持することができる．

4・5・4　ブロッキングエクササイズ（blocking exercise）

DIP関節の屈曲が十分に行えないとき，一般的に指を屈曲させるエクササイズでは，問題のないMPやPIP関節を屈曲させるだけである．そのようなときに実施するのが，Bunnelによって考案されたブロッキングエクササイズである．これはブロックを用いてMPとPIP関節を固定するので，DIP関節に運動を加えることができる．PIP関節の屈曲が不十分の場合は，患者またはセラピストは指の基節部を固定し，PIP関節に限定した屈曲を促す．複数の指の場合には，パネルブロックを使用すれば徒手的な補助なしに適当な固定が行える（図4-6）．これらのエクササイズは指の屈曲回復のために考案されたものであるが，原則はあらゆる関節の屈曲，伸展のエクササイズに適応できる[35]．

4・5・5　腱グライディングエクササイズ（tendon gliding exercise）

3種類の指屈曲の肢位を用いて，浅指屈筋，深指屈筋の両屈筋腱を最大限に分離してグライデ

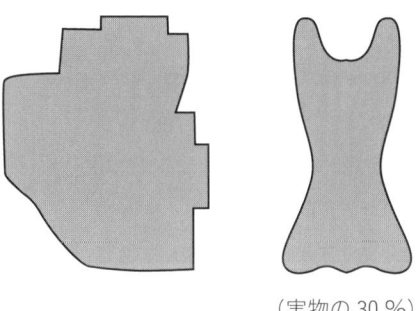

(実物の 30 %)

図 4-6　ブロッキングエクササイズ用ブロック

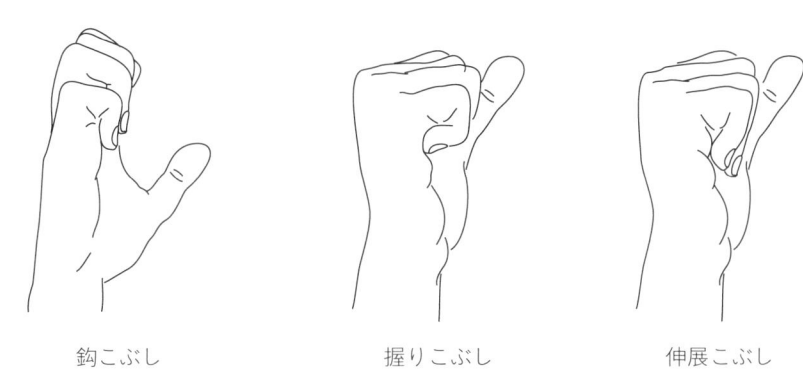

鈎こぶし　　　　　　握りこぶし　　　　　伸展こぶし

図 4-7　屈筋腱のグライディングエクササイズ

ィングを行うことができる（図 4-7）.

　鈎こぶし（hook）では，2 つの屈筋腱の間で最大のグライディングが行える．握りこぶし（fist）では，深指屈筋腱は浅指屈筋の腱に対して十分なグライディングを行えるのと同時に，骨や腱鞘に対して最大限にグライディングが得られる．また伸展こぶし（straight fist）では，浅指屈筋腱は腱鞘や骨に対して最大限のグライディングが得られる．

　長母指屈筋の最大限のグライディングは，母指 IP と MP 関節の十分な屈曲によって獲得される．

　癒着に対しては，遠位方向と近位方向に伸張することが必要なので，まず指を十分に伸展させてから，これらの 3 種類の肢位をとらせる．手関節の運動は指の腱の活動域をさらに拡大するので，手関節中間位でエクササイズを行うことができるようになったら，患者には手関節を伸展位や屈曲位にして，同様のエクササイズを行うよう指導する[35]．

4・5・6　ウエイトウエルエクササイズ（weight well exercise）

　このエクササイズの目的は，手や手関節，前腕でスティックを回転し，反対側に取り付けてある錘を巻き取ることで，筋力や関節可動域の改善を図ることである．目的に合わせて太さの異な

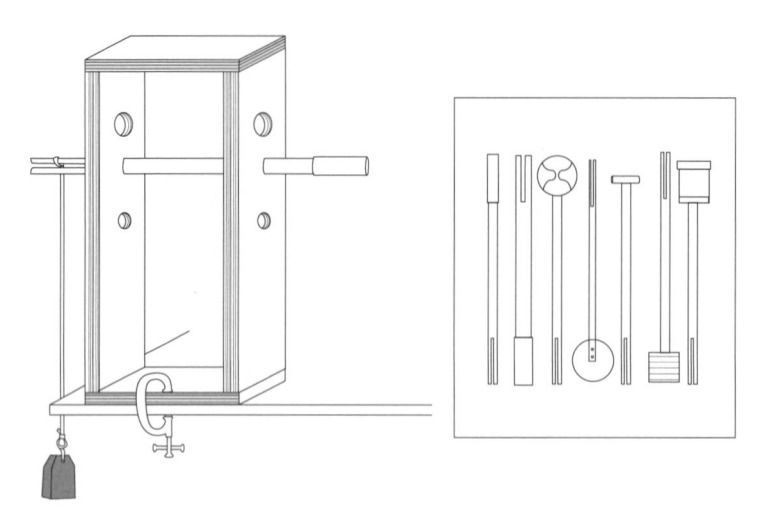

図4-8 ウエイトウエルエクササイズ

るスティックを用意する．また，スティックの握り部分には，種々の把握パターンがとれるように，円柱（細・太），球，円板，ブロックなどの形状のものを取り付ける．もう一方の端には，砂袋を取り付けられるようにする．患者は握り部分を把握し，回転させて砂袋を巻き取ることで，指や手関節の屈曲・伸展，あるいは前腕の回内・回外の連続した運動を行うことができる（図4-8）．

4・5・7　プリングウエイトエクササイズ (pulling weight exercise)

天井につるした滑車を利用したエクササイズである（図4-9 a）．このエクササイズは，手指の屈筋腱のグライディングを増加させ，手指の筋力を増強する目的で行う．また，滑車運動のため肩，肘の運動にも有効である．方法は，滑車に掛けた紐の一方の端に砂袋などの錘を掛け，もう一方の端にはスティックを掛ける．患者は患手でそのスティックを把持し，錘に打ち勝つようにスティックを引く．スティックは，あらかじめ太さの異なる数種類のものを用意しておき（図4-9 b），その中から何とか把持できる太さのものを選択する（図4-9 c）．しだいに指の屈曲角度が増加してきたら，その屈曲角度の改善に応じてスティックを細くしていく．またスティックに，ブロッキングエクササイズに用いるブロック様のものも用意しておき，屈筋腱損傷修復例に対しては治癒経過に応じたものを用いる．屈筋腱縫合例では，通常術後6～7週経過した頃より使用するが，負荷の軽いものから始め，徐々に負荷を増やしていく（図4-9）．

4・6　筋再教育 (muscle reeducation)

筋再教育は骨格筋に対してその随意収縮を促し，筋力を回復するために行われる[35]．

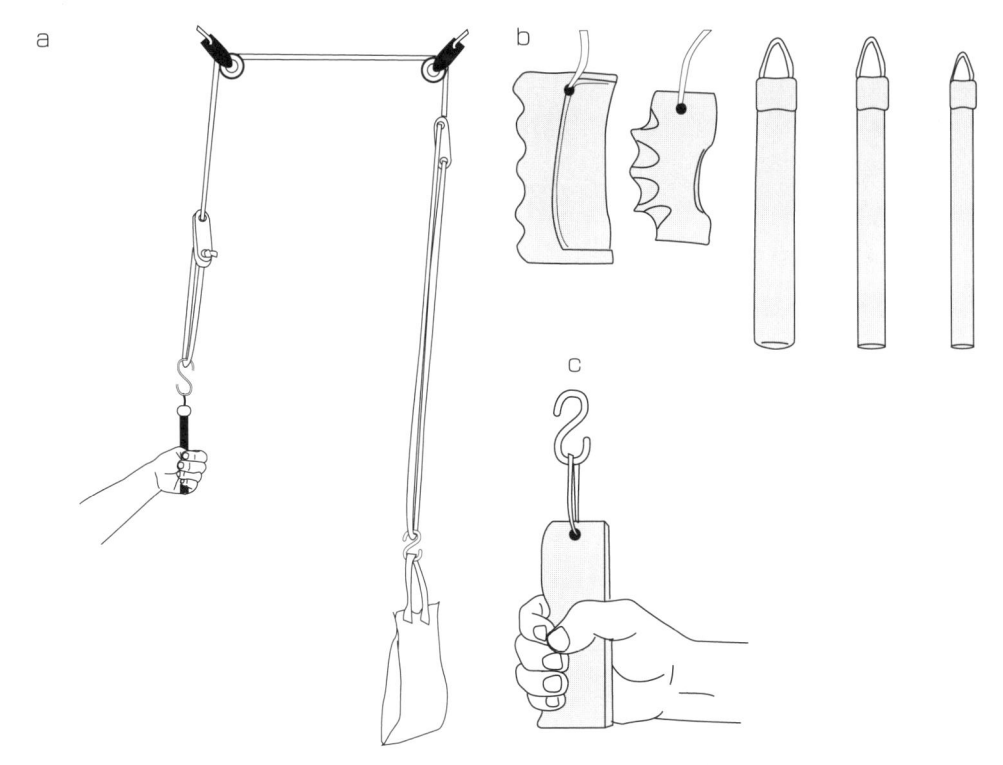

図 4-9　プリングウエイトエクササイズ
a：エクササイズの実際
b：エクササイズ用のスティック
c：スティックの太さ，形は指の屈曲可動域に応じて決める．

4・6・1　麻痺筋に対する筋再教育

　筋の随意収縮が行えない段階では，拘縮予防と運動感覚を忘れさせないために ROM エクササイズを行う．この際，麻痺筋に伸張を加えないよう穏やかに全可動域にわたり行う．筋収縮が出現したら，麻痺筋の回復段階に応じて筋力の増強，持久力の増進，協調性の改善を進める．

■随意収縮

　セラピストが関節を動かしたり，または該当する筋の筋腹上を軽く叩いたり，こすったりして，固有感覚や皮膚感覚に刺激を与え，筋収縮を促す．この段階では関節を動かそうとするよりも，むしろ該当する筋に力を入れるようなつもりで行うように患者に告げるとよい．このとき，皮膚の上からわずかでも筋収縮が確認できれば，患者にそれを観察させ，その筋収縮を増強させるように指導すると理解しやすく，自主的に行える．また，この段階の筋は非常に疲労しやすく，数回の収縮で疲労してしまう．頻回に休みを取りながら，短時間の訓練を1日数回行う[14]．

■自動介助運動

　他動的に関節を動かして正しい運動を誘導し，患者はその通りの運動をセラピストとともに行う．さらにセラピストが ROM の最終域で運動を保持し，患者にその肢位を維持するように努

力させる．

■自動運動
　セラピストの援助なしに患者が自動的に動かす．最初は重力を除いた肢位で行い，それが可能となったら抗重力位で行う．

■自動抵抗運動
　セラピストは，ROMの最終域でわずかな抵抗を加える．筋力が3＋〔良（F）プラス〕であれば，筋の再教育ではなく，漸増抵抗運動を行う．

4・6・2　バイオフィードバック（biofeedback）による筋再教育

　バイオフィードバックは，筋活動電位や関節角度，皮膚温などの生理学的な生体情報を取り出し，主として音や波形，光などによって対象者に知覚できるようフィードバックして体内状態を制御する方法である．促通と抑制（ポジティブ/ネガティブバイオフィードバック）の両方の目的で用いられる．ハンドセラピーでは，筋電図，関節可動域，皮膚温などの制御を目的に使われることが多い（EMG biofeedback, Goniometric feedback, Thermal biofeedback）．
　ここでは筋電図（EMG）バイオフィードバックによる筋再教育の方法について述べる．

1）再神経支配筋の再教育
①筋の活動電位が電気的に検出され，バイオフィードバック信号として即座に音や波形などで表示されることを患者に説明する．
②まず，正常な筋を用いてその過程をデモンストレーションしてみせる．健側の当該筋を用いるとよい．
③②が理解できたら，目的の筋に電極を置いて，患者に信号を起こさせるよう努力させる．
④信号が得られたら，その活動がより活発になるように持続させる．
⑤再神経支配筋は疲労しやすいので，筋の疲労には十分注意し，休みを入れながら行う．

2）移行腱（筋）の再教育
①患者に行う説明とデモンストレーションは再神経支配筋の再教育と同様に行う．
②腱移行された筋の筋腹に電極を貼りつける．
③セラピストは他動運動によって運動の方向を示し，患者に随意的に運動を行うよう指導する．
④患者が運動を行おうと努力している間，セラピストはその筋腹を軽く叩いたり，こすったりして刺激を加え，筋収縮を促す．
⑤数回の随意運動を行ったら，休息させ，上肢全体をリラックスさせてから再び開始する．筋の疲労には十分注意しながら行う[3]．

図4-10　シリンダーキャスト

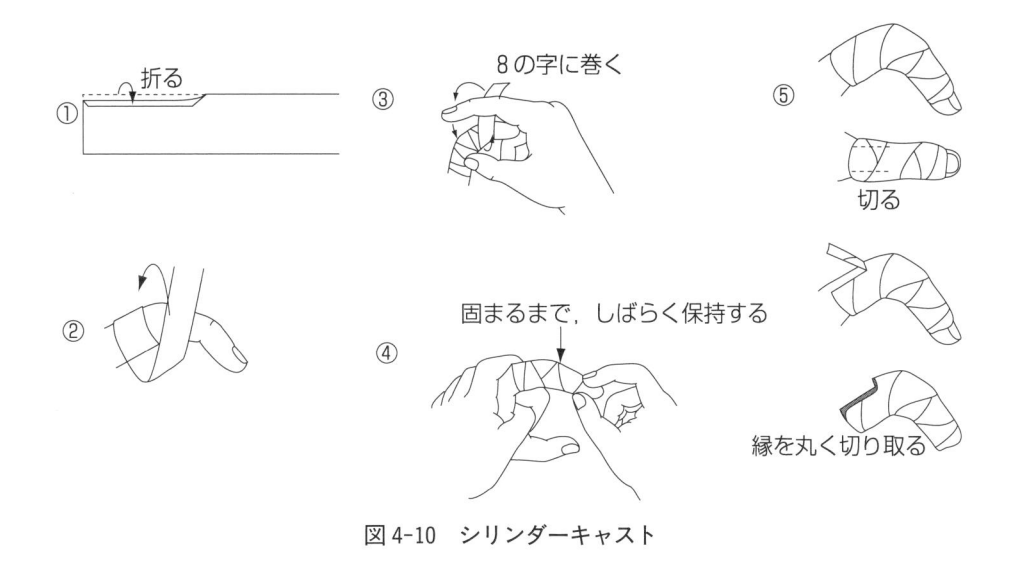

4・7　拘　縮

　拘縮でハンドセラピーの対象となるのは，関節包，腱や筋膜によるものである．他動的に関節を動かしてみて，バネを引き伸ばしたような感じ（springy feeling）で運動が止まるものは改善が期待できる．それに対して，関節運動が「ガッツン」という感じで可動域が制限されるものや，X線所見によって軟骨性，関節骨性と判断された場合，またはスプリントを使用しても2週間以上ROMに変化がみられない場合には，外科手術の対象となる．

　また拘縮の改善を図るためには，トルク角度曲線を描くことで治療の効果や限界を見極めることができる（「3・3・4　トルク角度の測定とトルク角度曲線」参照）．

4・7・1　スプリント

　ここでは指の屈曲拘縮，伸展拘縮を改善するためのスプリントについて述べる．

1）指の屈曲拘縮

　組織の損傷を起こすことなく，指の中等度から重度の屈曲拘縮を改善するには，シリンダーキャスト（cylinder casting）が最も効果的である（図4-10）．

　この方法は，2.5 cm幅の石膏包帯を15 cmの長さに切り，温水に浸して軽く絞った後，縁を2.5 cmの長さまで折って，MP関節の皮膚線から8の字を描くように指先を残して巻く．さらにもう一枚を，今度は遠位から近位方向に滑らかにこすりながら8の字に巻き，必要のない部分は切り，厚く巻きすぎないようにする．これを毎日あるいは1日置きに巻き直す．キャストをはずすときは，水に浸して除去する．

　エクササイズが頻繁に必要であれば，脱着可能なキャストにしておく．この場合には，わずか

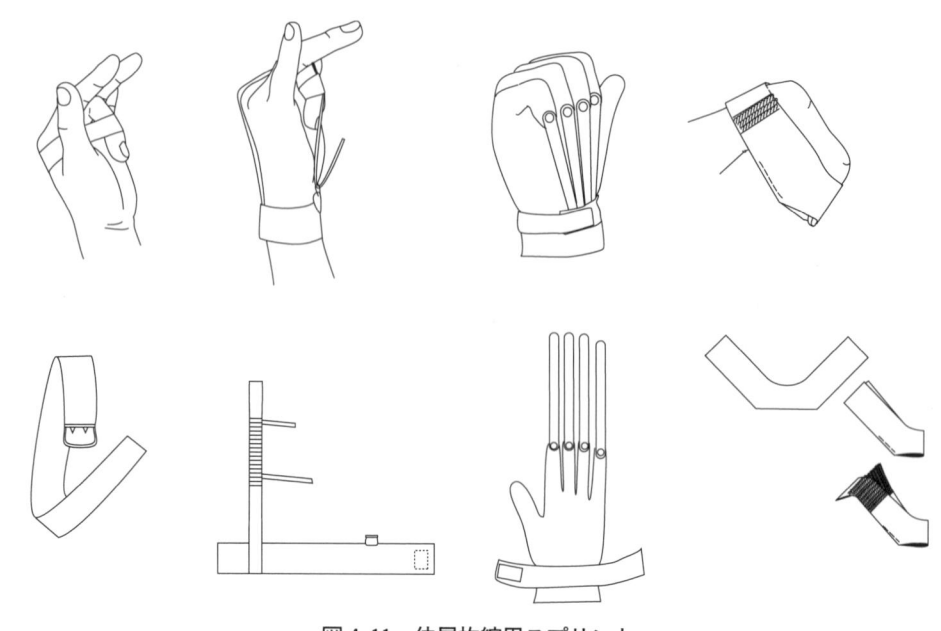

図 4-11　伸展拘縮用スプリント

にゆるめに石膏包帯を巻き，固まったら抜き取る．屈曲角度が強い拘縮では，キャストの背側部を切り取っておく．装着時は指にワセリンなどの油をつけてから指を挿入する．ゆるく作りすぎるとキャストがずれ，関節背面に圧迫創ができやすいので注意する．

　この方法は，母指の内転拘縮，手関節や肘関節の拘縮にも用いられるが，指以外の関節に行うときには，石膏包帯を何枚か重ねて板状にしたものを当てて製作する．

2）指の伸展拘縮

　指の伸展拘縮にはストラップや軍手，革などを用いて，簡便で効果的なスプリントを製作することができる（図 4-11）．

3）動的スプリント

　拘縮の改善に動的スプリントを用いる場合には，痛みや循環障害を起こさないように十分注意する．また，その際の牽引力は屈曲方向では 50 g，伸展方向では 250 g 程度を目安にするとよい[5)6)]．

4・7・2　肢位によるエクササイズ

　いつでも，簡便に実施できる肢位を利用して，拘縮改善や予防のために家庭で行えるエクササイズを指導する．

　手関節や指に屈曲拘縮がある場合には，両手掌を頭の上で合わせ，それを離さないようにしな

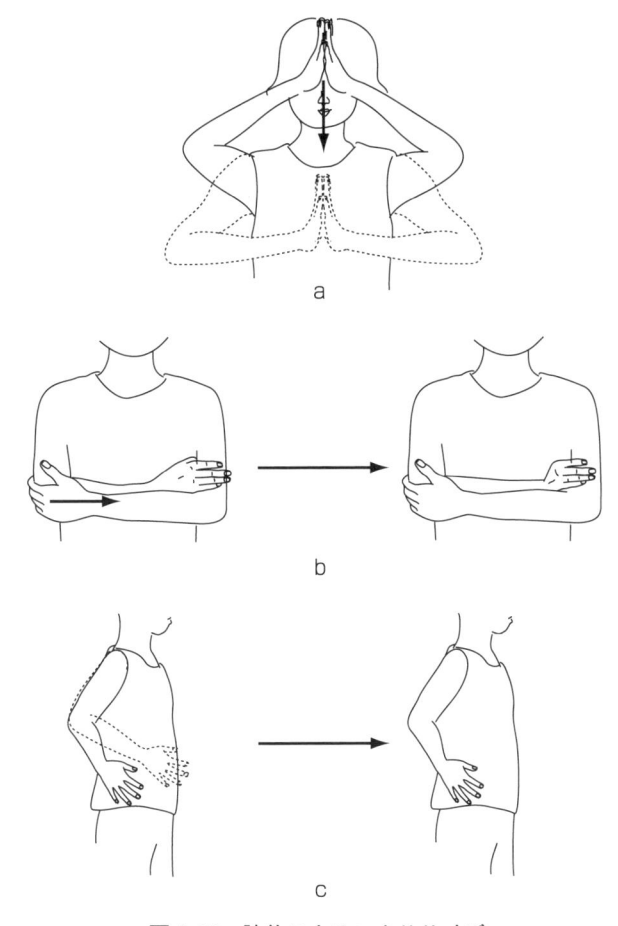

図 4-12　肢位によるエクササイズ

がら両手をゆっくり下げてゆく（図 4-12 a）．また，腕を組んで，患側の手掌を上腕二頭筋筋腹付近に置き，健側の手で他側の肘をつかみ，引き寄せるようにしてストレッチする（図 4-12 b）．また，手掌を同側の腰にあて（伸展拘縮の場合には手背），そのまま後ろ（前）へと移動させてストレッチを行う（図 4-12 c）．

さらに，壁から少し離れて手を上げて壁の上につけ，手を壁から離さないようにしながらできるだけ手を下げてゆく．このとき，常に一定の場所に立ち，どこまで手を下げられたかしるしをつけておくと，拘縮改善の目安となる（付録のホームプログラム②肩のエクササイズ参照）．

4　ハンドセラピープログラム

4・8 操作訓練

4・8・1 手の操作性の訓練

[指の運動パターンの獲得]

■曲げ・伸ばし

このパターンを使って，手は物体を取り込むための受け口を拡大して，物をつかんだり，取り囲んだり，拘束したりする．また，それらの解除を行う（図4-13a）（指の運動パターンについては「2・3・2　動的な使用形態」参照）．これらの訓練には，紙を丸めさせたり，スポンジを握らせたりする．さらに抵抗を加えたいときは握ったスポンジを水の中に入れ，水を含ませてから取り出し，それを圧縮させて水を絞らせたり，堅さの異なるパテを用いて抵抗の量を変化させることもできる．

■巻き上げ，つき出し

巻き上げ，つき出しのパターンが可能かどうかは，図4-13bのように筒状のものを指で回転させることによって調べることができる．指の動きが小さいときは曲げと巻き上げ，伸ばしとつき出しの区別が困難なときがあるが，指の3関節（DIP，PIP，MP）の運動をパターン化してみると分析しやすい．図4-13cのような動作は曲げ，伸ばしの動きでは不可能である．また，机の上から硬貨や鉛筆を取り上げるのが困難な場合も，この巻き上げの動きが十分にできないためである．

[指の分離の獲得]

■母指-示指間

ビンの蓋を開けるような動作（図4-13d），あるいはトランプの束を手に持ち，それを1枚ずつずらすような動作（図4-13e）を行ったときには，母指，示指間で動きの分離が生じる（「2・3・2　動的な使用形態」参照）．このときの動きのパターンは，前者では母指と示指でそれぞれ外転の加わった曲げと伸ばし，およびその逆の動き，後者では内転の加わったつき出しと曲げ，およびその逆の動きの繰り返しが生じる．

■示指-中指間

ボールを母指と示指で持ちながら，さらに中指，環指，小指でもう1つのボールをつかんで移動するような場合には，示指，中指間で分離が生じ，それぞれ示指と中指で曲げ，伸ばしの動き，およびその逆の動きが繰り返される（図4-13g）．

■母指-示指-中指間

3カ所で指が分離するパターンは，トランプや鉛筆を3本の指で回転する際に生じる（図4-13f, h）．さらに，母指と中指でペグ棒の中央を摘み，示指でその先端を回転するような動作を行うと，示指によるつき出し，巻き上げの運動になる．これも日常でよく使う動きのパターンである．

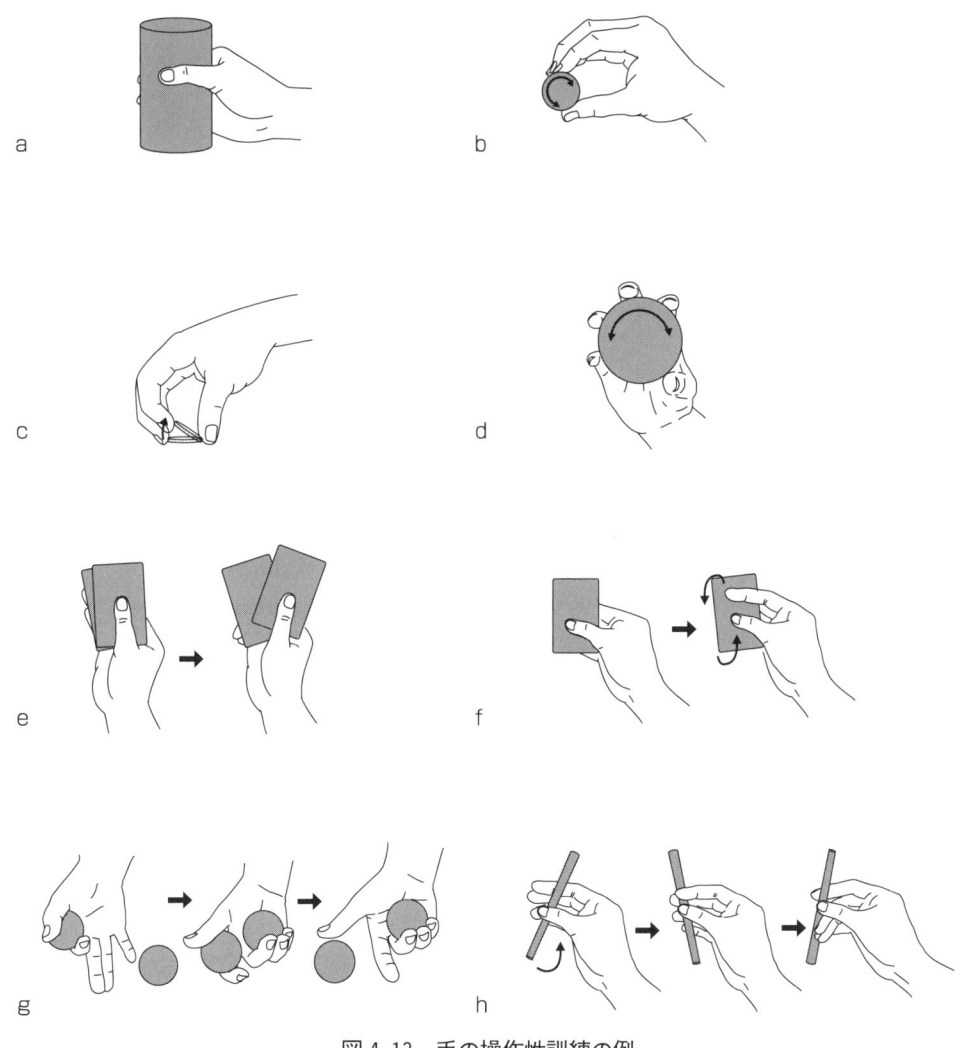

図 4-13　手の操作性訓練の例

■その他

標準的な箸の操作は，母指-示指間，中指-環指間での分離が必要になる．このような指の分離パターンを示す動作は稀であり，箸操作のむずかしさ，ユニークさを表すものである．

4・8・2　巧緻性訓練

特殊な職業や趣味などの動作を除いた手の巧緻性を獲得するためのプログラムとして，鎌倉[12]は以下のものを挙げている．

[指の選択的使用]

ひとの手は5本の指を分離して選択的に使用することができる．鎌倉は，この手指の選択的使

用の基本として，「必要な時に，必要な部分を対象の必要な箇所のみに接触させることができる」ということをあげている．このように指を選択的に使用できることが手の巧緻性の基本である．この指の選択的使用の訓練には，ずらした紙束を持って，その枚数を数えるときのように，紙束の中に指を割り込ませながら漸次移動させていくような手の使い方がある．

[拘束と位置決め]
　日常の動作では，ただ物体をつかんだり，それを瞬間的に拘束できるだけでなく，物体を拘束しながら，それを目的にあった場所に運び，それを適切な位置に保ち続けることが要求されることが多い．たとえば，針に糸を通すとき，針を持つ手は，空中で針を持ったまま，糸が通りやすいような位置に静止していなければならない．

[拘束と回転]
　手の作業では，手の中に拘束した物体を回転あるいは回旋させていることが非常に多い．机の上に置いてある鉛筆をつかんでから空中で回転させ，あっという間に字を書く態勢になれる．このような動作が不可能な場合には，反対側の手に渡して持ち直さなければならない．これらの訓練には，物体を拘束したまま，その物体をさまざまな軸上で回転させる訓練を行う（図4-13 b, d, f, h）．

[拘束と変形]
　手は物体を拘束しながら，それを手の中で変形させることができる．たとえば紙や布，糸などの軟体物体，ハサミやホチキスなどの連結物体を扱うようなときに生じる．このような訓練には，空中で両手に持ったハンカチを畳む，蝶結びをするなどがある．

[拘束と加圧の微調整]
　可塑性のある素材を扱うときには，その可塑性の度合に合わせて加圧の微調整を行う能力が求められる．これには，手に拘束した可塑性をもつ物体そのものに対する加圧の微調整と，さらに手の中に物体を拘束して，それで可塑性のある物体を扱う場合がある．たとえば，箸で豆腐を挟むなどの動作である．このような動作になると，加えた力によって物体がどの程度変形するのかという情報は，手に持った箸を介して，あるいは視覚的に確認しながら微調整を行わなくてはならない．これらの訓練は，後述の知覚再教育と連動させて行なわなければならない．

[両手の協調]
　両手動作は，互いに持ちかえや位置変化を行っている．鎌倉は，日常みられる両手使用の形態として，①左右対称性の同時使用，②点対称性の同時使用，③動的な手と静的な手の同時使用，④左右交互性の継続的使用，などを挙げている．①の例としては両手でのし棒を転がす動作，②では両手掌の中で粘土を丸めて団子を作るような動作，③では茶碗を持って箸で食べる動作，金

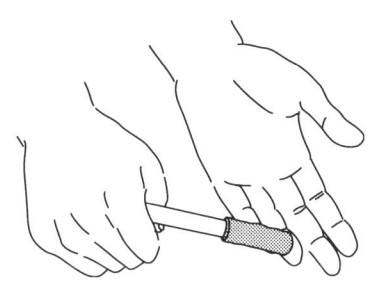

図 4-14　ダウエルテクスチャー
(Dowel texture)

槌で釘を打つ動作，④は紙を両手に持って巻き取る動作などである[11]．

4・9　知覚障害に対するアプローチ

　末梢神経損傷後の知覚障害に対しては知覚の再教育を行い，回復した末梢神経とその終末器の状態を最大限に生かし，損傷後に生じた新たな知覚入力パターンを再学習し直すことが必要である[9]．また，それらの回復が望めない場合には，防御知覚障害に対する予防のための患者指導を行い，最終的には，視覚の確認なしに行っている日常生活や職業上の動作が可能になること，そしてそれを安全に遂行できることが目標である[8]．

4・9・1　知覚過敏に対するアプローチ

　末梢神経損傷後，知覚の回復に伴い異常知覚が出現する．知覚再教育に先だって過敏状態（hypersensitivity）に対して脱過敏法（desensitization）を行う[2)8)9]．以下に挙げたそれぞれの種目について，かろうじて耐えられるという状態から開始し，容易に耐えられるようになったら次の段階へと進む．1セッション10分間の訓練を，1日3〜4回行う．

[ダウエルテクスチャー Dowel texture]
　フエルトやベルクロなど，柔らかな材質からきめの粗いものまでを段階づけて棒に巻き付けたものを用意する（図4-14）．患者自身に，不快に感じる順番に段階づけを行ってもらう．次いで，耐えられる段階のものから開始し，これで過敏領域を軽く叩いたり，こすったりする．それに耐えられるようになったら，次第に不快の強いものへと変更する．

[コンタクトパーティクル Contact particles]
　手を入れて動かせる程度の容器の中に，綿，米，マカロニ，小ブロックなど，感触の異なる材料を入れたものを用意する（図4-15）．前記の訓練同様に，患者に不快を感じる順番に段階づけてもらい，耐えられるものから開始する．容器の中に手を入れて過敏な領域を使ってかき回した

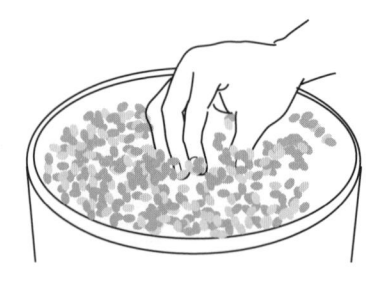

図4-15 コンタクトパーティクル
(Contact particles)

り，動かしたりさせる．次第に不快の強いものへと移行する[2]．

[バイブレーター vibrator]
振動の異なる家庭用小型電動マッサージ器を用い，最初は過敏領域から離れた場所に当て，容易に耐えられるようになったら次第に近づけてゆき，耐えられるようになったら直接過敏領域に接触させる[2]．

上記のほか，ハンマー打ち作業や粗い縄を用いたマクラメ編みなどの作業も効果がある[25]．

4・9・2 知覚再教育（sensory reeducation）
評価の章で述べた検査結果に基づいて，防御知覚に対する再教育と識別知覚に対する再教育を実施する．

1）防御知覚の再教育
防御知覚の回復が望めない場合や，知覚が回復してくるまでの期間，手を安全に使うために防御知覚の再教育を行う．知覚の障害された手は，把握動作などで過度に力を入れすぎる傾向があり，擦過傷，切創，皮下組織の損傷などを招く恐れがある．痛覚，温冷覚などの障害は，患者自身，気づいていないことが多く，防御知覚の失われた手は外傷を受けやすく，時には重篤な熱傷などを引き起こすこともある．

したがってこれらの障害に対しては，実際に患者の皮膚上に知覚検査の結果を描き，どこの領域にどのような知覚が障害されているかを説明し，注意を促す．残存している部位があればそれを示し，温度の確認などに利用させる．また患者の仕事や日常生活活動，趣味などを聴取し，いつ，どこで，どのような損傷の危険があるかを確認し，それらに対する回避の方法や手段を具体的に指導し，必要があればその訓練を行う[24)29]．

Brand[4)6]は，たとえ弱い力であっても，それが皮膚上に長時間持続したり，頻繁に繰り返されたときには，生体の組織破壊を招くことを強調している．また，摩擦によるストレスはたとえ小さくても水疱や血腫を形成し，潰瘍にまで発展することもある．したがって，長時間同じ道具を

扱う場合には，握り方を変えさせたり，小休止を入れさせたりすることが重要である．患者には発赤，浮腫，熱感などのストレスのサインを十分に認識させ，そのような兆候が現れたら局所を安静にするよう指導する．さらに，必要に応じて，道具の選択，自助具の作製，手指を保護するための装具や手袋の装着を勧める．

知覚障害のある部位は，同時に自律神経も障害を受けているので，発汗異常が生じ，皮膚は栄養障害を起こし，乾燥して角質化したり，皮膚線上に亀裂が生じやすくなる．Brand[4)6)]は皮膚の乾燥に対してソーキング（soking，付録1「手の自己管理」参照）を指導している．これは1日2回以上，20分間，手をぬるま湯の中に浸した後，水分をふき取り，クリームなどを塗り，その油の膜によって保湿する．さらに夜間はビニール袋や手袋をはめて寝ると一層効果的である．

防御知覚の再教育で最も重要なことは，これらを習慣づけることである．

2）識別知覚の再教育

触覚の回復がある場合には，その回復状況に応じて，識別知覚の再教育を他動的触の再学習と能動的触の再学習に分けて実施する[8)9)29)30)]．

末梢神経修復後の変化として，再生軸索の数は減少し，以前とは異なる部位，異なる種類の終末器官へ到達する可能性がある（図4-16）．したがって，脳に伝達される神経興奮のプロフィールは変化し，それを解釈しようとしたとき，混乱が生じる．Dellon[9)]は，この新しいプロフィールを再学習させることが知覚再教育であると述べている．末梢神経損傷後，その変化は直接損傷された神経軸索や受容器はもとより体性感覚中枢にまで及び，第1体性感覚野3b野の体部位再現地図はダイナミックに変化することが明らかにされている．この皮質の変化は知覚入力を取り去ることによって生じるだけでなく，手を使うことによる皮膚受容器の活性化でも生じることが報告されている[22)]．知覚再教育は，末梢での変化を補うような，大脳皮質における再統合を促す可能性があると考えられている．

［他動的触の再学習（局在の修正）］

30，256cps音叉の振動が感じられるようになり，また4.31番のフィラメントが感じられたら，知覚再教育を開始する．この時期の目標は，動的触覚と静的触覚を識別できるようにすることと，それらの不正確な局在を修正することである．

神経の再生が良好であっても，再生軸索は変性した終末器官に到達したり，部位は正しくても損傷以前とは異なる種類の終末器官に達する場合が考えられる．また末梢の神経内膜に入っていくことができなかったり，異なる指を過誤神経支配してしまうことも考えられる．こうなると神経が修復される以前とは質的，量的に異なる知覚情報が中枢に送られることになる．これに対しては早期から知覚再教育を行うことで改善していくことができる[9)]．

方法は静的または動的な触刺激を加え，患者にどのような刺激が生じ，それをどのように感じたかを確認させ，同様のことを閉眼で行う．次いで，閉眼の状態で触刺激を加え，今度は刺激を感じた場所を示させる．セラピストが刺激した場所と異なる場合には，再び同じ場所に刺激を行

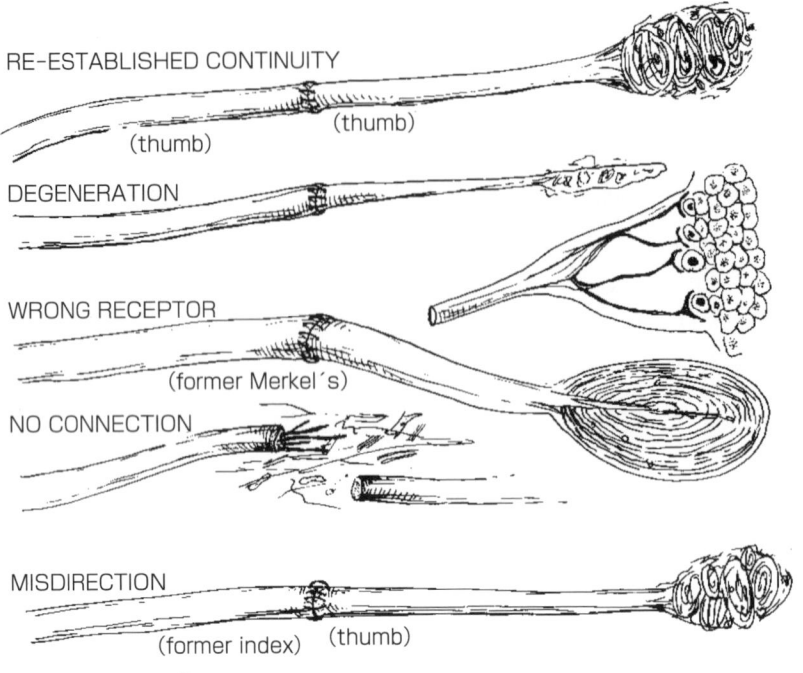

RE-ESTABLISHED CONTINUITY
(thumb) (thumb)

DEGENERATION

WRONG RECEPTOR
(former Merkel's)

NO CONNECTION

MISDIRECTION
(former index) (thumb)

図4-16　末梢神経の回復
再生軸索は適切な終末器官に到達するが，変性した受容器に到達したり，以前とは異なる受容器に到達することも考えられる．また，末梢神経内膜に入っていくことができなかったり，以前とは位置の異なる受容器を支配（過誤神経支配）してしまう可能性もある（Dellon[9]の許可により転載）．

い，目を開けて，もう一度その場所を確認させる．これを集中できる環境下で10～15分程度，1日数回行う．

図4-17は正中と尺骨神経損傷の回復後に局在を調べたものである．再教育前に比べ，2カ月後ではかなり改善されているのがわかる[27)29)]．

[能動的触の再学習]

　早期の再教育終了後，物体を使った識別訓練を行う．物体のさまざまな特徴を識別させることで，手をどのように動かしたらどのような知覚情報が作られるのか，作られた知覚情報はどのような性質を伝えるのかということを再学習させるのである．当間[40)]は，指が物に接触すると多数の皮膚受容器が同時に刺激されるが，随意的に指をそれぞれの受容器の特性に応じるよう動かすことによって，特定の受容器の感受性を選択的に上げ，識別能力を高めていると述べている．したがってこの段階では，他動的に刺激を加えてそれを識別させるのではなく，識別のための最適刺激を作り出す能動的な手の動作を訓練することが必要である[26)28)30)]．

　方法は，まず物の性状や形状の差が大きいものを組み合わせ，それを識別させる．これには，手触りの異なるものや粗さの異なる紙やすりなどを触らせてそれを識別する方法，あるいは小

実施前　　　　　　　実施2カ月後

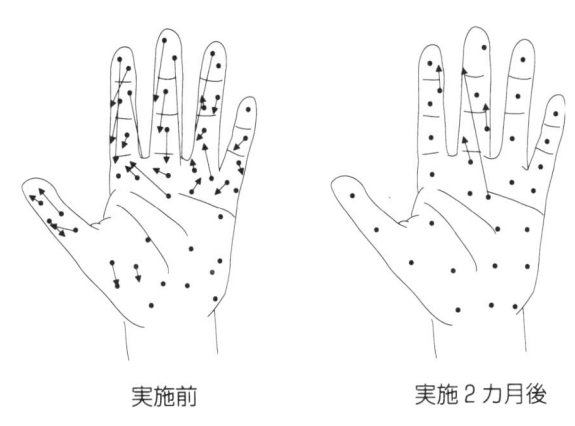

図4-17　他動的触の再教育（局在の修正）

豆，米，トウモロコシなどの入れてある容器の中から，物体を識別して取り出す方法などが行われている[8]．物の基本的な性質が識別できるようになったら，日常物品を用いた識別訓練を行い，さらにより複雑な刺激の中で物体を識別させることを行う[28]．

知覚再教育の目標は，物体や材質の識別ができることではない．手は物体を握りつぶしたり，落としたりせず，さらにその操作の邪魔にならないよう把持力を適切に調整している．物の識別が行えるようになったら，物体の形状，表面の材質，重量などに合わせて物を把持する訓練，物体の変形の度合によって把持力をコントロールする訓練などを行う．さらに，これらが可能となったら，物体を把握しながら近位関節の肢位を変える訓練を行い，最大限の操作機能の獲得を図る[26)28)~30)]．最終的には，視覚の確認なしに行っている日常生活や職務上の動作が安全に遂行できることを目指す[8)9)]．

4・10　反射性交感神経性ジストロフィー（CRPS type I）

反射性交感神経性ジストロフィー（reflex sympathetic dystrophy；RSD）は，国際疼痛学会（IASP；International Association for the study of Pain）が提唱した慢性疼痛の分類の中で，複合性局所疼痛症候群（Complex Reginal Pain Syndrome；CRPS）[42]のⅠ型（神経損傷を伴わないもの）に属する．IASPの診断基準の中で，CRPS type Iは，外傷などの侵害刺激や，キャスト固定などで動かさない時期があり，①原因となる刺激に見合わない強く持続的な疼痛（灼熱痛）をもち，疼痛過敏症状であること，②いずれかの病期において疼痛部位に浮腫，皮膚血流変化，発汗異常のいずれかがあることとされている．その他の症状には，腫脹，皮膚温の変化，皮膚の色調変化（発赤もしくは蒼白あるいは暗紫色）があり，慢性化すると骨，毛，爪，皮膚の萎縮性変化や拘縮を招く．本疾患は外傷などの原疾患から1カ月以内に発症することが多い．

[CRPS type Iの病態と治療]

CRPS type Iは必ずしも原因が明らかになってはいないが，交感神経反射の異常亢進の状態

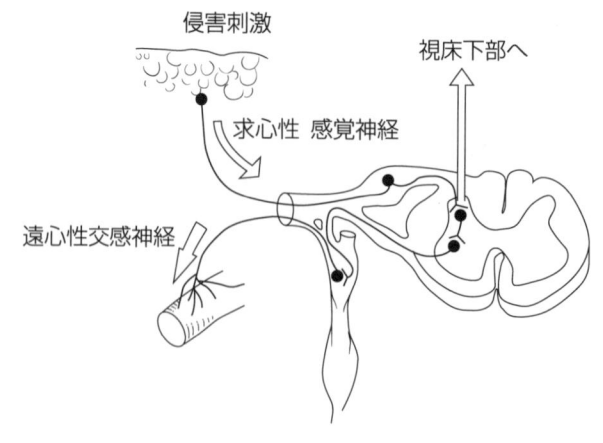

図 4-18 交感神経反射弓

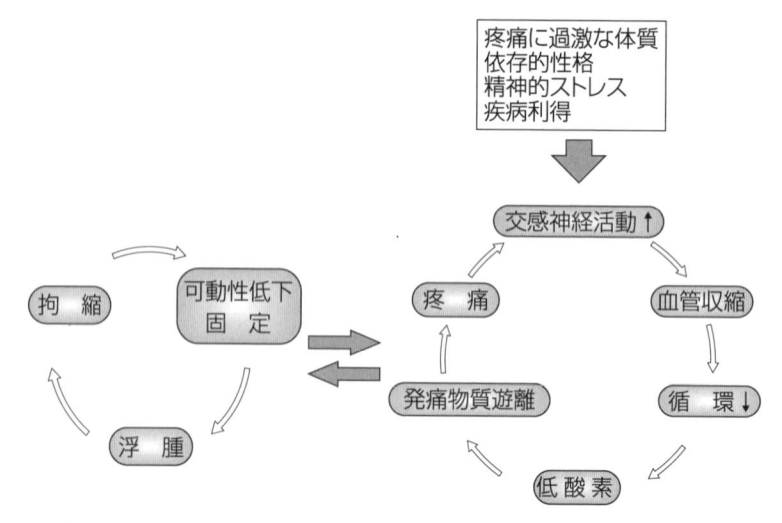

図 4-19 反射性交感神経性ジストロフィーで形成されている悪循環

が継続している状況と同様な病態として理解されている．本疾患の交感神経反射の異常亢進は，交感神経反射弓（図4-18）を介して末梢の毛細血管の収縮を持続的に生じさせるものであり，血管収縮から疼痛，可動性の低下，浮腫，組織反応に至るまでの悪循環（図4-19）を生じさせる．この悪循環は依存的性格，精神的なストレスや患者の疾病利得などの精神的作用により増強される可能性があることも指摘される．

病期は急性期，亜急性期，慢性期に分かれており，発症から治療までの期間が短いほど効果があるので，本疾患が疑われるときには，早期から治療することが重要である．治療には痛みの原因の除去，交感神経ブロック，消炎鎮痛剤の投与，交感神経切除などの手術療法，心理療法，物理療法，運動療法，スプリント療法などがある．

[ハンドセラピー]

①原因の除去

まず外固定や包帯により局所的に圧迫されていたり，絞扼されている部位がないかを確認し，あればそれを緩める工夫をする．骨折治療例ではK-wireが皮膚直下まで突出し，それが刺激となって痛みを誘発している場合があり，その場合は主治医に報告し，K-wireを短縮するなどの処置を行ってもらう．また損傷や圧迫により刺激されている神経は，橈骨神経浅枝である場合が多く，また尺骨神経背側の表在感覚枝の場合もある．それらが圧迫されている場合は，速やかに圧迫を除去する．

②物理療法

運動療法の前に，まず筋緊張の低下と疼痛の軽減を目的に，ぬるめのホットパックや温浴による温熱療法を行う．交代浴が有効な場合もあるが[23]，寒冷は血管収縮を引き起こすので，適応でない症例もあるので注意する．温浴後は手全体の軟部組織に対して軽いマッサージを行い，瘢痕組織を柔軟にする．そして運動療法を開始する．

運動後は，浮腫の改善と循環の改善を目的に空気圧によるJobst間欠的圧迫治療を行う（「4・4 浮腫のコントロール，3）圧迫」参照）．圧は症例にとって心地よい程度にとどめる．また経皮的電気神経刺激（TENS）を使用する場合もある．これが有効な場合は継続するが，有効でなければ電極の位置をずらして施行し様子をみる（「4・2・3 経皮的電気神経刺激」参照）．

③運動療法

運動療法の施行において，最初に考慮しなければならないことは，疼痛の程度である．運動は本疾患の治療においてきわめて重要ではあるが，限度を超えた痛みが存在する場合は，決して積極的に行ってはならない．過剰な運動は症状を改善させるどころか，さらに悪化させてしまう．

温熱療法後は，可動性を獲得するために拘縮関節に対して愛護的に関節モビライゼーションを行い，その後はわずかに痛みを感ずる程度まで関節を持続的に他動運動させる．その直後に自動介助運動と自動運動を行う．これは屈曲，伸展を個別に15分程度の時間をかけてゆっくり行う．高度な拘縮を伴った症例においては，静脈内麻酔（Bier block）下の他動的マニュピレーション[10]が，可動域の増加と痛みの消失に有効である場合もある．これは，無痛性に可動域を増加させ悪循環を断ち切るうえで有効な方法と考えられる．しかし暴力的な他動運動は，後ほど痛みが増強され症状はさらに悪化するので，愛護的な他動運動にとどめる必要がある．また，ストレス負荷プログラム（stress-loading program）なども行われており，これは床に四つ這いになって手に加重したり，患側の肩から手にかけてきめの粗い剛毛のブラシでこすり付けるようにするものである[39]．

④スプリント療法

スプリント療法では，疼痛のコントロールの目的で安静固定のために機能的肢位でスプリントを用いることもある．その場合は拘縮や浮腫を増強させるものであってはならない．1時間に15分はスプリントをはずし，手を挙上位にして自動運動を行わせ，拘縮と浮腫を予防することが重要である．

拘縮例においてまず獲得しなければならない基本的な肢位は，手関節30°背屈，MP関節60〜70°屈曲，PIP関節30°程度のやや屈曲した肢位であり，スプリント療法により徐々に獲得する．拘縮除去のためのスプリントは，基本的には連続的に矯正力が働かない静的スプリントを用いる．ただし，その矯正力はきわめて軽いものとする．動的スプリントは，自動可動域がある程度出現し，自らの運動によって痛みに対し弾力的に対応できるようになってから用いる．基本的な肢位が獲得されたら，各関節の可動域を徐々に獲得するようにそれぞれの関節に対応したスプリントを用いる．いずれのスプリントも，患肢に苦痛を与えるものであってはならない．患者が痛みを感じるような他動的な力は有害となる．

⑤ ADLにおける手の使用

ペグ，箸などを用いた日常的な動作訓練や活動が有効な場合もある．これにより，徐々に動作が獲得されていくことをフィードバックし，自信や回復意欲を向上させることも必要である．また日常においても，自発的な手の使用を指導する．禁煙指導も行う．

4・11 スプリント

ここでは，スプリント全般について述べる．末梢神経損傷や腱損傷・関節損傷，複合組織損傷，蓄積外傷疾患などに対するスプリントについては各章の中で説明するが，その他の損傷に対するスプリントについては文献[1)33)34)42)]を参照されたい．

4・11・1 スプリントの目的

ハンドセラピーでは，損傷手の治療手段として以下のような目的でスプリントが用いられる[33)34)]．

変形予防：軟部組織の正しい長さ，動筋と拮抗筋のバランス，筋のエキスカーションを維持することで，変形を予防する．

固定・安定：関節あるいは骨のアライメントが崩れないように関節あるいは骨を固定，あるいは支持する．

保護：損傷や圧迫が加わらないよう組織を保護する．

変形あるいは機能障害の改善：適切な軟部組織の長さ，筋のバランス，エキスカーションを再獲得する．

瘢痕拘縮の予防および肥厚性瘢痕のコントロール：創傷の治癒過程で生じる瘢痕収縮により拘縮が生じる場合がある．適切なポジショニングによって瘢痕拘縮を予防する．また，肥厚性瘢痕に対してスプリントにより圧迫を加えることで，柔らかく平坦な成熟瘢痕にする．

機能障害の代償：橈骨神経障害に適応されるトーマス型牽引スプリントのように，牽引装置つきのスプリントを装着することにより麻痺した伸筋の機能を代償する．

エクササイズ：スプリントにゴムやコイルバネによる牽引などを取り付けることで運動に抵抗

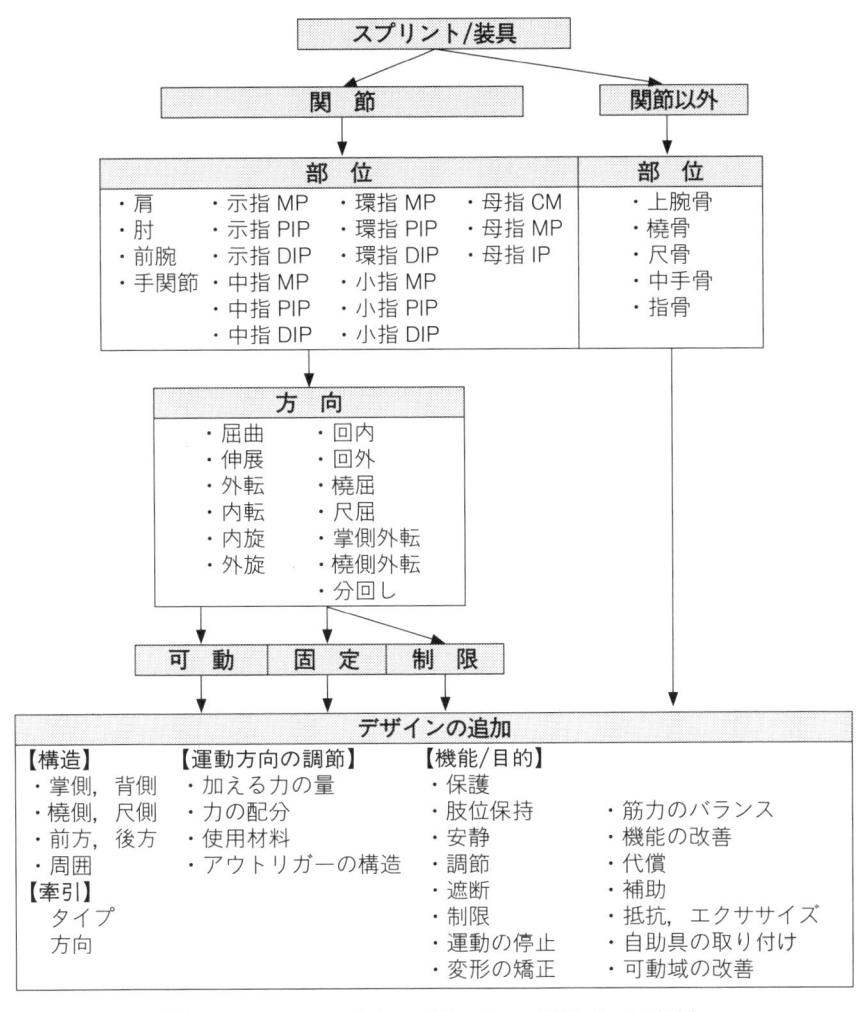

図 4-20 ASHT によるスプリントの分類[1]（一部改変）

を加えたり，運動に制限を加えた状態で，目的の運動を行う．

4・11・2 スプリントのデザイン

損傷手の問題解決にスプリントを選んだら，次にどのようなスプリントが最適かを考え，さらに以下のようにデザインを具体的に絞っていく（図4-20）．

①スプリントによる固定はどこからどこまで必要か？
②スプリントの基本的な構造として最適な材料は何か？
③スプリントに付属品を付ける必要があるか？　その場合にはどのような材質，部品が適切か？
④スプリントにより組織に圧迫や牽引力を加える際には，その最適な強さは？　それはどのような方法で加えるのか？

⑤皮膚が接触するスプリントの表面はどのような材質にするか？
⑥そのスプリントは安全か？
⑦スプリントの装着方法は？　患者は容易に装着，脱着可能であるか？
⑧スプリントの装着頻度と時間，期間は？　いつまで装着するのか？
⑨スプリントによる治療効果をどのように判定するか？

　これらは互いに関連づけながら検討し，最終的にスプリントのデザインを決定する[6)33)34)]．

4・12　患者・家族指導

　ハンドセラピーでは可能なかぎり早い時期から手の自己管理やエクササイズを指導する．患者に自らの手に対する責任を担わせることで，より大きな治療効果を上げることができる．セラピストは，適切な時期に患者が安全かつ正確にそれらのプログラムが実施できるように常に配慮し，それが適切に行われているかを十分にチェックすることが必要である．

　指導は当事者だけにとどまらず，必要に応じて家族や介助者，教育や職場の責任者などに対して説明や指導を行う．また，同じような障害のある患者同士の交流により，より治療への理解が深まることもあるため，指導する対象や方法にも十分な検討が必要である．

1）手の自己管理

　患者が損傷手の自己管理を行えるようにすることもハンドセラピーの重要な部分である．患者には早期から損傷手の管理の重要性やその方法について指導し，最初はハンドセラピーの開始や終了の時間を使って手の管理をセラピストが行い，最終的に患者が適切に手の自己管理が行えるようになるまで指導する．その際，患者が正しい方法を確認できるように紙に書いて渡すことが望ましい（付録1「手の自己管理」参照）．

2）ホームプログラム

　ハンドセラピーの成功には，患者の積極的な参加が大きな鍵を握る．毎日，適切に行われるホームプログラムは，患者が訓練室にいる間，セラピストの監督下で行われる限られたエクササイズよりもはるかに効果がある．ホームプログラムを指導するときには，わかりやすく挿し絵の入ったものを示し，患者が正しく理解できるようにする．まずハンドセラピーの実施時間の中で患者にホームプログラムを実施してもらい，それが正しく，適切な順序で行われているか確認する．患者が正しい方法を実行できることを確認したら病棟や家庭で実施してもらう．

　さらに，実施したエクササイズの回数や時間が適切であったかどうかについても患者自ら判断できるようにする．それにはエクササイズ終了後，痛みや浮腫の出現や増加を確認させ，それによりその日のエクササイズの量や内容が適切であったかどうか判断させるよう指導する．最初のうちはセラピストとともに観察させ，具体的な判断基準を示す．最終的に自分でエクササイズが実施でき，自分の手の状況に合わせてそれを安全な範囲内で変更できるようにする．これらが順

調に進めば，エクササイズを日常生活動作に置き換えて生活の一部として実施させる（付録2「ホームプログラム」参照）．

◆文　献◆

1) American Society of Hand Therapists (1992). Splint classification system.
2) Barber LM（津山直一，田島達也監訳，1990）．知覚過敏を有する損傷手に対する脱過敏療法．「ハンター新しい手の外科」協同医書出版社．
3) Blackmore SM, Williams DA（津山直一，田島達也監訳，1990）．手のリハビリテーションでのバイオフィードバックの利用．「ハンター新しい手の外科」協同医書出版社．
4) Brand PW (1979). Management of the insensitive limb. *Phys Ther*, **59**, 8-12.
5) Brand PW（津山直一，田島達也監訳，1990）．動的副子の力：手に動的副子を適用する10の条件．「ハンター新しい手の外科」協同医書出版社．
6) Brand PW, Hollister AM (1999). Clinical Mechanics of the Hand, 3rd ed., St. Louis, Mosby.
7) Cameron MH（眞野行生，渡部一郎監訳，2003）．温熱療法：物理学的原理，寒冷および表在性温熱．「EBM物理療法」医歯薬出版．
8) Carter-Wilson M (1991). Sensory re-education：Operative nerve repair and reconstruction. New York, JB Lippincott.
9) Dellon AL（内西兼一郎監訳，1996）．「知覚のリハビリテーション」協同医書出版社．
10) Duncan KH, Lewis RC Jr, Racz G, Nordyke MD (1988). Treatment of upper extremity reflex sympathetic dystrophy with joint stiffness using sympatholytic Bier blocks and manipulation. *Orthopedics*, **11**, 883-886.
11) 鎌倉矩子（1989）．「手のかたち手のうごき」医歯薬出版．
12) 鎌倉矩子（1992）．巧緻性向上―作業療法を中心に．総合リハ，**20**，955-960．
13) 木山喬博（2002）超音波療法．「標準理学療法学」医学書院．
14) Kisner C, Colby LA (1996). Therapeutic exercise：Foundations and techniques, 3rd ed., Philadelphia, F. A. Davis.
15) 紺谷　仁，他（1996）．浮腫へのアプローチ．日本ハンドセラピィ学会編「ハンドセラピィ4　拘縮手」メディカルプレス．
16) Kramer JF (1984). Ultrasound：Evaluation of its mechanical and thermal effects. *Arch Phys Med Rehabil*, **65**, 223-227.
17) Lehmann JF (1982). Therapeutic heat and cold, 3rd ed., Williams & Wilkins.
18) Lehmann JF, Silverman DR, Baum BA, et al (1966). Temperature distributions in the human thigh, produced by infrared, hot pack and microwave applications. *Arch Phys Med Rehabil*, **47**, 291-299.
19) Magness JL, Garrett TR, Erickson DJ (1970). Swelling of the upper extremity during whirlpool baths. *Arch Phys Med Rehabil*, **51**, 297-299.
20) Malick MH (1984). Manual on management of specific hand problems, Pittsburgh, AREN.
21) McOwan CG, MacDermid JC, Wilton J (2001). Outcome measures for evaluation

of scar : A literature review, *J Hand Ther*, **14**, 77-85.

22) Merzenich MM, Jenkins WM (1993). Reorganization of cortical representations of the hand following alterations of skin inputs induced by nerve injury, skin island transfers, and experience. *J Hand Ther*, **6**, 89-104.

23) 水関隆也（1994）．反射性交感神経性ジストロフィーに対する温冷交代浴療法の試み．臨整外，**29**，167-173．

24) 中田眞由美（1990）．手の知覚障害に対する評価とそのアプローチ．OTジャーナル，**24**，487-496．

25) 中田眞由美（1995）．末梢神経損傷と作業療法．「作業療法マニュアル No.5 手の外科と作業療法」作業療法士協会．

26) 中田眞由美（1997）．知覚再教育における識別訓練の意義．日本ハンドセラピィ学会編「ハンドセラピィ5 末梢神経損傷」メディカルプレス．

27) 中田眞由美（1999）．末梢神経損傷後の知覚回復と知覚再教育．末梢神経，**10**，41-47．

28) Nakada M, Uchida H (1997). Case study of a five-stage sensory reeducation program. *J Hand Ther*, **10**, 232-239.

29) 中田眞由美，岩崎テル子（2003）．「知覚をみる・いかす」協同医書出版社．

30) 中田眞由美（2005）．感覚は改善するか？―末梢神経損傷・脳血管障害の知覚再教育．「作業療法のとらえかた」文光堂．

31) 齋藤明彦（2002）．経皮的電気神経刺激（TENS）．「標準理学療法学」医学書院．

32) 坂本雅昭（2002）．寒冷療法．「標準理学療法学」医学書院．

33) Schultz-Johanson K (2002). Static progressive splinting. *J Hand Ther*, **15**, 163-178.

34) Schultz-Johnson K (1992). Splinting : A problem-solving approach. In Stanley BG, Tribuzi SM (Eds), Concepts in hand rehabilitation : Contemporary perspectives in rehabilitation, Philadelphia, F. A. Davis.

35) Stanley BG (1996). Therapeutic exercise : Maintaining and restoring mobility in the hand. In Stanley BG, Tribuzi SM (Eds), Concepts in hand rehabilitation : Contemporary perspectives in rehabilitation, Philadelphia, F. A. Davis.

36) 菅原憲一（2000）．最近の超音波治療器．「理学療法MOOK 5 物理療法」pp. 84-86．三輪書店．

37) 鈴木順一（2000）．筋スパズム・筋硬結に対する温熱・寒冷療法．「理学療法MOOK 5 物理療法」pp. 20-28．三輪書店．

38) Taylor Mullins PA (1990). Use of therapeutic modalities in upper extremity rehabilitation. Rehabilitation of the Hand, 3rd eds., pp 195-220, CV Mosby.

39) 寺本みかよ，他（1996）．反射性交感神経性ジストロフィの治療経験．日本ハンドセラピィ学会編「ハンドセラピィ4 拘縮手」メディカルプレス．

40) 当間 忍（2000）．手指随意運動の感覚制御．「セラピストのための基礎研究論文集2 生存と自己表現のための知覚」協同医書出版社．

41) 上羽康夫，玉井 進編著（1993）．「手その損傷と治療」金芳堂．

42) 矢﨑 潔（1998）．「手のスプリントのすべて，第2版」三輪書店．

43) 横田敏勝（1997）．「臨床医のための痛みのメカニズム」南江堂．

5

末梢神経損傷の
ハンドセラピー

5・1 末梢神経の損傷と回復に関する基礎知識 ——— 96
5・2 ハンドセラピー評価 ——— 97
5・3 ハンドセラピー ——— 99
  5・3・1 急性期 ——— 100
  5・3・2 回復期 ——— 104
  5・3・3 慢性期 ——— 108

末梢神経の障害は切創，圧迫，挫滅，牽引，摩擦などの機械的な損傷によるものや温熱，電気，放射線によるもの，代謝障害や炎症によるものなどがある．ここでは主に末梢神経の断裂に対するハンドセラピーについて述べる．絞扼性神経障害に対するハンドセラピーは6章で述べ，さらに10章の手の蓄積外傷疾患のハンドセラピーの中でも触れる．

末梢神経は運動，知覚，自律神経から成り，損傷に伴いその支配域の運動や知覚の障害，自律神経障害や栄養障害が現れる．その障害された機能を調べることにより，神経の損傷部位や範囲，損傷程度を推測することができる．ハンドセラピーでは神経の回復時期を予測しながら，回復状況に応じたアプローチを行う．また，二次的に起こってくる問題も十分考慮に入れながら，それらに対する予防的なアプローチを行う．

5・1 末梢神経の損傷と回復に関する基礎知識

末梢神経に何らかの機械的な外力が加わると，その程度，状況に応じて神経の軸索，髄鞘，さらに膜組織が損傷される．末梢神経の損傷程度を分類したのがSeddonやSunderlandの分類（表5-1）である．損傷が軸索まで及ぶと損傷部位から末梢へワーラー変性が起こり，その後神経の再生が始まる．神経の再生は損傷部位での瘢痕形成，神経内膜の狭小化，軸索発芽の進入妨害，運動・知覚・自律神経線維の過誤神経支配（後述），運動や知覚終末器の変性などの問題に阻まれる．したがって末梢神経の断裂は，最も好ましい状態に回復しても，ある程度の機能障害を残す結果となる．

神経の回復は，損傷の原因や損傷レベル，修復の時期と術式，患者の年齢など，多くの要因により影響を受ける．たとえばガラスのような鋭利なものによる単純な断裂（クリーンカット）は挫滅創よりも回復は良好である．クリーンカットでは組織の反応と瘢痕の程度が少ないからである．またより近位部での神経の損傷は遠位部に比べて，より回復は不良である．これは近位部では，1つの神経束の中に運動・知覚・自律神経線維が混在しており，軸索再生の過程で過誤神経

表5-1 末梢神経障害の分類[20)～22)]

末梢神経の基本病変	節性脱髄	ワーラー変性			軸索変性
Seddonの分類	Neurapraxia	Axonotomesis	Neurotomesis		
Sunderlandの分類	第1度損傷	第2度損傷	第3度損傷	第4度損傷	第5度損傷	
病理組織学的変化	髄鞘	軸索	軸索 神経内膜	軸索 神経内膜 神経周膜	軸索 神経内膜 神経周膜 神経上膜	軸索
主な原因	圧迫	牽引，挫滅，虚血		切創	代謝性，中毒性
治療法	保存療法	保存療法	外科的治療		保存療法

〔Sunderlandの分類（Sunderland classification）の第2, 3, 4度損傷をSeddonの分類（Seddon classification）のAxonotomesisに対応させる考え方もある〕

支配の可能性がより高いからである．さらに，近位部損傷は末梢の効果器までの距離が長いため，そこまで再生軸索がたどり着くまでに時間を要し，その間に筋や知覚終末器などの変性が起こってしまうためである．若年者では神経再生の速度が速く，神経回復後に生じる過誤神経支配に対する中枢神経系への適応が高いため，より年齢の若い者の方が神経の回復は良好である[20)～22)]．神経縫合などの外科手術後，縫合部での緊張を避けることは最適な神経の再生を促すために必要である．また，糖尿病や代謝障害，内分泌疾患などが基礎疾患としてある場合，末梢神経は易損性の状態にあるので，神経障害の程度はより重くなり，また治療後の回復も不良となる[20)21)]．

5·2 ハンドセラピー評価

末梢神経損傷の診断は，神経自体の評価や電気的な補助診断，種々の末梢神経機能の検査結果に基づいて医師によりなされるが，セラピストはハンドセラピー評価の前に，医師のカルテから実施された検査とその結果についての情報を集めておく．また，末梢神経損傷の診断を確定するために，医師からセラピストに筋力検査や知覚検査などの検査依頼が出されることもある．

ハンドセラピー評価ではまず損傷神経に関する神経自体の評価，徒手筋力検査，知覚検査などを行う．その結果をベースラインとして，損傷神経の回復，悪化などの経過を判断し，ハンドセラピープログラムの立案や変更を行う．さらに関節拘縮や浮腫などの合併症についても評価し，それらの改善や予防的なプログラムを検討する（以下に述べる評価方法については，「3 ハンドセラピーの評価」の章参照）．

1）末梢神経損傷の検査

ティネル徴候，神経誘発検査，スクリーニング検査により神経損傷の部位，範囲や程度を判断し，それらの回復状況について予測する．ティネル徴候は神経再生状況のモニターとしても用いる．この徴候は知覚神経の再生軸索の先端を示しているといわれている．

2）運動機能

ROM の測定は，神経損傷によって生じる主な拘縮や可動域制限を予測したり，実際にそれらが生じていないか確認するために行う．たとえば，低位の正中神経損傷後では，母指球筋の障害により猿手変形を呈し，しだいに第1指間腔（水かき部）の短縮が生じる．また高位損傷では母指，示指の IP 関節の屈曲が障害される．回内筋や手関節屈筋が障害されると，回外位を取るため上腕二頭筋の短縮を招く．これらをあらかじめ予測しながら，定期的に可動域を測定する必要がある．

さらに徒手筋力検査を行い，その結果から問題のある筋を支配している神経の損傷部位や程度，回復状態を判断する．徒手筋力検査を実施するときは，ごまかし運動や代償運動に注意して行う[11)]（「3·3·5 筋力」参照）．

表 5-2 各末梢神経損傷

神経損傷 損傷部位	正中神経損傷			
	支配筋	支配領域	障害	支配筋
（上部）				
（中部）	【高位】 ・円回内筋 ・橈側手根屈筋 ・長掌筋 ・浅指屈筋 　・長母指屈筋 　・深指屈筋 　　（橈側） 　・方形回内筋		・母指，示指，中指 　の屈曲障害 　（祈祷肢位変形） ・母指，示指の 　IP関節屈曲 　（涙のしずく 　　型変形） ・回内・手関節 　屈曲の障害	【高位】 ・尺側手根屈筋 ・深指屈筋 　（尺側）
（下部）	【低位】 ・短母指外転筋 ・母指対立筋 ・短母指屈筋 ・虫様筋（橈側）		ファレンテスト 陽性 ・母指対立障害 ・精密把握動作の 　障害 　（猿手変形）	【低位】 ・小指外転筋 ・短小指屈筋 ・小指対立筋 ・虫様筋（尺側） ・骨間筋 ・母指内転筋 ・短母指屈筋

3）知覚機能

　知覚検査は，徒手筋力検査の結果と合わせることで，末梢神経損傷の損傷部位や程度をより明らかにすることができる．知覚検査では知覚神経の固有領域あるいは支配領域の知覚を調べることにより，神経の損傷程度や回復状態を判断することができる（表5-2）．末梢神経の回復をより早くモニターするには，後述する知覚モダリティの回復順序に従って知覚検査を行うことである．さらに知覚の回復状況に基づき，知覚再教育のプログラムを立案，実施する[14]．

4）自律神経機能

　自律神経の機能は，皮膚の色調や温度，発汗，爪の変化，指尖の萎縮，皮膚のきめなどを健側と比較することにより観察することができる（「3・2　病態評価」参照）．
　カウザルギーといわれる損傷神経の支配域における激しい，焼けるような痛みは神経損傷と関

による手の障害の特徴

尺骨神経損傷			橈骨神経損傷		
支配領域	障害	支配筋	支配領域	障害
		【高位】 ・腕橈骨筋 ・長橈側手根伸筋 ・肘筋		・手関節伸展障害 （下垂手変形）
	・握力の低下	【低位】 ・短橈側手根伸筋 ・指伸筋 ・小指伸筋 ・尺側手根伸筋 ・回外筋 ・長母指外転筋 ・示指伸筋 ・長母指伸筋 ・短母指伸筋		・MP関節伸展障害 （下垂指変形） ・母指伸展，橈側外転障害 ・手関節尺屈障害
	・フロマン徴候陽性 ・精密把握動作の障害 ・指の内外転障害 （かぎ爪指変形）			

連する．神経腫は触れられると極端な痛みのもとになり，損傷部に生じる．患者の痛みはその質，範囲，発生要因，日常生活への影響などを記述しておく[8]（「3・3・8 疼痛」参照）．

5・3 ハンドセラピー

末梢神経損傷に対するハンドセラピーアプローチを，急性期，回復期，慢性期に分けて述べる．急性期は末梢神経損傷後から神経修復術後までの期間であり，神経損傷に対する治療的アプローチと合併症の予防を行う時期である．回復期は，神経回復の時期であり，それに伴うセラピーと患者指導を実施するときである．慢性期は神経とその効果器の回復がピークに達し，残存する障害が明らかになる時期である．この時期には，それらに対する代償方法を検討し，その援助を行う．

表 5-3 必要な情報収集とハンドセラピープログラム

	必要な情報	プログラム立案時の検討事項
損傷神経に関する情報	損傷神経の特定	知覚,運動,自律神経障害の予測によりハンドセラピープログラムの内容を決定する.
	損傷分類とそのレベル:高位損傷,低位損傷	予後予測と目標を設定する.
	損傷原因や状態:クリーンカットか挫滅か	挫滅はクリーンカットに比べより組織反応や瘢痕の度合が強い.
	合併損傷の有無:腱,骨,靱帯,血管などの損傷があるか	損傷を受けたあらゆる組織に対して適切な治療,管理のためのプログラムとその優先順位を検討する.
手術に関する情報	修復術の施行日	早期の修復は遅いものより予後が良好.
	神経修復部の保護のための固定期間と肢位	神経修復では3〜5週間固定する.緊張や圧迫を避ける肢位での固定が必要となる.固定による二次的な障害を予防する.
	修復方法:神経剝離,神経縫合,神経移植など	回復の時期と予後の予測をする.神経移植では軸索は2カ所の接合を越えて再生しなければならないので,回復にはより時間を要する.

5・3・1 急性期

　この時期に対象となるのは神経縫合術を受けた術後の患者である.この場合のハンドセラピーは,損傷された神経,あるいは外科的に修復された神経とその支配筋の保護,および関節拘縮や知覚低下による二次的な損傷の予防に重点がおかれる.表5-3 はハンドセラピー開始時に,プログラムを組むうえで必要な情報とその検討事項である.

　神経縫合術を受けた患者は,術後,神経修復部の緊張が最小限になるような肢位で約3〜4週間キャストで固定される.さらに神経損傷により麻痺あるいは弱化した筋についても重力や拮抗筋の影響などを考えながら,それらの筋を伸張しない肢位で固定する[19]).

1) 固定期間と固定上の留意点

　術後の固定あるいはスプリントの目的は,神経が回復するまでの間,神経修復部の緊張を最小限にすることで,断裂や緊張から縫合部を保護することである.神経修復後は医師により修復部に緊張が加わらない肢位でキャスト固定される.一般に固定期間は,神経の引っ張り強度(tensile strength)がストレスに持ちこたえられるようになるまでの3〜4週間である.

　知覚障害のある手にスプリントを装着させる際は,皮膚を損傷する可能性があるため,スプリントによる圧迫を避けるよう十分に注意して作製,適合しなければならない.セラピストは装着状態を十分に点検し,患者にも皮膚の観察の方法を指導する(付録1「手の自己管理」参照).

　挫傷後であれば,スプリントは損傷部位を安静にし,炎症反応の消退を促す目的で装着させ

る．1～2週間続けてスプリントを装着すると，炎症は一時的に治まる．

固定期間中は二次的な障害を予防する．筋力のアンバランスあるいは重力の影響により特定の肢位をとりがちなので，可能な範囲で可動域訓練を行う．さらに固定されていない関節の状態を観察し，関節の可動性を確実に維持するために患者にROMエクササイズを指導する．

2）固定除去後

固定が除去された後のハンドセラピーの目標は，固定期間中に失った可動域や損傷された機能を改善することである．また一度損傷を受けた神経はより軽い圧迫でも損傷を招きやすくなるため，神経の保護と損傷予防の方法を患者に指導することである．特に神経に圧迫が加わるような肢位や動作，たとえば前腕に紙袋を下げたり，机上で頬杖をつくなどの動作を避けるよう指導する．

正中神経の修復後，神経に伸張を加えないようにするため，手関節の伸展は週に10°の割合でゆっくりと増加させていく[19]．固定期間中に失った可動域はエクササイズやスプリントによって回復する．たとえば低位の正中，尺骨神経損傷の修復術後では固定期間中，手関節は屈曲位に置かれ，手関節伸展が制限される．エクササイズは手関節の伸展をしだいに回復させるような穏やかな自動運動から開始する．

個々の患者の回復に合わせて自動介助運動と他動運動を導入する．たとえば自動運動によりROMが十分に回復したら，他動運動によるエクササイズは必要ないが，経過が緩慢な場合（たとえば1週間に5°以下）には，他動的ROMエクササイズを開始する．その際，修復された神経に過剰なストレスを加えないように十分に注意する．また伸張エクササイズは行ってはならない[17]．

スプリントはROM制限が過剰でないことを確認しながら漸次調整していく．神経縫合術の際，神経の長さにギャップがある場合には，関節はより強い屈曲位で固定されている．その場合には医師の指示を受けながら，週単位で慎重に伸展方向へのROMを増加していく．

3）機能の維持

この段階では，機能の維持向上を目的としたスプリントが頻繁に用いられる．神経損傷により筋の麻痺や筋力の低下があるときは筋のアンバランスを生じ，関節は拮抗筋や重力によって引かれる．それにより弱化筋が伸張されて，軟部組織や関節の拘縮が起こる．弱化筋が伸張されない肢位を獲得するためにスプリントを用いる．これは機能の維持を図り，二次的拘縮の予防につながる．スプリントは，損傷された神経に応じて，適切な形態，材料，作製方法を検討する．この目的のスプリントは，麻痺筋の筋力がF（可）に回復するまで必要になる．

以下，主な末梢神経損傷ごとに適切なスプリントを説明する．

［正中神経損傷］

正中神経損傷は母指の対立位や外転の運動が障害される．スプリントは把握動作を促し，第1

| 正中神経麻痺 | 尺骨神経麻痺 | 橈骨神経麻痺 |

a. ウエッブスプリント　　b. 8の字スプリント　　c. スパイダースプリント

d. 短対立スプリント　　e. 虫様筋カフ　　f. オッペンハイマー型スプリント

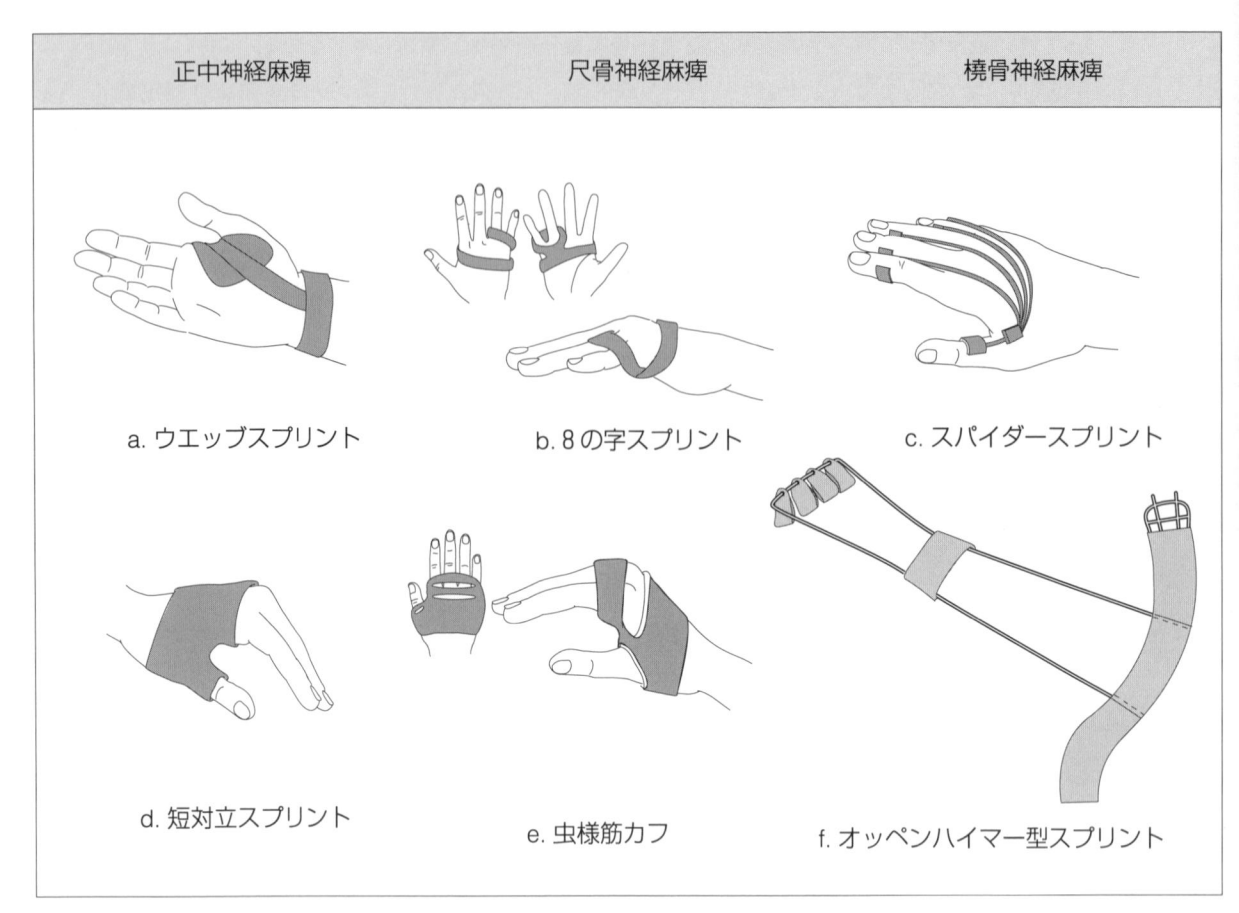

図5-1　末梢神経損傷のスプリント[9)11)23)]

指間腔（水かき部）を維持するために必要になる（図5-1a）。母指の掌側外転，対立位を維持する短対立スプリントを用いる（図5-1d）。さらに軟部組織の短縮を防ぐために第1指間腔の伸張を行う。

[尺骨神経損傷]

　尺骨神経損傷による骨間筋と環指と小指の虫様筋の麻痺はかぎ爪指変形を招き，PIP，DIP関節屈曲位，MP関節過伸展位を呈する。示指と中指の虫様筋は正中神経支配を受けているため，この変形は環指，小指で特に明らかである。変形は早い時期であれば改善できるが，治療されずに放置されると浅指屈筋，深指屈筋の短縮，MP関節の伸展拘縮，PIP，DIP関節に屈曲拘縮を生じる。このような手では把握動作が障害される。

　物体を把握するときには，まずいったん指を伸展することが必要である。そして物体を手の中に取り込みながら指を屈曲するが，内在筋麻痺ではこれが行えず，指が先端から巻き込まれるように屈曲してしまう。スプリントを用いてMP関節の過伸展を制限し，指の屈曲を防ぐようにすることで，把握を促すためのIP関節の伸展を補助することができる。

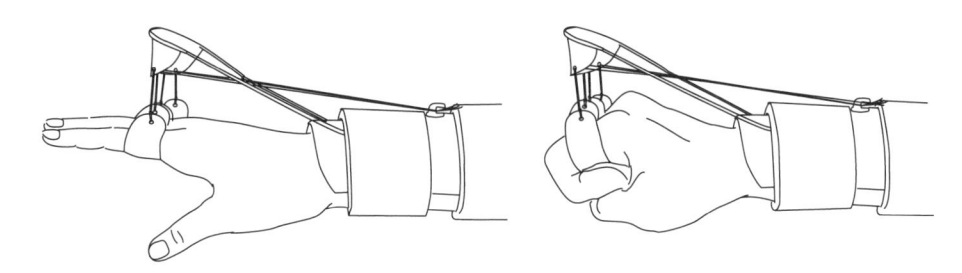

図5-2 橈骨神経損傷に対するスプリント[3)4)]（Colditzの許可により転載）

簡単なものでは，手関節にストラップやバンドを巻き，それに取り付けられたゴムバンドを指の基節部のループに取り付けたものがある．これらは患者が手関節を伸展したときに，MP関節の過伸展を制限するので，IP関節の伸展が可能となる．さらに虫様筋カフや8の字スプリントなどがある（図5-1b, e）．eは正中・尺骨神経低位麻痺にも用いられる．

PIPやDIP関節の屈曲拘縮がすでに出現している時は，キャストの巻き替え（シリンダーキャスト）によって変形を矯正し，PIP，DIP関節の伸展の可動域を獲得する[1)]（「4・7・1 スプリント」参照）．

[橈骨神経損傷]

橈骨神経損傷では手関節伸展やMP関節伸展が障害される．そのため，手関節は屈曲位をとるので，手関節や指の伸筋が伸張されてしまう．手関節が屈曲位をとると，MP関節は伸展位をとり，さらに放置されると側副靱帯の短縮を招き，MP関節の伸展拘縮へと発展する．この伸展拘縮は手の機能を著しく損なうため，カックアップスプリントにより手関節を伸展位に支持する．指の伸展も損なわれている場合には，これにアウトリガーを付けてMP関節の伸展を支持するオッペンハイマー型スプリントがよく用いられる（図5-1f）．これは針金のハンガーを利用して作製することができる．図5-2は手の正常なテノデーシスアクション（tenodesis action）を再獲得するためにColditz[3)4)]によって開発された橈骨神経損傷に対するスプリントである．このスプリントには，前腕から手関節を越えて指の基節部まで伸びたアウトリガー付きの背側トラフが付けられている．指のループを各指の基節部につけ，このループからナイロン紐がアウトリガー用の穴に通され，スプリントの前腕背側へと牽引されている．指を屈曲させると，ナイロン紐の緊張は手関節の伸展をもたらし，手関節が屈曲すると指は伸展位に置かれる．夜間時には簡単な手関節伸展スプリントにより手を安静肢位に保持させる．

4）患者教育

治療効果を上げるために最も重要なことは，プログラムの目的を患者に十分説明し，同意を得ることである．特に初期の段階は患者教育に力を注ぐべきである．患者にホームプログラムを実施させることで，ハンドセラピーの効果を倍増させることができるといっても過言ではない．セラピストは病室や家庭でのエクササイズのスケジュールを作り，さらに患者が自ら行える簡単で

安全なホームプログラムを個々の患者に合わせて作成し，適切に実施できるように指導する．

知覚障害がある患者には傷害予防のための指導を行う（「4・9・2　知覚再教育」参照）．触覚の障害があると過剰な力をこめて物体を把持するため，長時間把握を維持すると皮膚損傷や水泡形成を招く恐れがある．知覚が障害された皮膚に外傷を受けると，痛みがないために損傷に気づくのが遅れ，また自律神経障害による血行不良も加わり，治癒は遷延する．スプリント装着や日常生活の動作によって発生する創傷や水疱を早期に発見するために，患者にはエクササイズ後や就寝前に手を観察するよう指導する．さらに知覚の障害された皮膚はたとえ低温であっても長時間接触していると重度の熱傷になることがあるため，熱傷や外傷に対するリスク管理について十分指導する．また知覚障害のある部位は，同時に自律神経の機能も損なわれているために潤いを失い，柔軟性を欠く．皮膚を乾燥から守るためにソーキングとオイルマッサージを毎日行うことが効果的である（付録1「手の自己管理」参照）．

5・3・2　回復期

再神経支配が得られたら，運動と知覚機能に対して再教育を開始する．

1）筋の再教育

麻痺筋に収縮が出現したら筋の再教育を開始し，回復した筋力の段階に応じてプログラムを進める（表5-4）．まず筋収縮を促すためには，視覚，聴覚，固有感覚によるフィードバックを上手に活用する．たとえば収縮し始めた筋をなでたり，軽く叩いたりして感覚刺激を加える．皮膚上から筋収縮が確認できるようであれば患者にそれを観察させ，筋収縮が増大するように努力させる．このときに関節運動を行わせるのではなく，むしろ"筋に力を入れる"ように意識させ，目的の筋の収縮を促す．筋の再教育では，患者が筋収縮を試みると次第に周辺の筋を緊張させてしまうため，目的の筋の収縮を数回行わせたら，いったん上肢全体をリラックスさせてから，再び開始させるとよい．さらに，これらの筋は大変疲労しやすいため，1セッションの時間は短くして1日数セッション行うようにする（「4・6　筋再教育」参照）．

筋力が増加したら，筋を運動パターンとして強化し，さらに筋力や持久力を高めるために機能

表5-4　筋力に応じた筋力増強プログラム

筋力		筋力増強プログラム
0	ゼロ	スプリント固定により筋の伸張を防ぐ．
Trace	不可	筋再教育により筋収縮を促す．固有感覚，視覚，聴覚のフィードバックを活用する．
Poor	可	セラピストが最終可動域をとらせ，患者にその肢位を保持させる．
Fair	良	＋（プラス）の段階になったら漸増抵抗運動を開始する．
Good	優	漸増抵抗運動，日常生活による手の使用を促す．

的な活動をプログラムに取り入れていく．漸増抵抗運動は，目的としている筋の筋力が3＋〔良（F）プラス〕段階に達したら，筋力増強のために行う．

正中神経損傷でポイントとなるのは母指球筋のエクササイズである．母指を対立位や掌側外転位にし，患者にこの状態を維持させる練習を行う．それにはジュースの缶などを握らせ，それに母指をそわせるようにして掌側外転や対立位など母指球筋の活動を促すとよい．これが可能となったら，球状あるいは円柱状の物体を持って，それを回転する（図4-13 b, d）練習，さらに蓋を回す動作練習へと進める．また，橈側指の突き出しの動き（MP関節屈曲，PIP・DIP関節伸展）も重要で，円柱状物体を反時計回りに指で転がすエクササイズを行う（図4-13 b）．これらが可能となったら，指の分離を促す練習（図4-12 e, g）を行い，さらに母指，示指，中指を使って物体を回転させるような練習（図4-13 f, h）を行う．

指外転や内転のエクササイズは尺骨神経損傷のポイントとなる．手掌を下向きにして手を机の上に置き，外在筋の代償を防ぐために指を机から持ち上げないように注意させながらMP関節の内・外転を行う．第一背側骨間筋と母指内転筋の活動を高めるためには，「側面把握（鍵つまみ）」による動作練習を行う．

橈骨神経損傷でポイントになるエクササイズは手関節とMP関節の伸展である．手関節伸展筋は筋収縮が容易にモニターできるため，運動回復の初期にはバイオフィードバック訓練が大変有効である．さらに指伸展の再訓練では，指の巻き上げ動作（MP関節伸展，PIP・DIP関節屈曲）を十分に行う．このためには円柱状の物体を時計回りに指で転がしたり，机上に置かれたコインを起こすようなエクササイズが効果的である（図4-13 b, c）．

2）脱過敏

知覚神経が回復する過程ではしばしば知覚の過敏状態（hypersensitivity）が起こる．脱過敏（desensitization）はこの過敏な状態を減じるのに役立つ．物の材質の違いや振動などを利用し，過敏な状態を段階的に減じる方法である．過敏状態が改善するメカニズムは明らかではないが，実験的，臨床的には脱過敏の効果が認められている[1)7)24)]（「4・9・1 知覚過敏に対するアプローチ」参照）．

3）知覚再教育

過敏状態が改善されたら，知覚評価結果に基づいて知覚の回復状態を判断し（表5-5），回復に応じた知覚再教育を開始する[12)13)]（表5-6）．表5-5 a, b, gに示すように，末梢神経回復時に30 cps，256 cps音叉による振動や4.31番のフィラメントを感じることが可能であれば，再生軸索が触覚受容器に到達したことを示唆する．この段階で触覚の局在を調べる．末梢神経損傷後には神経が再生する過程で過誤神経支配（misdirection）を生じることがあり，神経が再生し，受容器の再支配が起こったとしても，過誤神経支配が生じていると，患者は混乱を生じその機能を十分に活用することができない．たとえば示指指腹を刺激したにもかかわらず患者がその刺激を中指指腹に感じるような場合，それは損傷前に中指の指腹にある受容器を支配していた神経線維

表 5-5 知覚の

	動的触覚		
	知覚の回復	検査表示	検査結果の解釈
閾値	a		30 cps 音叉による振動が感じられたら再生軸索が速順応型の受容器（マイスナー小体）へ到達したことを示唆する．
閾値	b		256 cps 音叉による振動が感じられたら再生軸索が速順応型の受容器（パチニ小体）へ到達したことを示唆する．
局在	c	刺激 ↑反応	刺激からずれていたり，傾いていたら，過誤神経支配が疑われる．その場合には局在の修正を行う．
支配密度	d	6mm	動的二点識別値が大きいことは，回復した速順応型受容器と神経線維の密度が少ないこと，あるいは再生軸索の局在が不良であることを示唆する．6mm以下になれば実用的．
支配密度	e	4mm	動的二点識別の値が小さくなることは，速順応型の受容器と神経線維の密度が増したことを示唆する．あるいは局在が改善したことを示す．3～4mmであれば正常．

が神経縫合後誤って回復し，その再生軸索は示指指腹にある受容器を再支配した可能性が示唆される（表 5-5 h）．このような段階では局在の修正を行う（「4・9・2　知覚再教育」参照）．さらに細いフィラメントが感じられるようになると，それは再神経支配を受けた受容器がしだいに成熟しつつあることが予想され，2.83 番が感じられれば，触覚の閾値はほぼ正常に回復したとみなすことができる．局在が良好になったら二点識別を測定し，識別知覚の再教育へと進む．

　知覚再教育の目標は物体の識別が可能になることではない．識別訓練を行う目的は回復してき

回復と検査結果

静 的 触 覚		
知覚の回復	検査表示	検査結果の解釈
f　6.65	赤	再生軸索は回復途上であることを示唆する．
g　4.31	紫	4.31番が感じられれば，再生軸索は遅順応型受容器へ到達したことを示唆する．次に局在を調べる．2.83番が感じられれば正常．
h　4.31	○刺激　●応答	刺激している部位と異なる場所に感じたら，過誤神経支配が疑われる．その場合には局在の修正を行う．
i	10mm	二点識別値が大きいことは，検査部位における回復した受容器と神経線維の密度が少ないこと，あるいは再生軸索の局在が不良であることを示唆する．10mm以下であれば実用的．
j	3〜5mm	二点識別の値が小さくなることは，受容器と神経線維の密度が増したことを示唆する．あるいは局在が改善したことを示す．3〜5mmであれば正常．

た，あるいは残存している知覚を能動的に利用し，解釈できるようになることと，その知覚情報を手のさまざまな動作に活用できるようになることである[9)13)]．最終的には，視覚の確認なしに行っている日常生活や職業上の動作が可能になること，それらの動作を安全に遂行できることが目標である[10)14)]．

　知覚再教育を行うことで，患者はそれを受けない場合よりもより高いレベルの知覚機能を，より短時間に獲得することができるといわれている[4)]．

表5-6 知覚回復に応じた再教育プログラム[5)6)14)]

知覚回復	知覚再教育プログラム
フィラメント 4.56 番以上	防御知覚の再教育
フィラメント 4.31 番以下	触覚の局在が不良であれば局在の修正
	物理的性質の再学習
30 cps・256 cps 音叉の振動感受	物理的性質の再学習
静的二点識別 10 mm 以下	日常物品の性状や形状などの識別
動的二点識別 6 mm 以下	似かよった小物品の識別（安全ピンと紙クリップなど）

5・3・3 慢性期

　機能の回復がピークに達してもいまだ障害が残存しているときには，患者の全般的な日常生活や職業，余暇活動などの評価を行い，代償的なアプローチ，たとえば生活環境に適応するための方法や援助器具の提案を行う．またこの段階で，運動機能の改善を図るために腱移行術や腱固定術，関節固定術など外科的な機能再建術が検討される．腱移行術は腱停止部の移行などによって，弱化筋あるいは麻痺筋に対して力源を与える方法である．セラピストは機能再建術の術前，術後に重要な役割を果たす[17)]．ここでは腱移行術に対するハンドセラピーについて述べる．

腱移行術

　機能再建術にはさまざまな術式がある．腱移行術が検討されたら，セラピストは担当医にその目的や予定されている術式，力源とする筋はどれかなどについて確認しておく必要がある（表5-7[15)]）．

［術　前］

　ROM に制限があると手術が行われたとしてもその効果が制約されてしまうため，術前には十分な ROM を確保しておく必要がある．また術前に移行腱の筋力増強を図っておかないと，新たな力源を得たとしても十分な筋力は期待できない[16)]．また，獲得する機能があれば，そのために失う機能もある．それらを具体的な ADL の動作として患者にわかりやすく説明することはセラピストの役割である．また患者によっては過剰な期待を抱いたり，元の機能を獲得できるという誤った認識を持つことがある．患者の手術に対する認識を確認しておくことも大切である[2)]．

　セラピストはできるかぎり手術を見学することが望ましいが，それが不可能な場合には必ず手術記録を読み，実際に行われた手術内容や処置を十分に理解しておくことが必要である．

　腱移行術後，数週間はキャスト固定されるため日常生活に障害を招く．それについては術前から考慮し，その間の対処法などについて患者とともに検討し，改善法を指導する．たとえば，利き手であれば食事や更衣，整容，トイレ動作などのセルフケアや書字動作が困難になる場合がある[18)]．

表 5-7　失われた機能と機能再建術（南条より[15]一部改変引用）

神経		機能障害と機能再建術
正中神経	機能障害	・低位損傷：母指対立が不能，橈側3指指腹の知覚が失われる． ・高位損傷：上記の他に前腕回内，手関節橈屈，橈側3指の屈曲が不能となる．
	再建目標	・低位損傷：母指対立，母指指腹の知覚 ・高位損傷：上記のほかに橈側3指の屈曲
	再建手段	・橈骨神経領域の手関節伸筋・固有指伸筋，尺骨神経領域の小指外転筋の腱移行 ・低位損傷：浅指屈筋が利用できる． ・母指の知覚再建方法：環指尺側の神経血管柄島状皮弁，橈骨神経知覚皮弁 ・母指対立再建方法： 　例：小指伸筋，小指外転筋，浅指屈筋Ⅳ（低位損傷）→対立再建 　　　尺側手根伸筋，橈側手根伸筋（腕橈骨筋）→橈側3指屈曲再建
尺骨神経	機能障害	・低位損傷：母指内転，指の外転，内転が不能．IP関節の伸展不能．小指の指腹の知覚が失われる（内在筋マイナス位となる）． ・高位損傷：上記のほか，環・小指末節屈曲，手関節尺屈が不能．小指全体の知覚が失われる．
	再建目標	・低位損傷：母指内転，指IP関節の伸展（小指の知覚） ・高位損傷：上記のほか，環・小指末節の屈曲
	再建手段	・浅指屈筋腱（ⅢまたはⅣ）移行→母指内転 ・短橈側手根伸筋＋4叉腱移植，浅指屈筋腱2～4叉移行，固有示・小指伸筋移行→指内在筋マイナス位の矯正 ・環・小指浅指屈筋→当該深指屈筋腱（環・小指末節の屈曲） ・MP関節掌側板固定，環・小指DIP関節腱・関節固定
橈骨神経	機能障害	・前腕回外，手関節伸展，母指外転伸展，指伸展が不能となる． ・主として母指IP関節部背側の知覚が失われる．
	再建目標	・手関節伸展，母指外転伸展，指伸展，（前腕回外）
	再建手段	・正中・尺骨神経支配領域の筋腱→回内筋，手関節屈筋の腱移行 　例：回内筋→橈側手根伸筋腱（手関節伸展） 　　　長掌筋→長母指伸筋腱（母指外転伸展） 　　　尺側手根屈筋→指伸筋腱（指伸展）

[術　後]

　腱移行術後は3～5週間，移行腱の緊張を除くような肢位に固定される．セラピストはROMの確実な維持のために固定されていない関節にも注意を払う．また術後に生じる浮腫のコントロール法を指導する（「4・4　浮腫のコントロール」参照）．

　移行腱（筋）の自動運動は3～5週後に開始する．これ以前に移行腱の自動運動を行うと，治癒組織の成熟や筋力の回復が十分でないため，腱の接合部で延長や断裂を招く．

　移行された筋を最初に動かすときは，術前に移行筋が行っていた運動に注目させる．たとえば，円回内筋を橈側手根伸筋に移行した場合，患者には回内を意識しながら，手関節の伸展を行

うように指導する．移行筋の独立した筋活動を十分引き出すためにバイオフィードバックや電気刺激を用いることもある（「4・6・2　バイオフィードバックによる筋再教育」参照）．移行された方向と反対方向へのエクササイズが過度に行われた場合には，移行筋の過伸張が生じる．たとえば手関節や指の伸展を回復させるために腱移行が行われた場合には，他動屈曲エクササイズをしばらく延期する．屈曲のエクササイズを開始する際は，注意深く，手関節と指の同時屈曲を避けながら行う．腱縫合部に不注意なあるいは予期しない活動が過剰に生じるのを予防するために，この段階で保護スプリントを装着させる．移行腱がまだ十分に機能しないとき，あるいは強力でないときは，スプリントを装着させることで，手に望ましい肢位をとらせることができる[17]．スプリントはエクササイズ時は取り外す．

　浮腫を減じ，瘢痕や軟部組織の可動性を得るためにマッサージを開始する．癒着は移行腱の走行に沿ってどこにでも生じる可能性があるが，特に切開部に生じる可能性が大きい．癒着が生じている場合には，移行腱のグライディングを阻止しないようマッサージにより早期に治療しなければならない（「7　腱損傷のハンドセラピー」の章参照）．またホームプログラムとしても患者に指導する．

　術後6〜8週で腱連結部は伸張に対して十分な強さまで回復するので，他動的エクササイズや機能的な活動を行う．スプリントは夜間のみの使用にする．パテや他の抵抗を用いた筋力強化は8〜12週後に開始する．個々の移行腱に合わせて個別のエクササイズや動作訓練を行う．また，患者の職業に応じた職場復帰のためのプログラムを同時に検討する（「11　職場復帰プログラム」の章参照）．

◆文　献◆

1) Baber LM (1983). Desensitization of the traumatic hand. In Hunter J, et al (Eds), Rehabilitation of the hand, 2nd ed., St. Louis, Mosby.
2) Bell-Krotoski JA（津山直一，田島達也監訳，1990）．尺骨神経損傷後の腱移行手術前後の処置．「ハンター新しい手の外科」協同医書出版社．
3) Colditz JC (1987). Splinting for radial nerve palsy. *J Hand Ther*, **1**, 18-23.
4) Colditz JC（津山直一，田島達也監訳，1990）．末梢神経損傷に対する副子装用．「ハンター新しい手の外科」協同医書出版社．
5) Dellon AL（内西兼一郎監訳，1994）．「知覚のリハビリテーション」協同医書出版社．
6) Dellon AL (1999). Quantitative sensorimotor testing certification training manual, Lutherville, Sensory Management Services LLC.
7) Hochreither NW, Jewell MJ, Barber L, Browne P (1983). Effect of vibration on tactile sensibility. *Phys Ther*, **63**, 934-937.
8) Katz JN, Stirrat CR (1990). A self-administered hand diagram for the diagnosis of carpal tunnel syndrome. *J Hand Surg*, **15 A**, 360-363.
9) Malick MH (1984). Manual on management of specific hand problems, Pittsburgh, AREN.
10) 中田眞由美（1990）．手の知覚障害に対する評価とそのアプローチ．OTジャーナル，

24, 487-496.
11) 中田眞由美（1995）．末梢神経損傷と作業療法．「作業療法マニュアル No.5　手の外科と作業療法」日本作業療法士協会．
12) 中田眞由美（1997）．知覚再教育における識別訓練の意義．ハンドセラピィ学会編「ハンドセラピィ5　末梢神経損傷」メディカルプレス．
13) Nakada M, Uchida H (1997). Case study of a five-stage sensory reeducation program. *J Hand Ther*, **10**, 232-239.
14) 中田眞由美，岩崎テル子（2002）．「知覚をみる・いかす」，協同医書出版社．
15) 南条文昭（1995）．「手診療マニュアル」医歯薬出版．
16) 奥村チカ子（1995）．手の外傷と作業療法．「作業療法マニュアル No.5　手の外科と「作業療法」日本作業療法士協会．
17) Rozmaryn LM, Dovelle S, Rothman ER, Gorman K, Olvey KM, Bartko JJ (1998). Nerve and tendon gliding exercises and the conservative management of carpal tunnel syndrome. *J Hand Ther*, **11**：171-179.
18) Schultz-Johnson K (1999). One-handed living：A practical guide to daily activities after a hand injury, Edwards, UE THCH.
19) Skirven T (1992). Nerve injuries. In Stanley BG, Tribuzi SM (Eds), *Concepts in hand rehabilitation*：Contemporary perspectives in rehabilitation, Philadelphia, F. A. Davis.
20) 内西兼一郎（1991）．「末梢神経損傷診療マニュアル」金原出版．
21) 内西兼一郎（1995）．「手の外科学」南山堂．
22) 上羽康夫，玉井　進編著（1993）．「手その損傷と治療」金芳堂．
23) 矢﨑　潔（2006）．「手のスプリントのすべて　第3版」三輪書店．
24) Yaxa EJ, Barber LM, Black W (1983). Development of a hand sensibility test for the hypersensitive hand. *Am J Occup Ther*, **37**, 76-181.

6

絞扼性神経障害の
ハンドセラピー

6・1 手根管症候群に関する基礎知識 ———————————— 114
6・2 ハンドセラピー評価（保存療法）———————————— 115
6・3 ハンドセラピー（保存療法）—————————————— 117
6・4 手術療法に関する基礎知識 ——————————————— 120
6・5 ハンドセラピー評価（観血的治療後）————————— 121
  6・5・1 第1段階（0〜2週）——————————————— 121
  6・5・2 第2段階（2〜3週）——————————————— 122
  6・5・3 第3段階（3〜6(8)週）————————————— 122
6・6 ハンドセラピー（観血的治療後）———————————— 123
  6・6・1 第1段階（0〜2週）——————————————— 124
  6・6・2 第2段階（2〜3週）——————————————— 124
  6・6・3 第3段階（3〜6(8)週）————————————— 125

末梢神経幹が関節近傍で関節囊，靱帯または筋起始部の腱性構造物などにより形成された線維性または骨線維性のトンネルを通過する際に，この部に何らかの原因が加わり，関節運動などの機械的刺激により生じる限局性の神経障害を総称して絞扼性神経障害（entrapment neuropathy）とよぶ[20)21)]．さらに，末梢神経幹の通過する場所のうち，関節近傍で狭く移動性の少ない部位が障害を受けやすいが，それらを特にエントラップメントポイント（entrapment point）とよんでいる（図6-1）．

　正中神経においては，肘関節周辺部で円回内筋症候群，前骨間神経麻痺（症候群），手関節周辺部では手根管症候群がある．尺骨神経においては，肘関節周辺部では肘部管症候群，手関節周辺部では尺骨管症候群（ギヨン管症候群）がある．橈骨神経では，肘関節周辺部で後骨間神経麻痺（症候群）（深枝），橈骨神経管症候群，手関節周辺部では橈骨神経浅枝の絞扼障害（cheiralgia paresthetica）がある[21)]．

　ここでは絞扼性症候群の中でも，最も発生頻度が高く，ハンドセラピーの対象としても重要な手根管症候群（carpal tunnel syndrome；CTS）を中心に述べる．

6・1　手根管症候群に関する基礎知識

　手根管症候群は正中神経の知覚神経，運動神経障害を伴う手や手関節痛によって特徴づけられる．知覚障害は，一般に母指，示指，中指，環指橈側，手掌に出現するが，すべての指に出現する場合もある．中等度から重度の症例では運動障害は母指球筋（母指対立筋，短母指屈筋浅頭，短母指外転筋）が障害される．特に，夜間に手指のしびれや痛みで目が覚めるという訴えが特徴

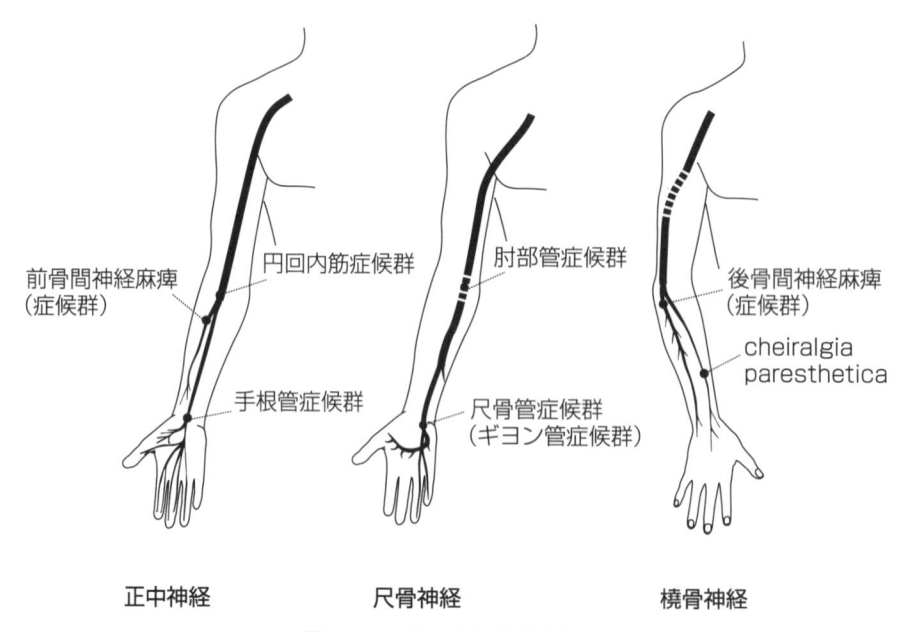

図6-1　上肢の絞扼性神経障害

的なものである．さらに持続すると母指球筋の萎縮，巧緻性の低下，手の筋力低下を招く[21]．

発症は40〜60歳代に好発し，3：1の割合で女性に多い．原因の明らかでない特発性のものがあり，両側性に発症することが多い．これらはホルモンの乱れを基盤とした浮腫による手根管内圧の亢進が原因と考えられる．そのほか手根管内容物が増加する原因として，手の過度使用による腱鞘炎，関節リウマチや結核による腱鞘炎，ガングリオンなどの腫瘤，腫瘍，人工透析，外傷などによる浮腫，浅指屈筋や虫様筋などの異常筋の存在などが挙げられる．手根管自体が狭窄化するものとしては，変形性関節症，手根骨の骨折や脱臼，橈骨下端変形治癒骨折，などがある．さらに神経自体の易損性が高まる因子としては，糖尿病，妊娠，出産，更年期などがある[7,20,21]．

Sunderland[15]は睡眠中，手関節の屈曲位の持続により横手根靱帯に対して正中神経を押しつけることになり，神経内にさまざまな血行障害を招き，夜間痛を生じると説明している．また，盆を肩より上で掲げて運ぶウエイターなどでは，手関節を長時間伸展にするため手根管の内圧が増加する．また，振動工具を使用する際に生じる振動，特に30〜50 Hzの振動刺激は，正中神経への毛細血管の血行障害を招く[16]．頻繁に工具を使用することで屈筋腱に摩擦を生じ，腱鞘内や手根管内の滑液が過度に生産され，手根管の内圧が上昇する[17]．

手根管症候群の中には頸部脊椎症（頸髄神経根絞扼障害）を伴うことが少なくない．その割合は10〜12％と報告されている[7]．このように複数箇所で絞扼を受けている状態をdouble crush syndrome（またはmultiple crush syndrome）とよぶ．

6・2 ハンドセラピー評価（保存療法）

手根管症候群の重症度は，American Society of Hand Therapists（ASHT）による「CTDの重症度」[1]（表10-1）を使って段階づけることができる．以下の評価を実施し，その結果から重症度を判定しておく．

1）末梢神経系

筋電図や末梢神経伝導速度（運動・知覚神経）の測定が実施されていた場合には，カルテからその結果を写しておく．痛み，パレステジーなどの訴えがあればその状態とその部位，出現期間や時間を記す．さらに活動に伴ってそれらが生じる場合にはその活動と状況などについて記述し，職業や特定の作業活動などと関連する要因がある場合には，それを確定する．

誘発検査として，ティネル徴候，ファレンテスト，正中神経圧迫テスト，上肢緊張テスト（ULTT；Upper Limb Tension test）[22]を行う（「3・2・6　神経機能」参照）．

2）運動機能
①筋力

母指球筋の萎縮があれば，健側と比較してその状況を記述する．また，MMTにより短母指外転筋，母指対立筋の筋力を検査する．さらに正中神経の支配筋を中心にMMTを行う．

近位部から手関節までに生じる神経の絞扼や牽引によって発生する問題（例，前腕近位部の正中神経の絞扼，虫様筋の手根管への侵入，腕神経叢麻痺，頸髄神経根絞扼障害）を特定するのに必要な検査を行う．また握力，ピンチ力を測定する．

②ROM

手関節と指関節，その他の関節にROMの異常があれば測定しておく．

3）知覚機能

①痛みやしびれの訴えは，シュルツ・上肢の痛みの評価法（「3・3・8 疼痛」参照）[16]を用いて調べておく．この検査法は痛みやしびれの出現部位を図に示し[8]，それらを緩和あるいは悪化させる環境や活動についても詳細に調べ，記録することができる．

②静的，動的触覚の閾値を調べることは絞扼性神経障害の早期診断に有効であると報告されている[3)5)6)13]．フィラメントによる静的触覚，256 cps，30 cps音叉による動的触覚の閾値をそれぞれ調べておく[11〜13]．二点識別検査では異常がみられない段階でも，閾値を調べることで知覚神経の損傷状態を調べることができ，これらは絞扼性神経障害の検査法の中で最も敏感な検査法であるといわれている[5]．逆に正常域の2.83番のフィラメントで痛みを訴えた場合には複合性局所疼痛症候群が疑われる（「4・10 反射性交感神経性ジストロフィー」参照）[10]．

これらの検査で変化がみられない場合でも，ストレス検査により異常を発見することができる．この実施方法は，1分間繰り返しパテを握らせ，その後フィラメントにより触覚の閾値を測定し，安静時の結果と比較する．

4）自律神経機能

①浮腫

浮腫が存在するときは，その部位の容積あるいは周径を測定する（「3・2・2 浮腫」参照）．

②皮膚

皮膚の色調やきめ，指尖の萎縮などを健側と比較し，異常があればそれを記述する．

③発汗

発汗の異常は桜井モニタニア法発汗テスト紙を用いることで簡便に検査することができる（「3・2・5 発汗」参照）．

5）手指・上肢機能

手指機能の実用性を調べるためにモバーグのピックアップ検査，手指の巧緻性をみるものとしてパーデュペグボード検査，ジョブセン-テーラー手指機能検査，ミネソタマニュピュレーション検査などを行う．

さらにADLや趣味・余暇活動などの遂行状態について調べておく．仕事に復帰する患者では機能能力評価や職務内容の聴取や職務分析を行い，職務における身体的な要求，身体的な耐久性，静的，動的な姿勢について聴取しておく（「11 職場復帰プログラム」の章参照）．

6・3 ハンドセラピー（保存療法）

　手根管症候群で間欠的に症状が現れてくる場合や，筋力低下，知覚障害が軽度の場合には保存療法が行われる．一般に保存療法では，医師によるステロイド注射，消炎剤の服用，手の安静肢位による固定が行われる[7)20)21)]．

　前述の「CTDの重症度」の段階Ⅰ，Ⅱ（一部段階Ⅲ）（表10-1）に該当する患者に対しては，以下に述べる保存療法のためのハンドセラピーが有効である[1)]．

1）スプリント

　①手関節の内圧は中間位で最も低く，屈曲位，伸展位のいずれの場合も増加する[6)]．最も内圧の低い手関節肢位は伸展0〜2°，尺屈3°であることから，手関節は0〜10°伸展位でスプリント固定を行う[4)23)]．

　②スプリント装着スケジュールについて指導する．まだ活動中もスプリントを装着すると，手関節が固定されるため，それを代償しようとして，前腕や肘，肩の運動が増加する可能性がある．したがってそれらの代償的な運動を習慣化させないように，スプリント装着時の注意点について患者指導を行う．

　③スプリントの再評価と適応の調整を行う．

2）神経，腱モビライゼーションテクニック

　保存療法では神経，腱グライディングエクササイズにより効果を得ることができる[4)14)19)]．エクササイズの目的は，手根管内での指屈筋腱と正中神経のグライディングを最大にすることである．そのために以下の各肢位を1セットにつき7秒間維持し，それを5セット繰り返す．さらにそれを1日に3〜5回実施する．

　①腱のグライディングエクササイズ

　指は5つの肢位（伸展，鈎こぶし，こぶし，テーブルトップ，伸展こぶし）をとることで腱のグライディングを行う（図6-2）．

　②正中神経のグライディングエクササイズ

　手と手関節の6つの肢位をとることによって，正中神経のグライディングを行う（図6-3）．これらにより，周囲組織の再組織化，伸張が生じ，手根管内の構造との癒着が改善する．加えて，最大のグライディングが神経にもたらされることで，横手根靱帯下の神経のさまざまな部位で局所的な癒着が改善する．それにより，正中神経に回復をもたらし，神経周膜内の絞扼を改善する．さらに正中神経の可動性を増加することで正中神経と屈筋腱間のグライディングを回復する．

　Rozmarynら[14)]は「神経と腱グライディングエクササイズは，電気診断学的には異常所見が見つからない手根管症候群の患者にも有効である．さらに患者は治療を受けている間も仕事を続けることができるため，手術や入院，休職などのためにかかる費用を削減することにもなる」と述

a. 伸展　　b. 鉤こぶし　　c. こぶし

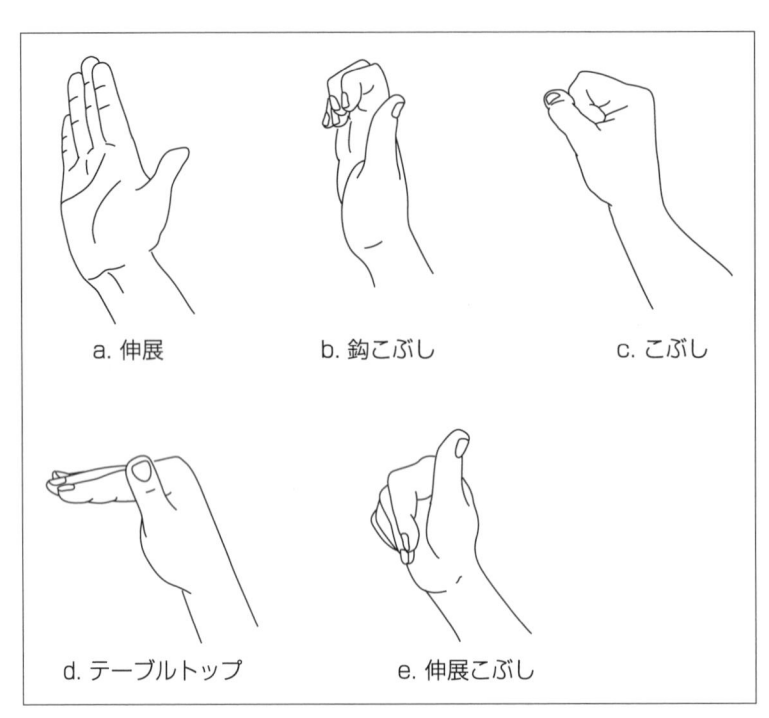

d. テーブルトップ　　e. 伸展こぶし

図6-2　腱のグライディングエクササイズ
毎回指を伸展した後に各指の屈曲位を維持する．

べている．

3）交代浴

　腱・神経のグライディングの効果をより高めるために交代浴を指導する．実施方法は，手を温水に4分間入れ，次いで冷水に1分間，交互に入れる（「付録1　手の自己管理⑥交代浴」参照）．回数は，1日3〜5回，実施する．温熱は血管を拡張させて血流を増加し，さらに結合組織の伸展性を高め，神経と腱のグライディングを促す．冷温は痛覚を低下させ，炎症と浮腫を消退させる．

　Rozmarynら[14)]は，従来の保存療法に腱，神経のグライディングエクササイズと交代浴を加えた場合には，そうでない場合よりも高い割合で最初の4カ月に症状の改善がみられ，23カ月後のフォローアップでも剝離術が追加された症例はなかったと報告している．

4）活動の修正

　手根管の内圧を上げるような活動，たとえば把握，つまみ，手関節の屈伸などの繰り返しの活動を避け，動作の修正や変更を行う．また刺激肢位を避けるような手段やそのための自助具などを紹介する（図6-4）．特に，仕事や余暇活動で手関節や手の肢位の影響，有害な振動刺激を回避するためには以下について検討する．

　①繰り返しの運動や持続的な把握，手関節屈曲位での把握とつまみ動作，過剰な負荷などを避

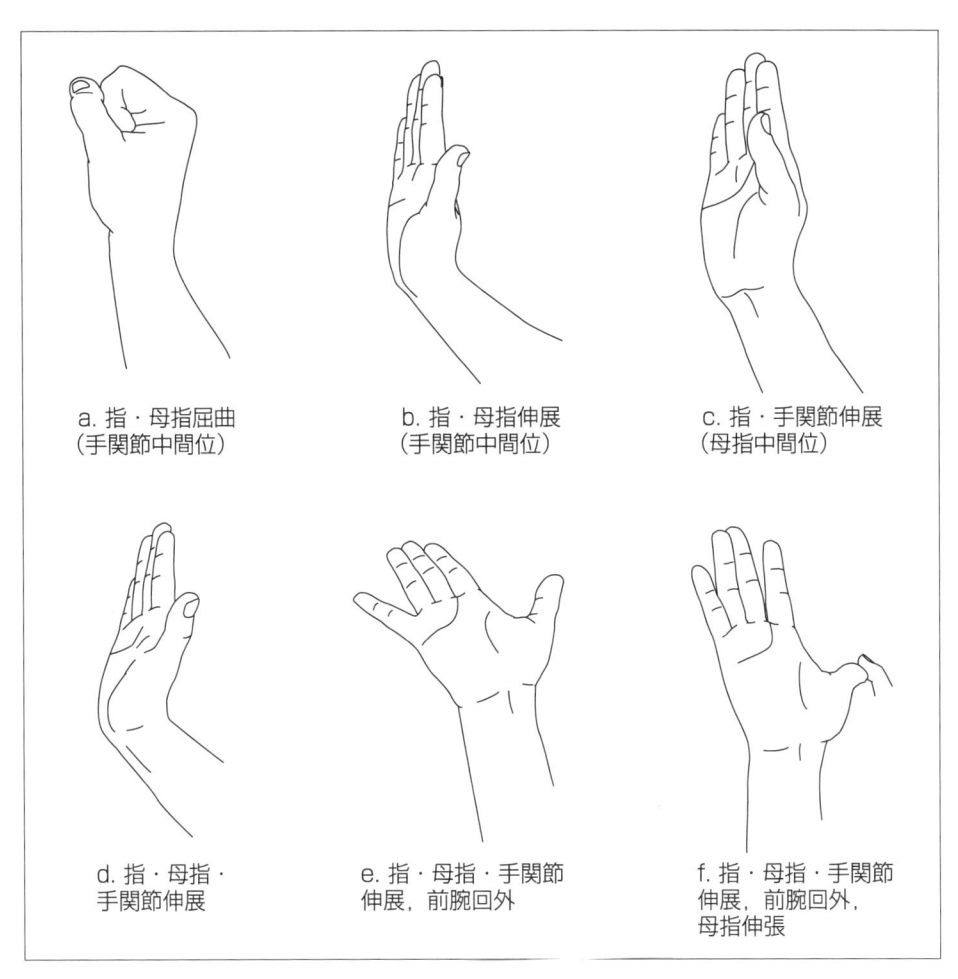

a. 指・母指屈曲（手関節中間位）
b. 指・母指伸展（手関節中間位）
c. 指・手関節伸展（母指中間位）
d. 指・母指・手関節伸展
e. 指・母指・手関節伸展，前腕回外
f. 指・母指・手関節伸展，前腕回外，母指伸張

図6-3　神経のグライディング

け，手関節はできるかぎり中間位に維持するように動作や作業環境を修正する[9]．また，必要があればそのための装具，自助具などを紹介する．

②振動を発生する工具や器具を使用する場合には，振動を弱める自助具や道具，手袋などを紹介する．

③頻繁な持ち上げ動作は，ワークシミュレータなどによるアイソメトリックテストによって決定した患者の最大持ち上げ能力の30％以下に，時折の持ち上げ動作は最大持ち上げの50％以下に制限する．

④就業前後，就業中にストレッチングエクササイズを行う．適切なボディメカニクス，適切な休憩時間と休息肢位の実行など，適切な自己管理を指導し，それを習慣づける．

⑤必要に応じて職務課題の変更やローテーション，スケジュールの変更などを検討する．

5）患者指導

患者には手根管症候群に対する治療の選択とその根拠について説明，指導を行う．スプリント

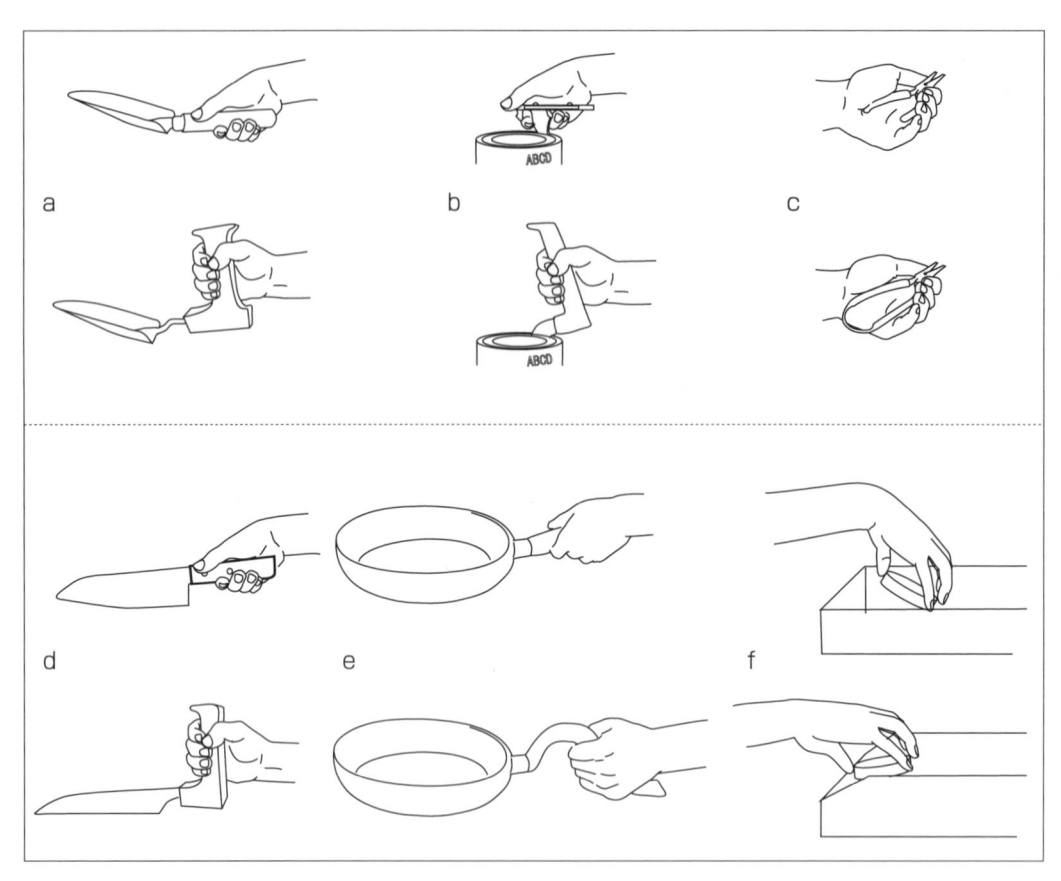

図 6-4 望ましい手の肢位と道具
それぞれ上段は避けたい動作の例，下段は改善の例を示す．
a, b, e, f：道具使用に際し，手関節は尺屈を避け，中間位を維持する．
c：手掌中央部の局所的な圧迫を避け，圧を分散する．
f：手関節屈曲の繰り返し動作を避ける．

装着，作業活動，自己モビライゼーションなどの指導を通じて，早期の治療プログラムの重要性について強調する．

6）ホームプログラムや自己管理の実施

スプリント装着スケジュール，神経と腱グライディングなどの自己モビライゼーションテクニック，適切な姿勢や肢位，腫れや炎症のサインの見方などについて指導し，自己管理の重要性を理解してもらい，その遂行を徹底させる[22]．

6・4 手術療法に関する基礎知識

保存療法が奏効しない場合には観血的治療が行われる．その目的は，横手根靱帯を切離することであるが，症例により滑膜切除を追加したり顕微下に神経幹内神経剥離を追加する場合と，そ

うでない場合がある．また術式には開放術法と内視鏡法があり，開放術は一般に手根部を横切る大きな切開が行われ，内視鏡法は1つあるいは2つの小さな皮切か，あるいは手根中央での切開である．症例に応じて横手根靱帯の切開に加えて，しばしば掌側手根靱帯や前腕の遠位1/3の部分的な筋膜切開が行われる[7)20)]．

　外科的治療は，母指球筋の麻痺があるとき，正中神経領域に重度な知覚障害が存在するとき，あるいは電気診断による異常所見から早急な外科的治療が必要であると判断されるような場合に行われる．また，手根管内に虫様筋が侵入している場合，あるいは手関節損傷による二次的な手根管症候群である場合にも対象となる[13)]．

　絞扼が強く，軸索の損傷が強い場合は治療効果に影響を与える．神経束内の慢性的な圧迫や浮腫は神経束内に瘢痕化を生じるため，神経線維は永続的に障害を受ける．また，糖尿病などの合併症や術後の感染あるいは複合性局所疼痛症候群（CRPS）は症状の改善を遅らせる[10)]．

　さらに手根管症候群を引き起こす可能性があると認定された職業に従事していたり，あるいは治療後，再びその職務に復帰する場合には再発する可能性がある．症状を悪化させる，あるいは症状の出現に関連する趣味，スポーツ活動などを行っている場合も治療効果に影響を及ぼす．

6・5　ハンドセラピー評価（観血的治療後）

　術後の初回評価の時期と評価項目は担当医の治療方針に沿って決定する．術後のスプリントを完全に排除し，できるかぎり早期から手関節，指のROMを開始することが提唱されているが，2週までスプリントで固定する方法も行われている．

　以下，ASHTによる治療のガイドライン[1)]に基づいた術後のハンドセラピー評価について述べる．評価や治療の過程や実施時期は個別の症例により異なる．

6・5・1　第1段階（0〜2週）

　①創傷：創傷は感染や異常出現のサインとすることができるため，十分に観察しておく．創傷治癒の状態を観察しながら，個々の患者のリスク要因を捉える．

　②末梢神経系：術前に筋電図や神経伝導速度などの検査が行われている場合には，それから神経の絞扼や軸索の損傷の程度を予測し，知覚や運動の回復を予測する．

　③運動機能：術後に実施された固定方法，たとえばドレッシング，キャスト固定，あるいは固定なしなどについて記し，その肢位について記録しておく．測定可能な部位ではROMを測定し，記録する．

　④知覚機能：術後の初回時に，術前の状態と比較して，知覚について患者からの主観的なコメントを得る．また，可能であればその状態を描画してもらうか，あるいはそれをセラピストが聴取して描画しておく[8)]．また，フィラメントや30 cps，256 cps音叉を用いて知覚閾値の測定を実施する．痛みについては，「シュルツ・上肢の痛みの評価法」を実施する．

⑤自律神経機能：皮膚の色調や皮膚温の変化，異常を記録する．手や前腕の浮腫の状態を記録しておく．この段階では指，手，前腕の周径を測定する．容量計による浮腫の測定は，創傷が完全に閉鎖し，抜糸した後に行う．

⑥手指機能：余暇活動やADLは固定，痛み，筋力低下，ROMによって生じる障害を簡単に短時間で評価する．ADLや余暇活動の障害について聴取する．

6・5・2　第2段階（2〜3週）

①創傷：この時期までに閉鎖すべき創傷の状態を観察し，記録する．

②瘢痕：自動運動時に瘢痕の可動性を観察し，記述する．また瘢痕の質の確認のため，厚さ，盛り上がりなどについて評価する．

③末梢神経系：知覚過敏（hypersensitivity）は瘢痕部と正中神経支配領域に沿って末梢から手術部位までの両方について評価する．

④運動機能：短母指外転筋，短母指屈筋，母指対立筋，虫様筋（橈側）のMMTを実施する．ROMについては以下の測定を行う．
　　a．手関節，指関節のROMを測定する．
　　b．肘，前腕，肩関節は術後の固定肢位による二次的な拘縮を予防するためにROMを測定する．
　　c．神経グライディング肢位と関連づけてROMを測定する．
　　d．手根管内での腱グライディングと関連づけてROMを測定する．

⑤知覚機能：前段階に関連づけながら，知覚の変化を引き続き検査する．痛み，しびれについてもフォローアップする．

⑥自律神経機能：前段階と同様，指，手の周径の測定，または創傷が完全に閉鎖した場合には容積の測定を行い，浮腫の有無について確認する．皮膚の色調や皮膚温の変化，異常を記録する．

⑦手指機能：ROM低下あるいは知覚過敏の出現がADLや余暇活動に影響を及ぼしていないかどうか，さらにそれらによる二次的な動作障害についても調べておく．職務分析を開始する（「11　職場復帰プログラム」の章参照）．

6・5・3　第3段階（3〜6（8）週）

①創傷：問題がなければ，創傷は完全に閉鎖する．
②瘢痕：前述を継続．
③末梢神経系：前述を継続．
④運動機能：第2段階の評価を継続し，加えて痛みがなければ握力，ピンチ力を測定する．
⑤知覚・自律神経機能：閾値の変化について定期的に調べておく．浮腫について測定を継続す

表 6-1　ハンドセラピーの目標[1]（ASHT による）

第 1 段階（0〜2 週）
①創傷治癒の促進
②屈筋腱の浮き上がり現象（bowstringing）の防止（手関節屈曲と指の屈曲を同時に行うことを避けるように患者に指導）
③腱エキスカーションの維持と正中神経の腱や横手根靱帯への癒着予防
④正常な制限範囲までの指の ROM の増加と近位関節 ROM の維持
⑤浮腫の消退
⑥痛みの緩和
⑦ホームプログラムの自立
⑧ADL の自立
⑨禁忌の厳守
第 2 段階（2〜3 週）
①瘢痕の再モデリングの促進
②知覚過敏と痛みの緩和
③正常範囲までの ROM の増加
④手指機能に対する負荷の開始
⑤ホームエクササイズプログラムの自立
⑥禁忌の厳守
第 3 段階（3〜6（8）週）
①手と上肢の筋力，持久力の改善と ADL における自立
②職場復帰のための手の筋力と耐久力の向上
③リスク要因と症状の再発予防の方法の厳守
④リスク要因が最小で筋力，耐久力が目標に到達していたら，6〜8 週で職場に復帰可能

る．

⑥**手指機能**：手指機能の巧緻性や道具の操作性について評価し，症状の改善，痛み，異常知覚の出現や悪化などについても関連づけて調べておく．

術後 6〜8 週で機能能力評価を実施する．職務分析が未実施であれば，実施し，職場復帰あるいは就労の可能性について評価する（「11・1　職務分析，11・2　ハンドセラピー評価」参照）．

6・6　ハンドセラピー（観血的治療後）

ハンドセラピーの実施期間は，少なくとも術後 6〜8 週間は必要である．しかし，治療内容とその頻度や期間は，痛みや浮腫の出現といった治療プログラムに対する患者の反応や，ADL や職場復帰に必要な身体的な強度，課題の状況などによって異なる．プログラム実施に際しては，必ず担当医に許可を得ることが必要である．

ハンドセラピーは**表 6-1** を目標に以下のとおり実施する[1,2]．

6・6・1　第1段階（0〜2週）

　この段階でのセラピーは外科医の術式により異なるため，担当医に確認しながら慎重にハンドセラピーを進める．術後10〜14日程度で抜糸が行われるが，その間，創傷ケアは必要に応じて行う．

　スプリントを用いて固定する場合には医師に固定肢位を確認するが，一般に手関節10〜20°伸展位で固定が行われる．

　指のROMは個々の浅指屈筋と深指屈筋の腱を動かすグライディングから開始する．

　この段階ではリラックス肢位にし，その後上肢の緊張検査の肢位（肩：外転・外旋，前腕：回外，手関節・指：伸展，肘：伸展，肩甲骨：下制，頸部：反対側への屈曲）に手を保持して，穏やかな手関節屈曲，伸展による神経グライディングを行う[22]．

　浮腫のコントロールのために，腕の挙上と自動運動を患者に指導する．さらに持続性の浮腫は①圧迫装具，②弾性包帯などの巻き上げ，③求心性のマッサージ，④挙上位での指の屈曲，伸展，⑤間欠的な圧ポンプなどを用いて消退を図る（「4・4　浮腫のコントロール」参照）．

　疼痛管理として，①穏やかな自動運動，②挙上，③創傷治癒後はコールドパックを用いるが，コールドパックは神経伝導速度が遅延しているときには禁忌である．また，異常な自律神経系の反応に気づいた場合は医師に相談する．

　患者には指を握り，手関節を強く屈曲する動作は避けるように指導し，併せて手の使用を制限しながらADLを遂行する方法を指導する．また，手の自己管理や手の使い方，ホームプログラムについての指導を開始する．

6・6・2　第2段階（2〜3週）

　スプリントは取り外し，保護が必要な動作時や夜間など，必要な場合に装着させる．

　瘢痕管理として瘢痕部へのマッサージや圧迫を行う（「4・3　瘢痕の管理」参照）．知覚異常がある場合には脱過敏法（「4・9・1　知覚過敏に対するアプローチ」参照）や温熱の利用（「4・2　ハンドセラピーにおける物理療法」参照），マッサージなどを行う．

　また，手関節，前腕の穏やかな自動運動を行い，十分な正中神経のグライディングを行う．さらに握り，つまみ動作を許可し，穏やかな手の筋力強化を開始するが，手の軽い使用を促し，抵抗に抗した強い手関節屈曲は禁止する．エクササイズの回数や強度は浮腫や不快感，炎症反応の出現に応じて変更する．

　痛みや浮腫が継続している場合には，必要に応じてそれに対するアプローチを続ける．

　患者には，手のリスク管理と予防法について指導する．また，適切な手の使用方法について指導する．痛みや腫れなどが生じた場合には医師の指示を受けたうえで，交代浴を指導する．再発予防プログラムとして有効な自助具があればその情報を提供する[18]．

　職場や家事に復帰する場合には，十分に再発予防のための患者指導を行う（「10　手の蓄積外

傷疾患のハンドセラピー」「11　職場復帰プログラム」の章参照)．

6・6・3　第3段階(3～6(8)週)

　日中はスプリントを取り外し，必要があれば夜間装着させる．

　筋力強化として，握力，ピンチ力，手関節屈曲・伸展の筋力などの強化を開始する．また，職場復帰について情報の再確認を行い，必要な身体機能を回復するために，術後4週から集中した筋力強化を開始する．必要に応じて，近位部の筋力強化を実施する．

　ホームプログラムとして手指および手関節筋の強化，必要に応じた手関節と指のROMエクササイズの持続，瘢痕管理，ADLにおける適切な手の使用方法を指導する．

◆文　献◆

1) Bamum K, Howard MB, London K, Rodriquez MC (1998). *Treatment Guidelines for carpal tunnel syndrome*. ASHT.
2) Cannon NM (2001). Upper extremity rehabilitation. Diagnosis and treatment manual for physicians and therapists, 4th ed., Hand Rehabilitation Center of Indiana.
3) Dellon AL (1997). Somatosensory testing & rehabilitation, American Occupational Therapy Association, Inc.
4) Evans RB (2002). Therapist's management of carpal tunnel syndrome. 660-671. *In* Mackin EJ, Callahan AD, Skirven TM, Schneider LH, Osterman AL (Eds), Rehabilitation of the hand and upper extremity, 5th ed., St. Louis, Mosby.
5) Gelberman RH, Szabo RM, Williamson RV (1983). Sensibility testing in peripheral nerve compression syndromes：An experimental study in Humans. *J Bone Joint Surg*, **65-A**, 632-638.
6) Gelberman RH, Hergenroeder PT, Hargens AR, Lundborg GN, Akeson WH (1984). The carpal tunnel syndrome：A study of carpal canal pressures. *J Bone Joint Surg*, **63 A**, 380-383.
7) 廣谷速人 (1997)．「しびれといたみ　末梢神経絞扼障害」金原出版．
8) Katz JN, Stirrat CR (1990). A self-administered hand diagram for the diagnosis of carpal tunnel syndrome. *J Hand Surg*, **15 A**, 360-363.
9) Keir PJ, Rempel DM (2005). Pathomechanics of peripheral nerve loading：Evidence in carpal tunnel syndrome. *J Hand Ther*, **18**, 259-269.
10) Li Z, Smith BP, Smith TL, Koman LA (2005). Diagnosis and management of complex regional pain syndrome complicating upper extremity recovery. *J Hand Ther*, **18**, 270-276.
11) 中田眞由美 (1990)．手の知覚障害に対する評価とそのアプローチ．OTジャーナル，**24**，487-496．
12) 中田眞由美，岩崎テル子 (2002)．「知覚をみる・いかす」協同医書出版社．
13) Novak CB, Mackinnon SE (2005). Evaluation of nerve injury and nerve compres-

sion in the upper quadrant. *J Hand Ther*, **18**, 230-240.
14) Rozmaryn LM, Dovelle S, Rothman ER, Gorman K, Olvey KM, Bartko JJ (1998). Nerve and tendon gliding exercises and the conservative management of carpal tunnel syndrome. *J Hand Ther*, **11**, 171-179.
15) Sunderland S (1968). Nerves and nerve injuries, Baltimore, Williams & Wilkins.
16) Schultz-Johnson K (中田眞由美訳) (2003).「シュルツ・上肢の痛みの検査法」協同医書出版社.
17) Silverstein BA (1986). Hand wrist cumulative trauma disorders in industry. *Br J Ind Med*, **43**, 779.
18) Skirven T (1992). Nerve injuries. *In* Stanley BG, Tribuzi SM (Eds), Concepts in hand rehabilitation：Contemporary perspectives in rehabilitation, Philadelphia, F. A. Davis.
19) Totten PA, Hunter JM (1991). Therapeutic techniques to enhance nerve gliding in thoracic outlet syndrome and carpal tunnel syndrome. *Hand Clin*, **7**, 505-520.
20) 内西兼一郎 (1991).「末梢神経損傷診療マニュアル」金原出版.
21) 内西兼一郎 (1995).「手の外科学」南山堂.
22) Walsh MT (2005). Upper limb neural tension testing and mobilization：Fact, fiction, and a practical approach. *J Hand Ther*, **18**, 241-258.
23) Weiss ND, et al (1995). Position of the wrist associated with the lowest carpal-tunnel pressure：Implications for splint design. *J Born Joint Surg*, **77 A**, 1695.

7

腱損傷のハンドセラピー

7・1 屈筋腱修復後のハンドセラピー ─── 128
 7・1・1 指屈筋腱損傷のセラピーに必要な基礎知識 ─── 128
 7・1・2 腱の修復と腱鞘の処置 ─── 133
 7・1・3 屈筋腱損傷の治療成績に影響を及ぼす要因（セラピー
    プログラムで考慮する要因） ─── 134
 7・1・4 ハンドセラピー評価 ─── 136
 7・1・5 屈筋腱縫合後のハンドセラピーの実際 ─── 137
 7・1・6 屈筋腱の癒着による腱性拘縮の評価 ─── 146

7・2 伸筋腱修復後のハンドセラピー ─── 147
 7・2・1 伸筋腱損傷のセラピーに必要な基礎知識 ─── 147
 7・2・2 伸筋腱損傷の治療成績に影響を及ぼす要因（セラピー
    プログラムで考慮する要因） ─── 149
 7・2・3 伸筋腱損傷のセラピーの実際 ─── 149

7・3 腱剝離術におけるハンドセラピー ─── 155
 7・3・1 腱剝離術 ─── 155
 7・3・2 腱剝離術前セラピー ─── 155
 7・3・3 術中確認事項 ─── 155
 7・3・4 腱剝離術後セラピー ─── 156

腱損傷（tendon injury）には，新鮮例として断裂した腱の近位端と遠位端を縫合する端々縫合が可能な場合や，腱の挫滅欠損例や陳旧例に対して腱移植および腱移行を行う場合などがある．いずれの場合においても腱縫合部が完全治癒することを促し，腱の滑動を得ることが最大の治療目的である．近年では，これらの目的を達成するために，屈筋腱の新たな縫合法[16)23)]が開発されて，ますます良好な治療成績が報告されてきており，それに伴いハンドセラピーの手技も繊細で複雑になってきている．

また治療成績を左右する因子には，手術手技の他，損傷原因および受傷状態，合併損傷，損傷部位，患者の理解力とモチベーション，年齢など多くの要因があり，ハンドセラピーではこれらを十分考慮したきめ細かなプログラムが要求される．このきめ細かなプログラムを安全に滞りなく遂行するためには，手術を見学したうえで，運動の方法およびその開始時期，リスクなどについて術者と治療方針を統一することが重要である．また治療期間中も術者と綿密に連携し，治療方針の変更に対して迅速に対応できるようにしなければならない．

7・1 屈筋腱修復後のハンドセラピー

7・1・1 指屈筋腱損傷のセラピーに必要な基礎知識

1）滑膜性腱鞘と靱帯性腱鞘

指屈筋腱は，指や手掌においては滑膜性腱鞘（synovial sheath）に取り囲まれており，その滑膜性腱鞘は関節部を通る腱の滑走（gliding）を円滑にしている．滑膜性腱鞘は2層の滑液膜からなり，滑液はその2層間の閉鎖腔内を満たし，腱の血行の乏しい部分に栄養を与えている[10)]．靱帯性腱鞘（ligamentous sheath）は，指の指屈筋腱周囲に認められる線維性組織であり，指屈曲時に関節部で腱の浮き上がり現象（bowstringing）を防止し，滑車（pulley）の役割を果たしている．この靱帯性腱鞘がない場合は，筋の収縮距離（amplitude）はある一定範囲内に限られているために，腱の浮き上がり現象が生じて指を十分に屈曲させることができない．靱帯性腱鞘の有無の判別は触診，視診で可能である．靱帯性腱鞘は部位により番号が付けられているが，指の屈曲機能上特に基節部にあるA2および中節部のA4 pulley（図7-1）は，きわめて重要とされている．手関節部では，横手根靱帯がpulleyの役目をしている．

腱縫合の際に指の靱帯性腱鞘を縫合する他の理由には，滑液拡散を確保し，腱の修復過程の一つであるextrinsic healing process（後述）を防止すること，腱縫合部がpulleyの切除断面とぶつかることによって腱の滑走が制限されることを防ぐことが挙げられる．

2）指屈筋腱の区分（Zone）

指屈筋腱の区分については，現在では国際手の外科学会連合委員会案の5区分に分類するものが国際的に認められている（図7-2）．Zone Iは浅指屈筋付着部より遠位の深指屈筋腱部分である．Zone IIはno man's landともよばれ，腱の修復が最も困難な場所である．その範囲はZone

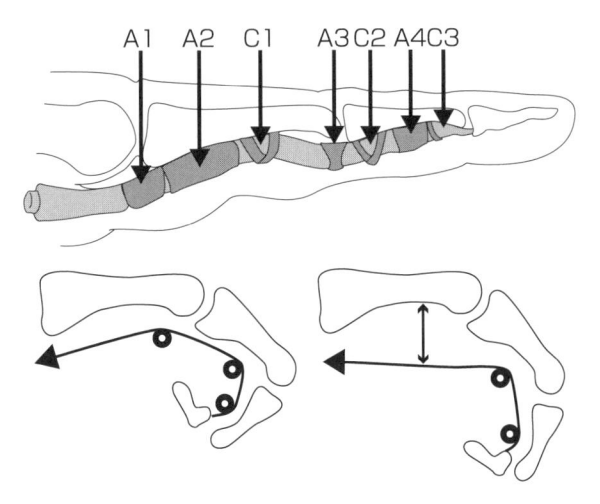

図 7-1 靱帯性腱鞘（pulley）
図下右は pulley がないことによる腱の浮き上がり現象

Ⅰとの境界からA1 pulleyの近位端までの範囲を指す．Zone Ⅲは，手掌部の靱帯性腱鞘のない範囲で，A1 pulleyの近位端から屈筋支帯の遠位端までの範囲を示す．Zone Ⅳは手根管部であり，屈筋支帯の遠位端から近位端までの範囲を指す．Zone Ⅴは屈筋支帯の近位端から筋腱移行部までの範囲である．

それぞれ屈筋腱が断裂したZoneによって解剖学的特徴が異なるので，損傷および治療内容に違いがあり，結果として治療成績にも差が生じる（表7-1）．

3）腱への血行と滑液

腱への血行には筋腱移行部からのもの，停止部の骨からのもの，腱間膜や腱紐からのものがある．腱紐は腱に行く栄養血管の束で，浅指屈筋および深指屈筋の停止部のすぐ近位にある短腱紐（short vinculum）と，それよりもやや近位にある長腱紐（long vinculum）とが存在する（図7-3）．指部における腱はこれらの腱紐で分節的に血液が供給されており，指部の腱の癒合に重要な役割を果たしていると考えられている．また腱紐からの腱内血行の他に，滑液も腱への栄養供給にとって重要な役割を果たしており，滑液の拡散は腱の癒合を促進させる[11]ことがわかっている．この滑液拡散による腱への栄養はintrinsic healing process（後述）にきわめて重要であり，早期運動療法確立のための基本的な裏付けとなっている．

4）浅指屈筋と深指屈筋の解剖学的特徴と機能

浅指屈筋腱はMP関節掌側付近で2つに分かれ，腱交叉を形成しながら中節骨掌側面に停止している．深指屈筋腱は手掌部では浅指屈筋より深層にあり，指部では二分した浅指屈筋腱の間を通り抜けて末節骨の掌側面に停止している（図7-4）．したがって靱帯性腱鞘のA2 pulley内では，ちょうど3本の腱が複雑な構造をして走行していることになる．この部位での浅指および

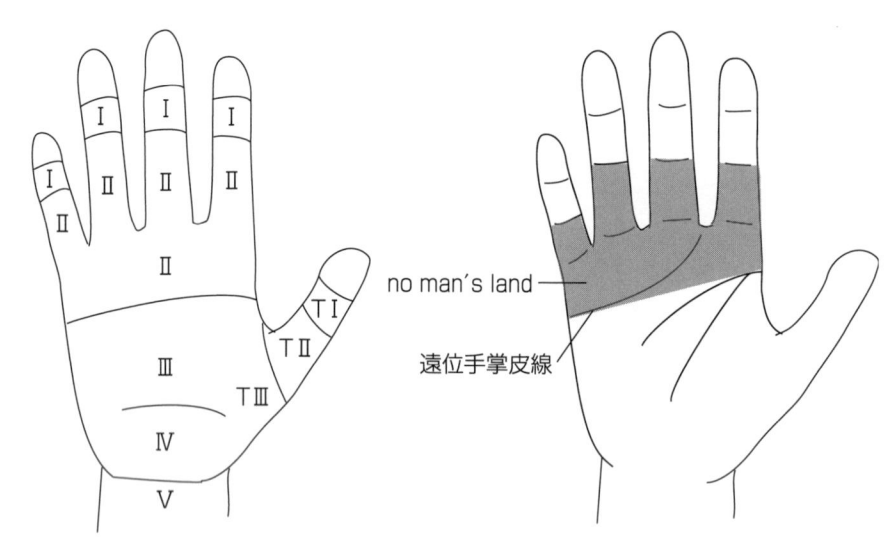

図7-2 指屈筋腱の区分

表7-1 屈筋腱損傷の区分別特徴

区 分	特 徴
Zone I	このレベルは深指屈筋腱が単独に存在する．損傷タイプには，深指屈筋腱付着部での断裂，付着部の剝離骨折がある．腱縫合後にはA4 pulley下で癒着が生じやすく，DIP関節の掌側板に損傷が加わると，DIP関節の屈曲拘縮が発生しやすい．
Zone II	この部位は伸縮性の乏しい靱帯性腱鞘内に浅指屈筋腱と深指屈筋腱が走っているため，強固な癒着が生じる可能性が高く腱の滑走が障害されやすい．この部位の腱への栄養は滑液と腱紐を介した分節的な血行から供給されており，腱紐の損傷は再断裂のリスクを高める．滑液はintrinsic healingを促進するので，滑液の存在は早期運動療法のための基本的な裏付けとなっている．
Zone III	指の腱は手根管から出現し，深指屈筋腱から虫様筋が起こる．一般にこの部位の損傷は合併症もなく，予後も良好でグライディングの回復もよいとされている．
Zone IV	手根管には，多くの腱が正中神経とともに走行している．手根管は伸縮性の乏しい横手根靱帯と手根骨で作られた狭い区画であるため，この部位では複数腱の損傷が多く，神経や血管損傷も合併しやすい．また腱同士や，腱周囲組織との癒着は高度となる．長母指屈筋腱は手根管内の深部で骨と接しているため，癒着による高度な滑走障害が起こる．
Zone V	ここでの腱断裂は早期に修復されないと，断裂腱の近位端が筋収縮によって近位方向に後退してしまう．腱は比較的表在にあるため皮膚と癒着するが，腱同士や，腱周囲組織とも容易に癒着を起こす．正中神経，尺骨神経，橈骨動脈，尺骨動脈の損傷も合併しやすく，これらに対しては保護，治療に注意を要する．
母指	長母指屈筋腱は母指球筋の深部で癒着を生じやすい．

深指屈筋の両腱断裂縫合例では，このような構造の複雑さに加え伸縮性のない靱帯性腱鞘という区画の中に縫合部が3カ所存在することになり，それぞれの腱が腱周囲組織と癒着するばかりでなく，お互いの腱同士が癒着し（cross union），滑走障害を起こす可能性が高くなる．この部位

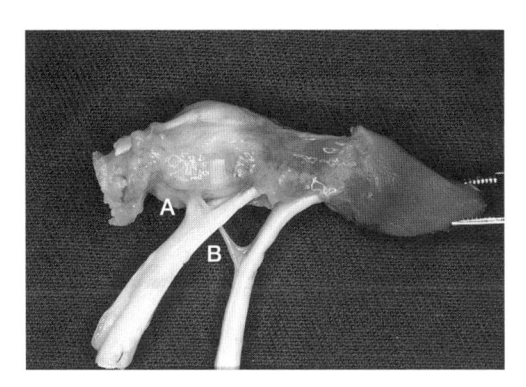

図 7-3　腱紐（木野義武氏のご提供）
長腱紐は浅指屈筋を経由している．
A：短腱紐
B：長腱紐

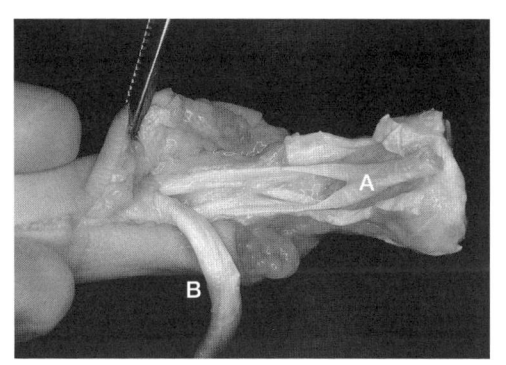

図 7-4　浅指屈筋の停止部（木野義武氏のご提供）
浅指屈筋腱は二分し，腱交叉を形成し中節骨に停止している．
A：浅指屈筋
B：深指屈筋

はちょうど Zone II，すなわち no man's land 内に含まれる（図 7-2）．

　浅指屈筋の主な機能は PIP 関節の屈曲であり，しかも各指の PIP 関節を単独に屈曲させることができる．この独立性を持ち合わせた浅指屈筋は，母指対立再建や指伸展の再建に供与筋（donor muscle）として多用され，独立した再建動作を行いうる．深指屈筋の主な作用は DIP 関節の屈曲であるが，浅指屈筋とは異なり独立性が悪く，示指を除いて各指の DIP 関節を単独に屈曲させることができない．前腕部で深指屈筋を展開してみると，深指屈筋は橈側部と尺側部に分かれ，橈側部は示指に行く腱となり，尺側部は前腕遠位部で 3 つの腱に分かれ，それぞれ中指，環指，小指の腱を形成している（図 7-5）．このような形態からも示指の独立性は説明づけられるであろう．深指屈筋の他の大きな特徴として，手掌部で虫様筋が深指屈筋腱から起始することが挙げられる（図 7-6）．虫様筋は深指屈筋腱から起始した後，指の橈側から指背腱膜へと移行する．その主な機能は，走行から判断して MP 関節屈曲，PIP および DIP 関節の伸展であることが容易に理解されるが，指伸展の際には深指屈筋腱を末梢に引き，指を伸展しやすくするという特殊な機能を持っているともいえる．この機能は後述する早期運動療法の一つである Kleinert 法の基本となっている．また深指屈筋腱縫合後の癒着例や，虫様筋起始部より末梢部の深指屈筋腱に対する遊離腱移植例において，指を屈曲する際に意志とは反対に指が伸展しようとする現象（paradoxical phenomenon）が時にみられる．これは虫様筋と深指屈筋の収縮張力のバランス異常で生じると考えられる（図 7-7）．

　腱の滑走距離は筋収縮距離によって決定されるが，成人における深指屈筋および浅指屈筋の平均的な所要筋伸縮距離は約 6〜7 cm である[20]．これら腱の滑走距離が十分に確保されないと，手関節および指の同時屈曲や同時伸展が不可能になる．中指においては，MP，PIP，DIP 関節の同時屈曲に必要な滑走距離は，浅指屈筋腱は 42 mm，深指屈筋腱は 45 mm であり，そのうち PIP 関節を屈曲するにはそれぞれ 16 mm と 17 mm の滑走距離を要する．さらに深指屈筋腱は

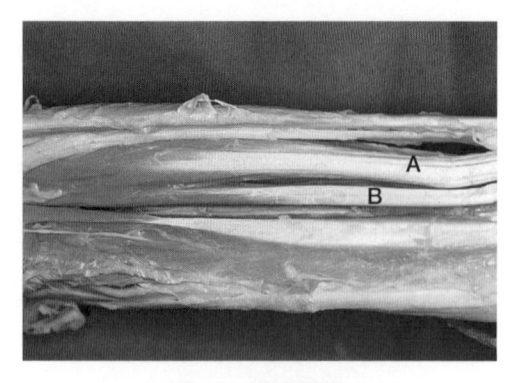

図7-5　深指屈筋
A：中・環・小指の深指屈筋
B：示指の深指屈筋
深指屈筋の橈側部は尺側部と分かれ，示指に行く腱を形成している．

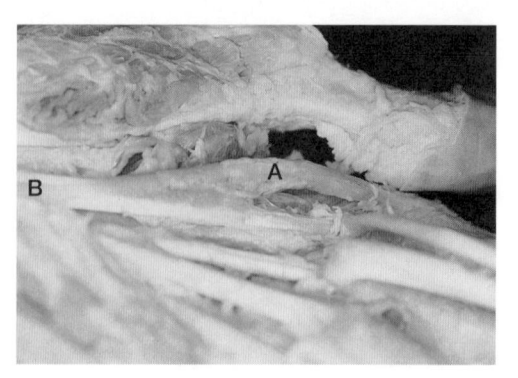

図7-6　深指屈筋腱にある虫様筋起始部
A：虫様筋
B：深指屈筋腱

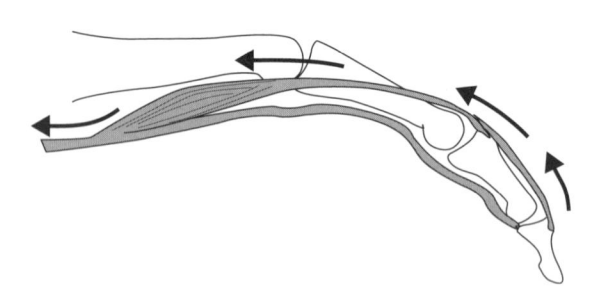

図7-7　Paradoxical phenomenon
指の自動屈曲時，指背腱膜に緊張が伝わりPIP，DIP関節が伸展する．

DIP関節を完全屈曲させるのに5mmの滑走を必要とし[21]，この距離は指屈曲時の浅指屈筋腱と深指屈筋腱間における滑走距離を示している．また深指屈筋腱はDIP関節が10°屈曲するごとに浅指屈筋腱に対して1mmずつ滑走するとされている[12]．このように深指屈筋腱と浅指屈筋腱とではそれぞれ滑走が異なっており，この異なった滑走は，指の可動域を維持するうえできわめて重要である．また1ラジアン（57.29°）の関節の動きに対する腱の滑走距離は，関節中心から腱の長軸までの最短距離，すなわちモーメントアームの長さに匹敵する距離である．したがって靱帯性腱鞘がなく関節部で腱の浮き上がり現象が存在する場合は，指を屈曲しようとする時に，先に示した平均的な腱の滑走距離に比べ，より多くの距離が必要となることがわかる．

5）腱の修復過程

腱の癒合には，extrinsic healing processとintrinsic healing processという治癒過程がある．前者は，腱癒合のためには腱周囲組織からの反応と，癒着の中に存在する腱外血行を必要とする治癒過程であり，腱自体には修復能力がないことを意味している．屈筋腱損傷における3週間固

表 7-2　腱の修復過程（固定法）

	修復反応	固定法の主な運動
第1週目	炎症期．腱周囲組織から肉芽組織が腱断端内，靱帯性腱鞘と腱表面の間に侵入し，緩い癒着が形成．	・3週間固定
第2週目	線維増殖期．肉芽組織内に線維芽細胞，新生膠原線維が出現．線維芽細胞は腱の長軸と垂直に配列．	
第3週目	線維芽細胞，膠原線維は腱の長軸と一致する走行をとるが，腱中心部では遅れ，まだ不規則．	
第4週目	成熟期．線維芽細胞，線維細胞，膠原線維が腱の長軸と平行に配列し腱癒合が完成．	・自動屈曲 ・5週目より自動伸展
第6週目	腱縫合部の細胞成分は減少し，膠原線維が増加．正常腱と類似した構造を示す．腱と腱周囲組織との癒着は減少し，癒着の中に垂直に走る血管が認められる（vascular adhesion）．	・単関節他動伸展 ・軽い他動伸展 ・軽いブロッキング訓練 ・軽作業
第8週目	抗張力が急激に増加．	・中等度作業 ・3カ月後より重作業

定法はこの治癒過程に基づいており，腱癒合には腱周囲組織との癒着が不可欠であるという考えで確立されてきた．後者は腱内血行や滑液の拡散によって，腱が周囲組織との癒着なしに癒合する過程を意味している．この治癒過程は，癒着を生じさせないように術後早期から行う運動療法の基本的な考えになっている．腱縫合後のセラピーにおいては，いずれの考えに基づいた治療手技においても基本的な腱の治癒過程が明らかになっているため，これを念頭にプログラムを進めなければならない．

表 7-2 は腱修復過程を示している．術後3週が経過し，線維芽細胞および膠原線維が腱の長軸と一致する走行をとる時期に自動屈曲運動を開始するのが一般的である．しかし，腱の治癒に影響を与える要因はさまざまあり，損傷原因，損傷状態，施行された術式，年齢などによって治癒の度合いが変わるので，セラピープログラムにバリエーションをもたせ，各症例ごとに再断裂を予防することが重要である．

7・1・2　腱の修復と腱鞘の処置

　腱縫合の基本原則は，非侵襲的（atraumatic）な手術手技かつ腱内血行を障害しない強度のある腱縫合を行うことである．これらが忠実に遂行されれば，癒着は最小限に抑えられ，腱はしだいに強靭になる．腱の縫合法においては，吉津1法[16)23)]などの6-strand 腱縫合法が最近開発されている．これらの縫合法は術直後からきわめて弱い自動屈曲に耐えられる強度をもち，術後早期からの自動屈曲運動を可能としている．また腱の太さが異なる場合に用いる縫合法で両腱端同士で組み込むように縫う編み込み縫合法（interlacing suture）も強い縫合法であり，早期自

動屈曲が可能であろう．このように腱縫合法の違いにより術後セラピーは異なってきている．これらのことは腱縫合法の違いによる経時的な引っ張り強度（tensile strength）が調査されたうえで行われているが，術者の技量も大きく影響するので，各施設で症例を積み重ね，安全性を確かめたうえで早期運動療法を確立していくことを推奨する．

　靱帯性腱鞘の処置については，一般的に修復後の腱と周囲との癒着を防ぐために閉じるべきであるとされているが，早期運動を行う場合は，腱の滑走によって癒着の機会は減るため，すべての腱鞘を積極的に閉じる必要はないという考えもある．基本的にA2とA4 pulleyが残れば腱のbowstringingを予防でき，屈曲可動域を回復させることができる．A2とA4 pulleyが残せない場合は，それぞれの近位にあるA1，A3 pulleyが残れば問題ないとされている[24]．

　セラピストは，損傷組織の状態，施行された術式，腱縫合後の安全な可動域，それに伴う腱の滑走距離を観察するために手術を見学することが望ましい．特に，指の運動時に腱縫合部が靱帯性腱鞘の切除断面とぶつかることによって腱の滑走が制限されていないか，腱の浮腫や腱縫合部の膨らみによって腱の滑走が障害されていないか，を確認することが重要である．これらの原因による腱の滑走障害は，一般的に早期運動の適応とはならない．またたとえ固定法を選択したとしても良好な成績は得られないと考える．やむなく腱の滑走に制限がある場合は，縫合不全や屈曲拘縮が発生しないよう，術中の観察によって術後セラピーにおける可能な運動強度や運動範囲を慎重に決定する必要がある．靱帯性腱鞘を再建した場合は，術後セラピーではその腱鞘を保護して運動を行わなければならないので，実際の再建した腱鞘を確認しておけば，運動強度の決定，再建された腱鞘の部位の同定に役立つ．このように，術中の観察は術後セラピーの基本となり，好成績を獲得するためには重要なことである．

7・1・3　屈筋腱損傷の治療成績に影響を及ぼす要因（セラピープログラムで考慮する要因）

1）受傷状態

　損傷原因が何であるかにより，腱および腱周囲組織の受傷状態が異なる．刃物やガラスなどの鋭利なもので腱が断裂した場合は，腱の滑動床となる腱周囲組織の損傷も少ないので腱縫合後の癒着は少ない．一方，鈍的なもので挫滅された腱断裂例では癒着が高度となる．さらに腱はより短縮して縫合されるため縫合後の緊張は高まり，屈曲拘縮の原因になりやすい．腱の欠損がある場合は遊離腱移植が必要となり，後療法には3週間固定法，二段階腱形成術（two-stage tenoplasty）によるもの，完全には確立されているとはいえないが早期運動療法があり，それぞれに応じた的確な後療法を行うべきである．また，腱紐が損傷されている場合は，腱の栄養状態が不良になりやすく再断裂の危険性が高まる．感染が存在すると，予後は不良となる．

2）合併損傷

　合併損傷例では必然的に癒着は高度となるうえ，伸筋腱，神経血管損傷，骨折などの合併損傷

に対しても配慮が必要となり，後療法は複雑になる．なかでも修復された伸筋腱の状態や骨折安定性は，治療成績に大きく影響する．腱の滑動および関節運動を障害しない骨折の強固な内固定など初期治療内容によっては早期運動が可能だが，安全性を確かめたうえできわめて慎重に行うべきである[14]．神経血管損傷合併例では，神経および血管がケーブル移植された場合は長さに余裕があるので早期運動も可能なことがあるが，端々縫合例では運動時に緊張が高まるので，3週間固定法が一般的である．

3）損傷部位

　腱の損傷レベルは，損傷時の手関節，手指の肢位によって異なるため，手の表面の創傷部位とは必ずしも一致しない．たとえば指が屈曲した状態で腱に損傷を受けた場合，そのとき腱は近位に滑走しているため，指を伸展したときには腱の遠位断端は皮膚の創傷部より末梢に存在することになる．

　腱縫合部と靱帯性腱鞘の位置関係は，円滑にセラピーが行えるかどうかの大きな要因となる．指の伸展運動により靱帯性腱鞘に腱縫合部が入る場合は，腱縫合部には膨らみが残っているので，早期運動時には腱の滑走抵抗が上昇することになる．この場合は縫合不全や屈曲拘縮の発生原因となるので注意を要する．また，浅指屈筋腱の交叉部に深指屈筋腱の縫合部がかかり，滑走時に引っかかることがある．それぞれ，将来の術後セラピーに対応した腱鞘や浅指屈筋腱の処置が必要である．

4）浮　腫

　浮腫の存在は関節拘縮の原因となり，その結果，腱の滑走制限を引き起こす．早期運動療法の場合は，浮腫で指の関節の他動屈曲位が維持できなくなることによって，屈筋腱の中枢方向への滑走が不十分となり，最終的に完全な屈曲可動域が獲得できないことが多い．また浮腫は自動屈曲運動時の抵抗となり，屈筋腱縫合後間もない時期は再断裂の原因となる．

5）損傷から修復までの期間

　腱縫合は受傷後早期であるほど予後は良好とされているが，1カ月以内の陳旧例であっても，一次縫合が無理なく可能な例であれば成績に差がない[22]．したがって，陳旧例でも一次縫合が可能であった場合は諦めず，新鮮例と同様にセラピーを進める．この場合，早期運動療法も適応となるであろう．かなりの陳旧例になると，近位の腱断端は筋の収縮によって退縮し，腱の端々縫合は不可能となる．腱が退縮した状態で放置すると間もなく筋の短縮性拘縮（myostatic contracture）に陥り，それは非可逆的に進行し，ついには収縮の力源として用をなさなくなる．深指屈筋腱には虫様筋の起始部があり，それより遠位で断裂した場合は虫様筋によってある程度退縮を免れるが，腱紐は断裂されていることが多い．

6）損傷指と損傷指数

最大随意収縮を伴わない単なる全指の同時自動屈曲運動では，示指においては深指屈筋が他の指に比べあまり働いていないことがある．したがって示指の腱損傷例の場合，自動屈曲訓練では意識して示指を屈曲させることが必要である．また深指屈筋は示指を除き同一の筋腹を有しているため，示指を除く全指の深指屈筋腱損傷例では，強力な筋の緊張が直接腱縫合部にかかりやすいので注意を要する．

7）患者の理解力とモチベーション

患者が治療に対する理解力とモチベーションを持ち合わせていることは，すべてのセラピーに共通して必要なことである．特に早期運動療法では，セラピストの熟練された技術とともに，患者自身のセラピーに対する理解力は治療の効果を左右する大きな要因となる．

8）年　齢

年齢の影響は大きい．40代を境に中高年ほど関節拘縮が発生しやすく，治療成績は悪い[22]．小児例では患指以外を伸展する tension reducing position（後述）での外固定を行い，保護用の背側スプリントも長めに装着する必要がある．

7・1・4　ハンドセラピー評価

腱損傷に対するハンドセラピー評価は，術後の固定や縫合腱の状態，あるいは合併損傷組織の修復内容によって評価できる項目が制約されるが，手術記録や術者の確認を得ながら，可能な範囲で慎重に行う．下記にまとめる．

- □手術記録からの情報収集：手術内容，術中の腱の滑走状況，靱帯性腱鞘の修復内容，合併損傷組織があれば，その修復内容（骨折合併例ではX線写真による骨折部位の把握と骨接合の安定性），術後固定肢位．
- □創傷の状態：炎症や感染の有無．
- □浮腫：軽度，中等度，重度に分類する．
- □ROM：制限された範囲内での指の可動性の測定．指尖手掌間距離（tip palm distance, TPD）の測定（「3　ハンドセラピーの評価」の章参照）．ROMの測定の可能種目は腱の縫合法や腱の治癒過程を基本とする術後セラピープログラムにより制限され，腱の癒合状態が進むにつれ測定可能な種目は経時的に増える．他動屈曲は術直後より可能だが，軽度の力による他動伸展は術後5，6週から可能である．自動屈曲においては早期自動屈曲・自動伸展法では術直後より可能であり，3週間固定法および早期自動伸展法では術後3週より行う．自動伸展は3週間固定法で術後4週から可能である．これらは一般的な目安であり，症例によって早まったり遅くなったりする．また測定できない関節も存在することがある．最終的には他動可動域の総和（TPM）および自動可動域の総和（TAM）を計測し，また腱の癒

着性拘縮の有無および部位を判断する．
- □筋力，握力およびピンチ力の測定：一般的に8週から可能だが，早期運動療法施行例や，自動可動域の獲得良好例は術後12週から行う．
- □知覚検査：末梢神経損傷を合併している場合は，可能な範囲で知覚検査を行う．
- □能力障害：再断裂の可能性のある期間は，健手使用によるADL自立度について検査を行う．再断裂の可能性がなくなれば，損傷指を含めた患手の能力を検査する．浅指屈筋除去例では，指腹ピンチが不可能となり，これによって使いづらさを訴える症例もいる．

7・1・5 屈筋腱縫合後のハンドセラピーの実際

　屈筋腱縫合術後のセラピーには，屈筋腱縫合術後早期から行う早期運動療法と術後3週間の固定を要する3週間固定法とがあり，わが国においては最近になってようやく早期運動療法が多くの施設で行われるようになってきた．その主流は早期自動伸展・他動屈曲法であるが，一部の施設に限っては術後早期から自動屈曲運動を取り入れているところもある．いずれにしてもこれら早期運動療法は，経験豊富で，熟練したセラピストによってのみ遂行可能である．ここでは，治療が難しいZone IIにおけるそれぞれのセラピーの基本的な方法を中心に述べる．

〈3週間固定法〉

　固定法を用いた場合では"one wound one scar concept"のごとく，腱を含めすべての損傷組織に同一の反応が生じ，縫合腱は周囲組織と瘢痕組織で癒着して治癒するのが一般的である．腱損傷のセラピーの目的は腱の強固な癒合と腱の滑走を獲得することであり，3週間固定法のセラピーにおいては，縫合不全を起こすような過度な運動で強引に癒着を剥がすのではなく，縫合腱に対し経時的に徐々に負荷を加え，瘢痕組織の伸張性を増加させることで腱が滑走するように努める．実際の臨床では，腱縫合部と腱周囲組織との癒着が高度なもの，あるいは腱の滑走が容易に獲得されるものなど症例によってさまざまである．後者の場合で自動可動域が順調に獲得される症例は，腱周囲との癒着が軽度であるため，筋力や他動伸展によって腱に加えられた張力の大部分は癒着組織で応えることは少なく縫合部に直接かかることになる．したがって再断裂の危険性がきわめて高くなるので，プログラムの進行を極端に遅らせる必要がある．

〈早期運動療法〉

　早期運動療法は，縫合腱とその他の損傷組織との異なる創傷治癒を促す治療手技であり，縫合腱がその周囲組織と癒着しないよう，術後からある一定期間にわたりコントロール下にきわめて軽い負荷で腱の滑走を維持する．この縫合腱に対する軽い負荷は，腱の滑走を維持することの他，腱縫合部の早期成熟に対しても効果的で，腱の引っ張り強度が向上する[3]といわれている．また，腱の滑走で生じるミルキング効果による滑液の拡散は，intrinsic healingを促進する[9]と報告されている．このように早期運動には好成績を得るための利点はあるが，早期運動期間中は再断裂や縫合不全を起こす危険性が非常に高いので，早期運動は注意深く行うと同時に，日頃から症例の管理を厳重にしなければならない．

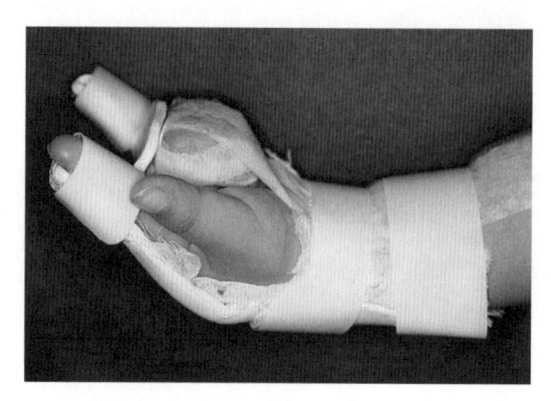

図 7-8 Tension reducing position

　15歳以下の子どもでは3週間固定法でも特に問題なく可動域が獲得できるので，早期運動療法の適応とはならない．管理しづらい小児例では，縫合腱に筋収縮力が働かないよう tension reducing position での固定法が用いられる（図7-8）．tension reducing position は，独立して深指屈筋を収縮させることができる示指以外の腱損傷に適応となり，手関節20°屈曲，患指以外の指は MP 関節20°屈曲，PIP および DIP 関節は0°伸展位とし，患指は MP，PIP，DIP 関節の全関節を屈曲位とする肢位である．

〈縫合腱の再断裂〉

　1990年の日本手の外科学会会員2,841名に対するアンケートでは，縫合腱の再断裂は固定法，早期運動療法のいずれにも4％前後発生しており，その再断裂の時期は，術後2週が最も多く，次いで1週以内と続き，術後1週と2週の再断裂は，全体の71％を占めている[19]．このアンケート結果は，縫合された腱の引っ張り強度が術後1～2週で最も低下するというこれまでの報告を間接的に支持しているともいえる．再断裂の原因については，2週以内の断裂例では屈曲拘縮の発生に対しての不用意な他動伸展が原因となることが多く，3週間以後の再断裂例では無制御の自動屈曲が原因となる場合が多い．いずれのセラピーの手技においても，腱縫合後のギャップ形成や再断裂を起こすようなことは絶対に避けるべきであり，症例の状況に応じたセラピープログラムを進め，画一的なセラピーを避けることが重要である．癒着性の腱の滑走障害が残れば腱剝離術を考慮し，腱剝離術前セラピーを計画するのが懸命である．

　以後，屈筋腱縫合後のセラピープログラムについて，1）情報収集，2）早期の保護期，3）自動運動期，4）他動運動期，5）運動強化期の順に，解説する．

1）情報収集

　手術をはじめとした治療手技の他，損傷原因および受傷状態（鋭利もしくは非鋭利），部分断裂の程度，合併損傷組織およびその状態と修復組織，損傷部位，患者の理解力とモチベーション，年齢，性格，職業，全身状態の情報を得て，術者の治療方針を確認する．

2）早期の保護期

[術後〜3，4週間]

　この段階のセラピーは，腱の治癒を促し，腱と腱周囲組織との癒着を最小限にすることに主眼がおかれる．しかし，そうかといって修復部に過度なストレスが加わるような筋収縮や他動伸張は絶対避けなくてはならない．したがってこの時期には症例へオリエンテーションを行い，その中で手術内容と腱の治癒過程をわかりやすく説明し，現時点の訓練内容，禁忌事項について十分説明する．禁忌事項の説明では，患手の使用禁止と挙上を訴え，健側手によるADLの自立を促す．また，健側による過大な筋収縮動作など日常の生活で再断裂が発生しやすい状況について具体例を挙げて説明する．浮腫が出現していたら，ADL上での上肢挙上位の姿勢を具体的に説明する．

A．3週間固定法（Immobilization）

　手術後，手関節あるいは指の運動を行わせないように3週間の外固定を行う．固定肢位は，手関節30°屈曲，MP関節40〜60°屈曲，PIP関節およびDIP関節は軽度屈曲位であり，固定期間中は適切な固定肢位が維持できているかをチェックする．適切な固定肢位でない場合は，キャストが遠位にずれていることが多い．指屈筋群の等尺性筋収縮は当然禁忌である．

B．早期運動療法（Early passive motion）

　早期運動療法は，腱のextrinsic healingの影響は避けられないがintrinsic healingを期待して早期から腱を滑走させて癒着を防止しようとするものである．Kleinertは1973年にno man's landでの腱鞘内断裂縫合後に早期運動療法を行い，良好な成績が得られたと報告し[8]，それ以後わが国においても本法が行われるようになった．早期運動療法には，このKleinert法の他，Duranらによる方法も多く行われており，現在は両者を併用して行う方法[1]が一般的である．いずれの方法においても，癒着が生じてからの早期運動は再断裂の危険生が高いので，癒着が起こる超早期から開始し，開始後も縫合腱の滑走が徐々に減少しないよう注意する必要がある．このことから早期運動療法期間中は，入院させて管理することが望ましい．

　早期運動療法の適応は，一般的に切創による屈筋腱断裂例，断裂後数日経過していても断裂腱の中枢断端が近位に退縮しておらず腱紐が温存されている症例，過度な緊張がなく腱縫合が可能な症例，腱が腱鞘内でなめらかに滑走できる症例，血管・神経損傷，骨折，皮膚欠損などの合併損傷のない症例，機能改善に対するモチベーションの高い症例とされている．しかし，これらの適応は各施設での治療方針によりさまざまである．腱移植例においては，遊離移植腱には血行がないことと縫合部が2カ所あるなどという条件があり，早期運動が安全にできる保障は今のところない．症例の指示された運動に対する理解力と協力は絶対不可欠の項目であり，これらが期待できない場合は早期運動療法の適応とはならず，3週間固定法が選択されるのが一般的である．

　早期運動療法期間中に再断裂した場合は，即座に術者に連絡をとり，再度縫合するのか，どのような治療方針で行うのかを検討する．症例の早期運動に対する理解力が欠けて断裂した場合は

固定法を選択する．

[Kleinert 変法]

　オリジナルの Kleinert 法は，腱縫合術後に手関節 45°掌屈，MP 関節 20°屈曲，PIP および DIP 関節 0°の背側スプリント（dorsal splint）を装着し，ゴムバンド牽引（rubber band traction；RBT）で患指を屈曲位に保持する．そして術後 1～3 日からゴムバンド牽引に抗して自動伸展させることによって縫合腱を遠位方向に滑走させ，腱周囲組織との癒着を予防する方法である（早期自動伸展・他動屈曲法）．しかし，この方法では，DIP 関節の他動屈曲角度が不十分で，十分な深指屈筋腱の滑走が得られず，深指屈筋腱と浅指屈筋腱との cross union を防げないという問題点がある．これを改善させたのが，Kleinert 変法（図 7-9）である．この方法は手掌部に滑車の働きをするロールバー（roller bar）を取り付けることによって，DIP 関節の他動屈曲角度を増強させ，深指屈筋腱の滑走を増加させようとするものである[17]．現在，わが国ではこの方法が最も定着している．

　手関節肢位の掌屈角度は，長期間一定肢位に置かれることを考慮すると掌屈 30°までが限界であり，掌屈角度を少なくした分は MP 関節を 60～70°程度屈曲させる．ゴムバンド牽引とロールバーは，術後当日，遅くても翌日には装着する．ゴムバンドの牽引力の強さは PIP および DIP 関節を最大屈曲位に維持でき，背側スプリント内で最大自動伸展ができるきわめて弱いものとし，かつ自動伸展時には均一な張力がかかるものがよい（約 100 g 程度）．牽引力が強すぎると，自動伸展時に指屈筋の同時収縮を誘発させ再断裂の危険性が生じる．また屈曲拘縮も発生しやすい．ゴムハンド牽引がロールバーと接するところは，抵抗がかからないように絹糸またはナイロン糸にする．術後のドレッシングで用いたガーゼ包帯はできるだけ少なくし，損傷指が完全屈曲できるようにする．また，浮腫も他動屈曲可動域を制限させる因子になるので，ゴムバンド牽引の他に徒手的にも完全屈曲させることが大切で，1～2 日で他動屈曲可動域が問題なく獲得できるようにする．

　指の自動伸展運動は，術後 3～4 週間，1 日 3～4 セット，1 セット 15 回程度，手術所見を参考

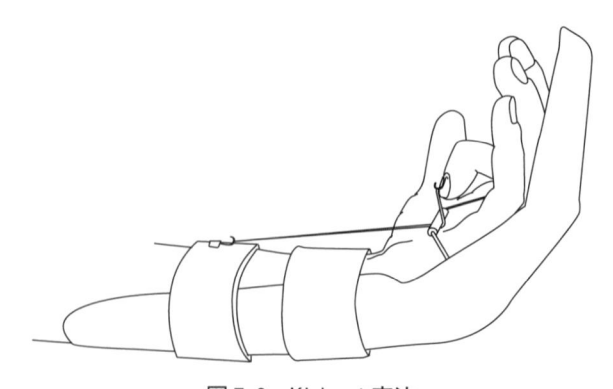

図 7-9　Kleinert 変法
手掌部に滑車が取り付けられている．

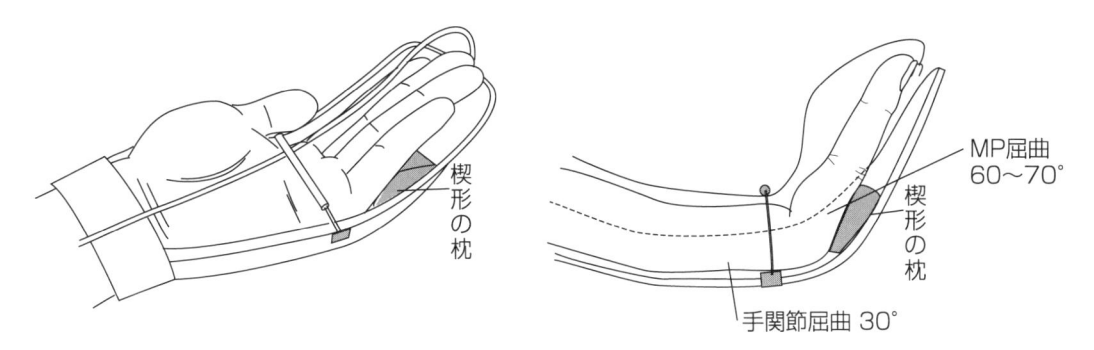

図7-10　早期運動療法におけるPIP・DIP関節の自動伸展
自動伸展時基節部の背側に楔形の枕を挿入してMP関節の屈曲を強める．

に可能なかぎり最大まで伸展させる．その際，MP関節を健側手または小型の楔形の枕でやや屈曲位を強く維持し，PIPおよびDIP関節を伸展させやすくする（図7-10）．また，健側指から伸展させることで縫合腱の緊張を低下させるようにする．この時注意しなければならないのは，指伸展時の深指屈筋の同時収縮であり，これを認める場合は，ネガティブEMGバイオフィードバック訓練で収縮を抑制することが必要である．また，他の方法として，損傷指以外の指も含めた4指にゴムバンド牽引を装着し，4指同時に伸展させて深指屈筋の同時収縮を抑制する方法も行われる[5]．同時収縮が抑えられない場合は，3週間固定法に変更することを術者と検討する必要がある．また炎症や浮腫は癒着の原因になり，特に痛みは深指屈筋の同時収縮を誘発するので注意が必要である．

夜間は，ゴムバンド牽引を指からはずし，背側スプリントの制限内にて伸縮包帯で軽く伸展位に保持し，PIPおよびDIP関節の屈曲拘縮を予防する．その時の伸縮包帯の強さは，睡眠中に自動屈曲が生じたとしても抵抗なく屈曲できる強さとする．

[Duran法]

腱縫合術後，手関節20～30°掌屈位の背側スプリントを装着し，Kleinert法と同様にゴムバンド牽引にて患指を屈曲位に保持する．自動伸展，他動屈曲は，術後1週間継続する．また，術後4週間，1日に2セット，1セット6～8回のPIPおよびDIP関節の他動伸展を繰り返す．PIP関節を他動伸展することにより深指屈筋腱と浅指屈筋腱は腱周囲組織に対し3～5mm移動し，DIP関節を他動伸展することにより深指屈筋腱は浅指屈筋腱に対し3～5mm移動するとされ，これらの運動によって縫合腱と腱周囲組織との癒着，深指屈筋腱と浅指屈筋腱とのcross unionが防止できると報告されている（図7-11）．実際の臨床では，背側スプリントを装着したうえで，MP関節屈曲位でのPIP関節の他動伸展，MPおよびPIP関節屈曲位でのDIP関節の他動伸展を行う（図7-12）．しかし，このDIP関節の他動伸展運動は，手関節からPIP関節までが屈曲位で，深指屈筋腱には緊張がほとんどない状況でのDIP関節の伸展運動であり，さらに深指屈筋腱の滑走距離もわずかであることから，cross unionを防止するための効果的な運動になっていない場合も考えられる．ただ，これらの方法は癒着が存在しないかぎりにおいては，縫合腱に

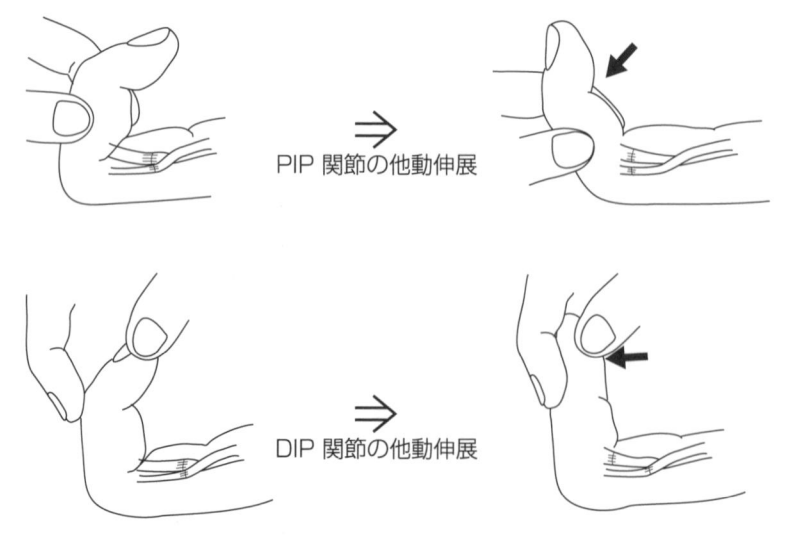

図7-11　Duranによる他動運動療法

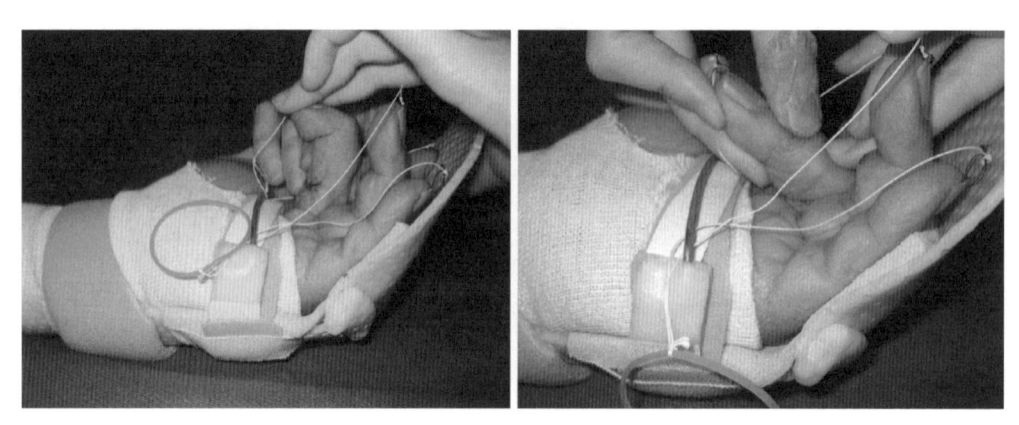

図7-12　早期運動療法における他動伸展（土田尚美氏のご提供）
MP関節屈曲位でのPIP関節の他動伸展とMPおよびPIP関節屈曲位でのDIP関節の他動伸展．

過度な緊張を与えることなく他動伸展できるので，PIPおよびDIP関節の屈曲拘縮予防にはきわめて有効な方法であり，Kleinert変法に併用しているセラピストは多い．

　腱の癒着の存在は，PIP，DIP関節を個別に他動伸展させていく時の抵抗感とともに，基節部および中節部の腱の明確な緊張を触診することで確認できる．またPIP関節伸展時にDIP関節のダイナミックな屈曲が強く出現するかどうかでも判別がつく．癒着が存在する場合は，PIPあるいはDIP関節の他動伸展による再断裂の危険性はきわめて高くなる．したがって，癒着は術後翌日から開始する自動伸展で予防しておくことが最も重要である．

[早期自動屈曲・自動伸展法]
　近年，屈筋腱の新たな縫合法[16)23)]が開発され，術後早期からの自動屈曲運動療法が可能とな

り，すばらしい治療成績が報告されている．この早期自動屈曲・自動伸展法は，弱い自動屈曲には耐えられる強度を持つ縫合法が施行された場合のみ可能である．

　術後は，手関節0～10°掌屈，MP関節30～70°屈曲，PIPおよびDIP関節0°位の背側スプリントを装着し，4指ともゴムバンド牽引にて屈曲位を保持する．術後翌日からは，指全関節を最大他動屈曲位に保持し，その肢位を保持するのに必要な深指屈筋の最低限の力による等尺性収縮訓練，すなわちホールドエクササイズ（place-hold exercise）を行う．また等張性収縮による完全自動屈曲と自動伸展を行う．術後1週間までは，等張性収縮による自動屈曲よりも負荷が少ないとされる等尺性収縮訓練を行う．運動量は1日3～4回，15回程度行う．そしてKleinert変法とDuran法も併用する．この運動プログラムは術後3～4週間継続する．夜間はゴムバンド牽引をはずし，Kleinert変法のところで述べたものに準じ，軽度伸展位で固定する．

3）自動運動期
［術後3～4週間経過］

　この段階の目標は，治癒組織の保護と，腱と腱周囲組織との間に形成された癒着組織の伸縮性を促すことである．ここでのセラピープログラムは，早期運動療法あるいは3週間固定法のどちらが実施されたとしても基本的には同じプログラムである．ただし前述した治療成績を左右させる要因を十分考慮して進める必要がある．

　Kleinert変法では指の牽引を除去し，3週間固定法ではキャストをカットする．症例はこれで完全に治癒したと勘違いしやすく，過度な運動を行う可能性があるので，修復部に過度なストレスが加わるような運動，現時点の訓練内容，禁忌事項について再度説明する．ADLにおいても健側手で継続させるようにする．

　患手の運動は背側スプリントの伸展ブロックは常時継続し，伸展ブロック内での持続的な自動屈曲を開始する．この時の自動屈曲は，虫様筋など他の筋の収縮を過度に収縮させず，深指および浅指屈筋の収縮の仕方を再学習すること，屈筋腱の近位への滑走を増加させることを目的に行う．自動屈曲可動域が良好な症例は癒着（extrinsic healing）が少ないので，腱縫合部が離開しやすいと考えて自動屈曲の開始を1週間延長し，その後もその可動域を維持する程度のごく弱い力で行う．決して強力な自動屈曲は行わない．損傷指の他動屈曲可動域に制限がある場合は，その拘縮が自動屈曲の抵抗になるので，自動屈曲の前には必ず他動的な可動性を回復させておく必要がある．また非損傷指においては，すべての拘縮を除去して柔軟な関節（supple joint）を獲得する．

　自動伸展に関しては，早期運動療法施行例では，これまでの伸展運動を継続し，その可動域を維持する．3週間固定例では，4週間経過した時点でMP関節からDIP関節までを同時自動伸展することを開始する．この同時伸展を行う前には，手関節やMP関節を屈曲位に固定して屈筋腱の緊張を緩めて行えば効果的に指を伸ばすことができる．ただしZone II損傷の場合，PIPおよびDIP関節の伸展は縫合腱に強い負荷がかかりやすいので，ゆっくりと慎重に行う．手関節においては，単関節的に個別に0～30°程度まで徐々に自動背屈させておく．運動時以外は，

伸展ブロックを装着する．浮腫や痛みが存在している場合には，これまでと同様にその軽減を図る．

[術後5週間経過]

　手関節を0〜30°背屈位に支持して指の自動屈曲を行う．自動屈曲可動域が不良な症例は高度な癒着を招いており，腱の滑走は非常に乏しい．この場合は，癒着により近位関節に動きがとられてしまうので，近位関節の屈曲運動を健側手でブロックしながら遠位関節を持続的に自動屈曲させる（ブロッキングエクササイズ）．MP関節のブロッキングエクササイズは，浅指屈筋腱と深指屈筋腱の癒着の解離にも効果がある．ただし，この訓練は屈曲に対して抵抗が加わることにもなるので注意深く開始し，この段階ではMP関節をやや屈曲位に把持して屈曲に対する抵抗をごく軽めにとどめる．術後6週になると，ウッドブロックやブロックバーなどを用いたやや強めのブロックエクササイズ（「4・5・4　ブロッキングエクササイズ」参照）に徐々に移行していく[13]．また術後5週頃から徐々に，非損傷指を伸展位に固定して損傷指の浅指屈筋を単独に収縮させて行う浅指屈筋の分離運動を開始する．この運動は浅指屈筋腱周囲との癒着を解離するものであり，Zone II損傷においては深指屈筋腱に対して，Zone V，VIの損傷では他の浅指屈筋腱に対して滑走を促進させる効果がある．

　自動伸展に関しては，早期運動療法施行例ではMP関節からDIP関節までを同時自動伸展することを開始する．3週間固定例では屈筋腱を遠位に滑走させる目的で，手関節以遠の多関節を同時に軽く自動伸展することを始める．また，指を軽く屈曲させて手関節を徐々に自動背屈させる訓練を始める．

4）他動運動期

[術後5〜6週間経過]

　この段階では，腱の癒合はまだ完全でない．したがってここでは治癒組織を保護しながら，腱とその周囲との癒着組織の伸縮性を増加させ，関節拘縮を徐々に改善させることを目的とする．

　Zone I，II，III損傷の3週間固定法および早期運動療法施行例ともに，屈曲拘縮が高度な場合では，他動伸展を単関節ごとに軽く開始する．近位関節を屈曲位に維持し，軽い力で他動的に矯正するスプリントが効果的である（図7-13）．そして，その後は屈筋腱を遠位方向に滑走させる目的で，MP関節以遠の関節を同時に軽く他動伸展する．損傷指以外の指は手関節とともに同時他動伸展が可能である．Zone IV，V損傷では，手関節のジョイント付スプリントなどで手関節以遠の関節を同時に軽く他動的に伸展させる．この他動伸展の前には，手関節を掌屈位にし，MP関節以遠の関節を他動的に伸展し，指の屈曲拘縮を除去しておく．

　伸展ブロックは一般的に除去するが，自動屈曲可動域の良好例は術後8週間経過時まで装着する．また手関節を伸展させた時に，強く指が屈曲位をとる場合は，屈筋が短縮していることを示し，この場合も他動的ストレスは再断裂を招きやすいので，伸展ブロックの装着を延長する．

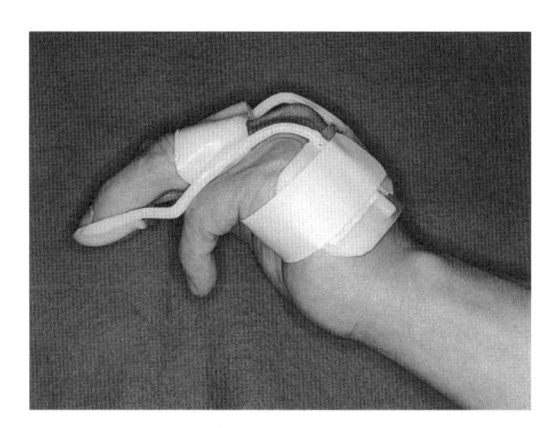

図7-13 MP関節を屈曲位に維持したPIP，DIP関節の他動伸展

[術後7〜8週間経過]

屈曲拘縮が高度な場合は，癒着解離を目的に，治療用パテを押す作業などで手関節以遠の関節を同時他動伸展する．Zone IV，V損傷では，手関節のジョイント付スプリントで手関節以遠の関節を同時他動伸展する．ある関節に限局した屈曲拘縮に対しては，漸次的に可動域を増加させる静的な伸展スプリント[15]を用いて癒着組織を解離する．最終的に，PIPおよびDIP関節に軽い屈曲拘縮が残存した場合にはスクリュースプリント[15]で矯正する．

5）運動強化期

[術後6，7週間経過]

この段階は，腱の癒合が完全ではないがほぼ完了する時期であり，腱の滑動性をさらに増大させることを目的とする．また徐々に握力とピンチ力を回復させ，術後12週の最終段階までには手を実際に使えるようにする．自動屈曲可動域の不良例は，患手でバーをグリップさせて重りを引かせるプリングウエイトエクササイズ[13)15)]（「4・5・7　プリングウエイトエクササイズ」参照）を行うが，この訓練は筋力強化の目的ではなく，腱の滑走を増大させるために行うので，把持するバーは何とか把持できる程度の太さのものを用いる．この運動は強い筋収縮を必要とするので，強固な癒着を解離するのに有効である．また軽い抵抗運動の訓練として動的な伸展スプリントを使用する．スプリントに用いる抵抗は指の屈曲力よりも弱いものにし，必ず最大の自動屈曲可動域まで屈曲させて，その肢位で5秒間の等尺性収縮を行わせる．この運動は，筋力強化と腱癒着の解離を同時に促すものである．

自動屈曲可動域の良好例では，1週間程遅らせてパテを用いる．パテは最も柔らかいものを用いるが，柔らかいパテであっても強く握りすぎてしまうと，過剰な抵抗が加わるので，軽く握るように指導する．またペグの把持や紐結びなどを行わせ，きわめて軽度に患手を使用させる．

[術後8週間経過]

腱の癒合は完了しており，自動屈曲可動域の不良例ではハンマーリングなど比較的強い筋収縮を必要とする作業を行う．ADLでは，ほとんどの活動は許可するが，重量物の把持，瞬発力を必要とする手の動作は避けるように指導する．可動域良好例では，強い抵抗運動は1週間あるいはそれ以上遅らせたほうがよい．

[術後12週間経過]

腱の再断裂の可能性はなくなり，ADLおよび仕事，余暇活動で制限なく患手を使用するように指導する．

7・1・6　屈筋腱の癒着による腱性拘縮の評価

指の屈曲および伸展制限が存在する場合は，それが関節周囲軟部組織性の拘縮なのか，腱の癒着による腱性の拘縮なのか，また両者によるものなのかを見極めなければならない．他動屈曲が制限されている場合は，手指背側の関節周囲軟部組織あるいは伸筋腱に原因がある．一方，他動屈曲は制限されていないが，自動屈曲で制限され，他動屈曲と自動屈曲の可動域に差がある場合は，屈筋腱が癒着している可能性があると考える．次に，他動伸展が制限されているかどうかを診る．他動伸展制限が存在している場合は，掌側の関節周囲軟部組織の拘縮，あるいは手指掌側に存在する屈筋腱の癒着が原因として考えられる．そして屈曲拘縮の原因がどちらのものによる拘縮かを判定する場合は，まず創など癒着の可能性のある部位を想定し，その想定された部位の遠位の関節を他動的に伸展した時，さらに遠位にある関節がより屈曲してくるかどうかを診る．その結果，屈曲角度が増加していれば，屈曲拘縮の原因は屈筋腱の癒着によるものであり，癒着部位は想定した部位より近位に存在することになる．またこの場合，想定した癒着部位の遠位の関節を屈曲位にするとさらに遠位にある関節の屈曲拘縮は減少する（図7-14）．これに対し，い

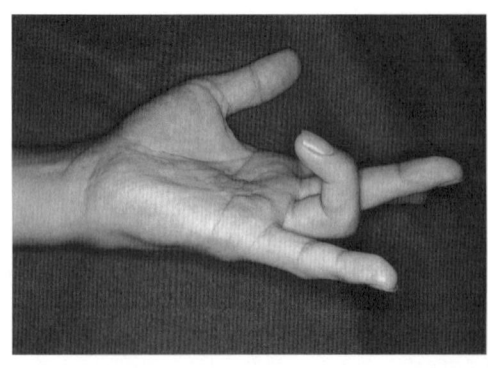

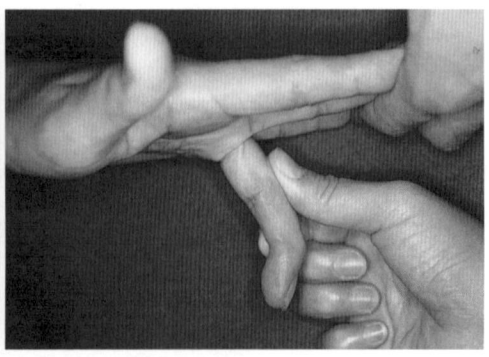

図7-14　屈筋腱の癒着性拘縮（田崎和幸氏のご提供）
中手骨部で屈筋腱が癒着している場合．MP関節を伸展するとPIP，DIP関節は屈曲位をとるが（左），MP関節を屈曲させるとPIP関節は伸展可能である（右）．

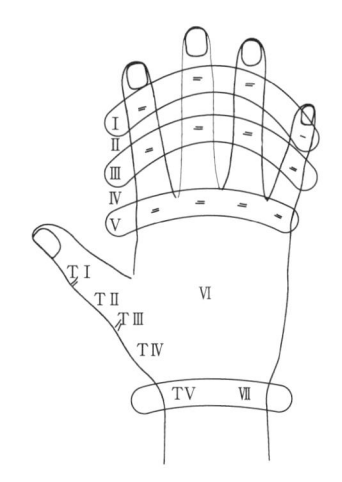

図 7-15 伸筋腱の区分（奇数番号は関節部を示している．）

ずれの場合においても屈曲拘縮の角度に変化がない場合は，関節周囲軟部組織性の屈曲拘縮と判定することができる．ただし，DIP 関節の屈曲拘縮の場合は，それが中節部での屈筋腱の癒着か，関節周囲軟部組織による拘縮かは判別できない．また前腕部に屈曲拘縮の原因が存在する場合は，それが屈筋腱の癒着による拘縮か筋の拘縮なのかは，この方法で判別できない．その場合は，創の部位，筋の触診，筋腱を伸張させた時の皮膚の引きつれなどで判断する．

7・2　伸筋腱修復後のハンドセラピー

　伸筋腱損傷の治療は，伸筋支帯部を除けば癒着の発生は比較的に少ないことから，屈筋腱損傷に比べ一般的に容易と考えられている．しかし，皮膚の挫滅や開放骨折，開放性関節損傷などの合併損傷がより多いことや，指伸展機構の複雑な解剖学的構造，伸筋群の筋伸縮距離などにより，むしろ屈筋腱損傷よりも治療が難しい場合がある．伸筋腱の区分を図 7-15 に示す．奇数番号の区分は関節部である．

7・2・1　伸筋腱損傷のセラピーに必要な基礎知識

1）伸筋支帯と背側区画

　手関節部背側には滑車として作用する伸筋支帯が存在し，その部位は 6 つの区画に分かれている．それぞれの区画には決まった手指の伸筋や手根伸筋が通っているので，伸筋支帯のすぐ遠位部では個々の腱の緊張を個別に触診しやすく，損傷の鑑別が可能である．

2）指伸筋腱の特徴

　指の伸展筋には指伸筋の他に，示指には示指伸筋，小指には小指伸筋という固有の伸筋があ

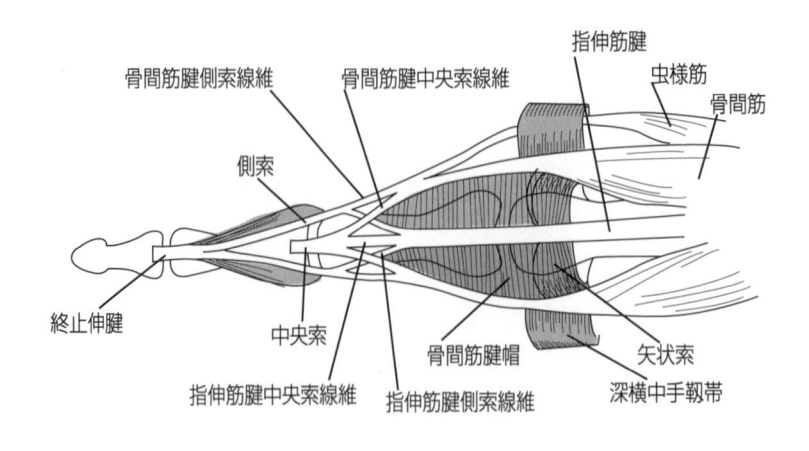

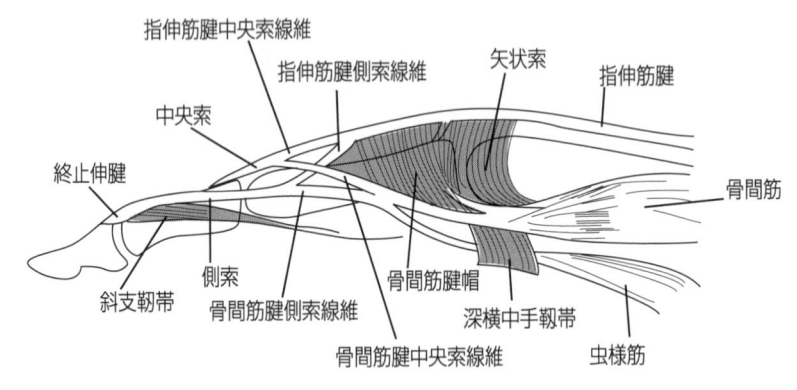

図 7-16　指の伸展機構

伸展機構の主要な役割を果たすものは，指伸筋腱，骨間筋腱，虫様筋腱の3つの筋腱であり，これらが複雑な指背腱膜を形成している．MP関節の伸展は，基節骨底に付着する指伸筋腱の一部の線維が関与する．PIP関節の伸展に関与するのは中央索であり，これは指伸筋腱と両側の骨間筋から来る中央索線維により形成される．DIP関節の伸展に関与する終止伸腱は，指伸筋腱と両側の骨間筋の側索線維により形成される．

り，指伸筋腱が断裂しても示指，小指の伸展可動域はそれぞれ維持される．

　指では指背腱膜（図7-16）という非常に複雑な構造があり，これは内在筋と外在筋との筋張力の微妙なバランスにより指を伸展させる機能を持っている．

　指伸筋は屈筋とは異なり，腱間結合（juncture tendinum）により示指から小指の伸筋腱が連結している．そのため，それより遠位部で指伸筋腱が断裂した場合には，近位断端が後退するのを免れる．この腱間結合は術後のセラピーで，修復腱の緊張をコントロールすることにおいても応用することができる．

　伸筋腱は細くて薄いので，指の屈曲運動によって縫合不全を起こしやすく，伸筋腱の治療では注意深く扱うことが肝要である．特にZone I，II，IIIでは過伸張や断裂の可能性が高くなる．

　伸筋腱の滑走距離は屈筋腱のそれより短く，伸筋腱縫合後に指伸筋の緊張が強くて指の全関節の同時屈曲が障害される現象（エクステンサープラス；extensor plus）が生じやすいことも念

頭に置いておく．

　伸筋腱の栄養は脈管の膜（paratenon）によって供給され，滑膜で滑液が染み出ているところが栄養の主な供給源と考えられている．

7・2・2　伸筋腱損傷の治療成績に影響を及ぼす要因（セラピープログラムで考慮する要因）

1）損傷部位

　伸筋腱損傷は，損傷の部位によって解剖学的特徴が異なるので，変形の種類，治療方法，治療の困難性がそれぞれ異なってくる．

　指背腱膜は皮膚の直下にあり，腱も薄いので皮下断裂を起こすが，退縮が少ないので，ZoneⅠ～Ⅲの損傷ではスプリントによる保存的治療が可能である．しかし指背腱膜がいったん伸びきると，不可逆的に自動伸展不足が生じやすいので，きめ細やかな管理が必要である．また中央索損傷は，損傷が受傷時に起こっていたにもかかわらず側索の代償作用によりPIP関節伸展機能が保たれて損傷が発見されず，後日ボタン穴変形（buttonhole deformity）により損傷があったことがわかってくることがあるので注意を要する．

　ZoneⅤ～Ⅷの損傷においても，その治療は部位別に施行するが，指の伸展が多少制限されても指の屈曲を障害しないようにすることが重要である．各Zoneにおける治療成績に及ぼす要因については表7-3に示す．

2）合併損傷

　合併損傷例では必然的に癒着は高度となる．骨折合併例では，腱の滑動床の修復，腱の滑動および関節運動を障害しない骨折の内固定など，初期治療内容によっては治療成績に大きく影響する．皮膚欠損例では植皮が行われるが，中間層植皮例では移植皮膚と伸筋腱との癒着は必発である．有茎植皮や血管付皮弁移植および移行施行例では，伸筋腱との癒着は少なく比較的予後はよい．また，高度な癒着が残存した場合でも腱剝離術後に，伸筋腱の滑走が向上し，良好な可動域を獲得することができる．

3）浮　腫

　伸筋腱損傷は手指の背側に創があるため浮腫が出現しやすい．浮腫の存在は関節拘縮，特にMP関節の伸展拘縮と母指の内転拘縮の原因となる．さらに癒着を促進して腱の滑走制限を引き起こすので，浮腫の予防や除去の処置が必要である．

7・2・3　伸筋腱損傷のセラピーの実際

　伸筋腱損傷の治療は，指背腱膜部と固有腱部に大別される．指背腱膜部の新鮮損傷では，保存

表7-3 伸筋腱損傷のZone別特徴

Zone	特徴
Zone I, II	Zone Iでの損傷で生じる槌指（mallet finger）は日常よくみられ，野球指（baseball finger）ともよばれるように突き指による皮下損傷が最も多い．突き指による損傷タイプには指伸展時に屈曲を強制されて発生する終止腱の断裂や終止腱付着部の剥離骨折，過伸展外傷によって生じ骨片に終止伸腱付着部が伴う掌側脱臼骨折があり，損傷後はいずれもDIP関節は屈曲位を呈する．損傷が放置されたり，伸展位固定が不十分であれば，終止伸腱が停止部を失うことにより指背腱膜全体が近位方向に移動し，指の伸展力は中央索を介してPIP関節に集中する．その結果，PIP関節は過伸展位をとるようになり，スワンネック変形（swan-neck deformity）を起こす． Zone IIでの伸筋腱断裂はDIP関節の屈曲変形を起こす．しかし関節包は温存されているので，屈曲変形はZone Iほど強くない．片側の側索断裂では障害はなく，両側断裂例が問題となる．
Zone III, IV	この部位で生じる損傷は，切創などの開放性損傷による中央索断裂と，突き指により起こる中央索付着部での皮下断裂および付着部の剥離骨折があり，これらは放置されるとやがてボタン穴変形（buttonhole deformity）を呈する．またZone III，IVには，橈尺側の側索も存在し，一側または両側の側索も同時に断裂する場合がある．
Zone V～VIII	Zone Vはナックル（knuckle）部で突出しているため，腱被およびMP関節背側の関節包損傷や骨傷を伴う関節損傷を合併しやすい．橈側腱被の損傷があれば，伸筋腱が尺側に脱臼することによってMP関節の伸展が制限される． Zone VI, VII, VIIIでは，中手骨や橈尺骨骨折，皮膚欠損などが合併しやすい．骨折合併例では，骨折整復固定後の安定性や，骨癒合状態の良否によってセラピーの進行程度や治療成績が左右される．
母指 Zone T I～T IV Zone T V～	Zone T IおよびT IIは開放性損傷が大部分である．治療およびセラピーは指のZone I, IIと同様であり，その成績は指に比べ腱が太いためか比較的良好である．Zone T III, T IVでは，長母指伸筋腱，短母指伸筋腱のどちらかの単独損傷あるいは両腱損傷が生じる． Zone T V～は手関節部より近位での損傷で長母指伸筋腱の皮下断裂も多く，固有示指伸筋による腱移行術が行われることが多い．

療法が可能であり，指関節伸展位スプリントを1カ月以上装着して治癒できる．指背腱膜部の陳旧例では，内在筋と外在筋との筋張力のバランスの崩壊により特有な拘縮を呈しており，まずはスプリントと自他動運動によりバランスを回復させることが先決である．

固有腱部での損傷では，一般的に腱縫合後4週間の外固定を要する．その後は自動運動，他動運動，抵抗運動へと段階的に行うが，固定期間終了後1～2週はスプリントを補助的に用いて指を伸展位に維持するのが一般的である．これは，伸筋腱は屈筋腱に比べ細くて薄く，また伸筋の筋力は屈筋に比べはるかに弱いので，指の屈曲運動により縫合不全が起こりやすいからである．

最近では早期運動療法が確立されつつあり，Kleinert法を伸筋に応用したreverse Kleinert法[6]や，編み込み縫合後の減張位超早期運動療法[4]，自動伸展させるactive mobilization法[18]によって好成績が得られている．

セラピープログラムの施行に先立っては，情報収集を行い主治医の治療方針を確認する．情報収集の内容は屈筋腱損傷と同様であるため，ここでは割愛する．

1）Zone I，Zone II

　腱の皮下断裂例や小さい剥離骨片を伴う症例では，保存療法が主流である．腱の皮下断裂例では，スタックスプリントあるいはコイルスプリントを用い，DIP関節を軽度過伸展位に4週間固定する．その際PIP関節の屈曲運動は，ブロックしないように配慮する．また，DIP関節背側は解剖学的に血行に乏しく，DIP関節の過伸展は背側への血流をさらに低下させ，スプリントによる圧迫で褥瘡をつくりやすいので注意する．またマジックテープによる圧迫部は，ガーゼを重ねて皮膚を保護する．固定期間は一般的に6～8週間で，常時スプリントを装着するが，途中で少しでもスプリントを除去し，DIP関節を屈曲したら再断裂することを厳重に指導する．6週経過後は温浴中でDIP関節の自動屈曲を1日1，2度得るぐらいのきわめて軽い運動から開始する．8週間経過後は基本的に夜間スプリントに移行し，これを2週間継続するが，伸展不足が生じてきたらスプリントの装着時間を増やし，その状態に応じてスプリントの装着時間や装着する時を再度決定する．皮下断裂例では自動伸展不足が生じやすく，このように1カ月以上のスプリント装着が必要である．したがって症例の理解と協力なくしては長期間の装着固定は不可能であり，完全に可動域を獲得することはきわめて難しい．スプリントは固定期間中皮膚と長期間接触するため，過剰な発汗や皮膚がふやけるのをできるだけ防ぐようにする．

　新鮮開放性損傷で刃物による切創例では，断裂腱の端々縫合もしくはpull out wire法が行われ，DIP関節はK-wireにより伸展位で3週間仮固定されるのが一般的である．仮固定抜去後は軽度な負荷により徐々にDIP関節を自動屈曲させる．DIP関節の屈曲は機能解剖学的にPIP関節を屈曲位で行った方が安全であり，終止伸腱を過剰に伸長しないようにきわめて緩く行う．運動時以外はDIP関節伸展スプリントを装着する．スプリントは2～3週間継続する．挫滅例では縫合の緊張が強いので，伸展拘縮を起こさないように注意する．

　Zone IIでの両側索断裂例は，腱縫合後3週間はDIP関節伸展位で固定し，その後PIP関節を屈曲位にしてDIP関節を徐々に屈曲させ，Zone Iの腱縫合例と同様にプログラムを進める．片側の側索断裂例は，特に保護を必要とせず積極的に可動域を獲得する．

2）Zone III，Zone IV

　Zone IIIにおける伸筋腱は薄く脆弱なため，いずれの損傷においてもPIP関節に自動伸展不足が発生しやすく不可逆的である．したがって適切な伸展位固定を行い，固定後には慎重に屈曲運動を行う必要がある．また中央索断裂に加え，一側または両側の側索が断裂する場合があるが，これらのセラピープログラムは異なる．

　皮下断裂例で中央索のみの断裂と中央索と一側の側索断裂の場合は，保存的治療が原則である．PIP関節はコイルスプリント（図7-17），セーフティーピンスプリント（図7-18）あるいはキャストにより4週間伸展位に固定する．その間はDIP関節の自・他動屈曲を積極的に行うこと

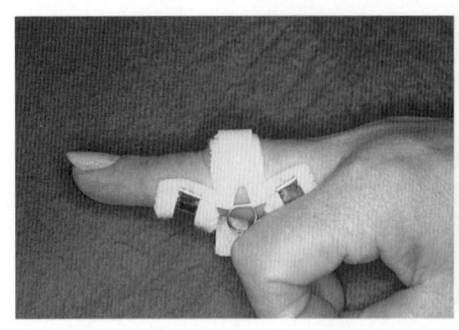

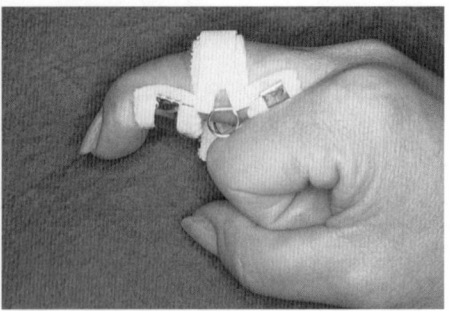

図7-17　コイルスプリント

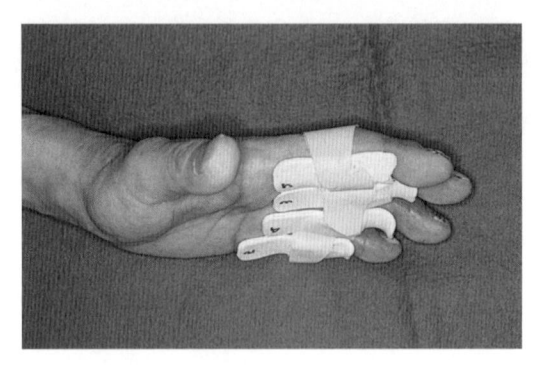

図7-18　セーフティーピンスプリント

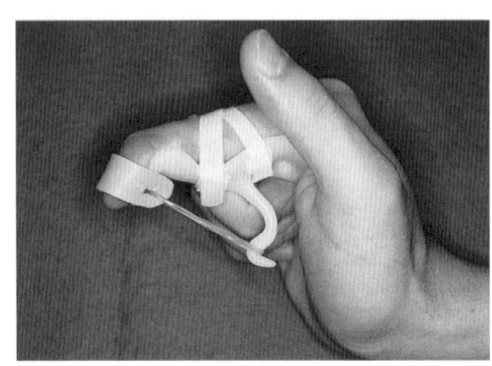

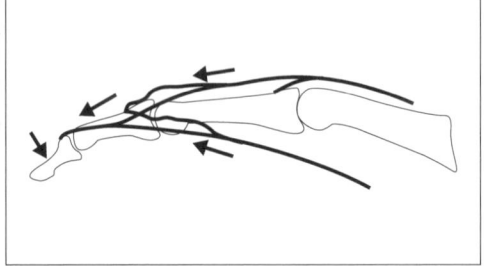

図7-19　DIP関節屈曲による指背腱膜末梢移動
指背腱膜は側索線維を介して末梢に移動し，中央索に余裕が生じる．

で指背腱膜の末梢への移動を促し，中央索の離開を防止する（図7-19）．4週間経過後は，PIP関節のみにカペナースプリントを装着し，PIP関節の自動屈曲と自動伸展を開始する．訓練時以外は，PIP関節を伸展位に保持する静的スプリントを初期治療後8週まで装着する．この経過の中でPIP関節の屈曲可動域は順調に回復しやすいが，自動伸展不足が生じる可能性があるので，伸展可動域に応じて屈曲運動量と伸展位保持時間を調節することが重要である．このプログラムは中央索付着部の剝離骨折例で骨片が反転していない症例に対しても同様である．

新鮮開放性損傷で，中央索の断裂に加え両側の側索が断裂した場合は，腱縫合後3週間は前腕からDIP関節まで外固定する．PIP関節は伸展位にK-wireで仮固定し，手関節は背屈位，MP関節は軽度屈曲位，DIP関節は伸展位に固定する．PIP関節においては，さらに1週間伸展位固定を延長し，その後カペナースプリントを2週間装着させ，PIP関節の自動屈曲および伸展を行う．訓練時以外は静的スプリントでPIP関節を伸展位に保持し，PIP関節の伸展可動域に応じて屈曲運動量と伸展位保持時間を調節する．術後7〜8週で，最終的に残存したPIPおよびDIP関節の伸展拘縮に対し同時他動屈曲を行う．

　ボタン穴変形は，中央索断裂が放置されてPIP関節が屈曲位におかれると，側索は背側より掌側へ滑落する．やがて横支靱帯の拘縮が起こり側索は側方に固定されてしまい，中央索は近位方向へ退縮する．その結果，側索は緊張しDIP関節の過伸展拘縮と斜支靱帯の拘縮を招き，典型的ボタン穴変形が発生する．その治療は，横支靱帯の不可逆性の拘縮が発生する6週ほど前までは，新鮮例と同様の治療が可能となるので，術前にはPIP関節の他動伸展およびDIP関節の他動屈曲を行い，横支靱帯および斜支靱帯の拘縮を除去して指背腱膜を末梢へ移動させておくことが重要である[7]．陳旧化したボタン穴変形に対しては，さまざまな手術方法があり，各手術法に応じたセラピープログラムを進める．

3）Zone V〜Ⅷ

　Zone V〜Ⅷでの指伸筋腱端々縫合例では，術後3週間は手関節背屈30°，MP関節10〜15°屈曲，PIP関節伸展位で固定する．DIP関節は，その屈曲運動で指伸筋腱に対してほとんど緊張を与えないので，固定しないのが一般的である．損傷指以外の指においては，指伸筋の収縮を予防するために同肢位で固定するが，指伸筋腱が腱間結合より遠位で損傷された時は，隣接指は損傷指より屈曲位で固定することができる．この肢位は，腱間結合により縫合腱が遠位方向に牽引されることで腱縫合部の緊張は減少する．

　術後3週経過したら，PIP関節以遠を自動屈曲できるように部分的にキャストをカットし，PIPおよびDIP関節の自動屈曲を行う．術後4週では外固定を除去し，掌側スプリント内での自動伸展を開始する．自動伸展時は，縫合された伸筋腱の近位方向への滑走が得られず内在筋優位の伸展になりやすいので，MP関節の屈曲をブロックして行う．またこの時期からPIP，DIP関節の同時他動屈曲，MP関節の自動屈曲，手関節の自動掌屈運動を徐々に開始する．MP関節および手関節部近くの伸筋腱損傷では，これらの関節の屈曲運動は腱縫合部に強い緊張が加わりやすいので，個別の関節ごとに慎重に可動域を獲得していく．例えばMP関節に隣接した伸筋腱損傷では，手関節を背屈位，PIP関節を伸展位に設定してMP関節のみを自動屈曲させ，縫合した指伸筋腱に過緊張がかからないようにする．運動の程度はMP関節であれば，最初は30°程度までの屈曲可動域を，手関節であれば掌背屈中間位までを獲得し，その後も徐々に増加していくようにする．この運動時以外は手関節は背屈，損傷指のMP関節は伸展位に近いやや屈曲位の掌側スプリントを装着するが，損傷指以外の指は制限を設けずに，積極的に屈曲させる．この屈曲運動は，指伸筋が同一筋腹であることを利用したものであり，正常の指伸筋腱により筋全

体を遠位に牽引し，縫合腱の緊張を減少させる．したがって，損傷指以外の屈曲運動は損傷指の屈曲運動を安全に行うための前段階の運動として有効な方法である．

　Zone V損傷でMP関節背側の関節包や骨傷を伴う関節損傷を合併している症例，Zone VI〜VIII損傷の骨折，皮膚欠損合併例で，骨接合や植皮，皮弁が安定している症例に対しては，少し早めの術後3週から個別にMP関節の自動屈曲を開始し，MP関節の伸展拘縮を予防する．この時，手関節背屈を強めて伸筋腱の緊張をより緩めておくと安全である．橈側の腱被の損傷がある場合は，伸筋腱が尺側に脱臼することによってMP関節の伸展が制限される場合があるので，より慎重にMP関節を屈曲するように心がける．

　術後5週では，掌側スプリントを手関節のみ支持するように部分カットし，手関節背屈位で全指関節を持続的に自動屈曲させる．しかし，自動伸展不足が出現していたら，MP関節の自動屈曲を妨げないように背側アウトリガーでMP関節を伸展位に牽引し，伸展可動域に応じて屈曲運動量と伸展位保持時間を調節することが重要である．Zone VII〜VIIIでは，伸筋腱同士が非常に近接して走行しているので，伸筋腱の滑走をそれぞれに回復させることが必要である．たとえば，母指を含め全指を自動伸展させたうえで，母指および中，環指を順に屈曲することにより，長・短母指伸筋腱，固有示指伸筋腱，固有小指伸筋腱，指伸筋腱それぞれを分離して滑走させることができる．また橈側手根伸筋と指伸筋を分離させる場合は，手関節自動背屈位で指を屈曲し，また手関節掌屈位で指を伸展することを行う．

　術後7週で手関節背屈位による指全関節の同時他動屈曲を持続的に行う．術後8週では手関節掌屈位でこの運動を行い，縫合腱を伸張する．Zone VIIおよびVIIIの修復例では，伸筋腱を伸張させる場合，手関節のジョイント付のスプリントが有効である．

　指伸筋腱が腱移行により再建される場合は，編み込み縫合であることが多く，この場合縫合部が強いので，端々縫合よりも1週程度早めにプログラムを進行させるとよい．

　橈側手根伸筋は手の力強い把持動作に重要な筋なので，橈側手根伸筋腱縫合例に対しては腱の滑走よりも力強い筋収縮力が手関節に伝達できることを優先にする．したがって術後の手関節掌屈運動は1週程度遅らせ，また抵抗に抗した強力な手の把持動作は手根伸筋腱に過剰な負担が加わるので，術後8週間は断続的に手関節支持スプリントで保護する．

4）母指の伸筋腱損傷

　長母指伸筋腱縫合後の術後固定肢位は手関節30°背屈位のヒッチハイクポジションである．Zone T IおよびT II損傷の治療およびセラピーは，指のZone I，IIと同様に，Zone T III，T IV損傷は指のZone V，VIの損傷と同様に進める．Zone T IIIはMP関節部であり，この部位で橈側の腱被もしくは短母指伸筋腱が損傷されている場合は，長母指伸筋腱がMP関節部で尺側に偏位し，MP関節の屈曲とIP関節の過伸展が出現しやすいので，早期からMP関節を積極的に屈曲することは避け，橈側の腱被に過大な不可を与えないように心がける．Zone T Vより近位の損傷では母指が対向指と十分ピンチできるように，縫合腱が十分末梢に滑走できるように配慮する．

7・3　腱剥離術におけるハンドセラピー

7・3・1　腱剥離術

　腱剥離術の目的は，腱のグライディングを制限している癒着を外科的に剥離することである．腱剥離の適応は，腱の癒着により他動可動域と自動可動域に差が生じ，明らかに他動可動域が大きい場合で，かつセラピーで拘縮の改善が認められない症例，可動域が良好でも力が入らない症例である．腱剥離を行う時期は，直接腱を修復した症例では術後3カ月以降が一般的であり，Zone IIでの屈筋腱損傷例や屈筋腱移植例では，腱の再断裂を考慮して術後6カ月以降に行う．高度な関節周囲軟部組織の拘縮が存在する場合は，腱剥離と同時に掌側板の切離など関節拘縮に対する処置も行われることが多い．

7・3・2　腱剥離術前セラピー

　拘縮の原因組織および癒着部位を判断し，関節周囲軟部組織の拘縮に対して可及的に柔軟な関節（supple joint）を獲得する．また，腱剥離術後に自動運動が十分に行えるよう，筋力強化を積極的に行っておくことも必要である．創およびその周辺に対しては，術後効果を高めるためにマッサージによって皮膚および皮下の軟部組織を柔軟にしておく．

　術前セラピーの期間中は，経時的に可動域を測定することによってセラピーによる可動域獲得の限界を判断し，いたずらに治療期間を延ばさないようにする．しかし，高度損傷例では腱剥離術後，浮腫および腫脹が高度に発生する可能性があるため，脈管系が回復するまで十分に期間を置くことが必要である．

　腱剥離術後は痛みと出血を伴うため，術前には腱剥離術に対する訓練内容，禁忌などのオリエンテーションを行い，術後訓練のモチベーションを高め，円滑に術後訓練へと移行できるように配慮する．痛みに敏感な症例においては，事前にそのことを術者に報告し，術後訓練前に行う局麻剤注入用のアトムチューブの留置を検討する．

7・3・3　術中確認事項

　術後訓練の方針を決定するために，術中において拘縮原因とその程度を確認する．また，腱剥離後の自動屈曲もしくは該当腱の剥離部より近位での牽引によって，術後獲得可能な可動域を確認する．腱の色艶，太さ，靱帯性腱鞘の有無，腱以外の解離組織も確認し，術後セラピーの参考にする．

7・3・4　腱剥離術後セラピー

　腱剥離術によって癒着が剥離されても，術後に再び新しい癒着が形成される可能性がある．したがって，術後のセラピーでは，できるかぎり速やかに自動運動と他動運動を行うことで非伸縮性の癒着組織の再形成を予防し，腱の滑走を維持することに努める．感染の徴候，血行不良，極端な炎症がある場合を除き，術後セラピーは術後翌日から開始する．

　腱剥離術では瘢痕だけでなく，周囲の組織にも外科的な侵襲が及んでおり，治癒した腱の血行が阻害され再断裂する可能性があることを認識しておく必要がある．特に，色艶が悪く，十分な太さがない腱に対しては，最初の数週間は腱の再断裂が予想されるため，術中に獲得した可動域を維持する程度の軽度な負荷による持続的な他動および自動運動を慎重に行う．屈筋腱剥離の場合では，最大他動屈曲位で自動屈曲させる等尺性収縮訓練が有効である．

　多量の出血，炎症，浮腫は再癒着を起こしやすいので，暴力的な運動は絶対行わないようにし，手は心臓より高く挙上させることを徹底させる．また，感染に対しても注意する．炎症反応が出現した場合や，訓練が痛みの増加を招きそれが15分以上続く場合には，訓練の時間を短くする．

　腱剥離後2～3週頃にコラーゲンの形成がピークになるので，この時期までは入院させて腱の滑走が低下しないように管理する必要がある．入院できない場合は，ホームエクササイズを指導し，確実に訓練が施行されるようにしなければならないが好成績は期待できない．特に骨折を合併した圧挫例や剥離範囲が広範な症例では，再癒着により可動域が低下する傾向があるため，最低2～3週間は入院して長期間のセラピーを継続する必要がある．また，これらの症例では正常可動域を獲得することが困難なことも多く，高度な伸展，屈曲両拘縮例では，安全肢位保持と自動運動を行い，その指の機能的役割を考慮して訓練することも必要である．

1）屈筋腱剥離術後のセラピーの実際

　屈筋腱剥離の場合で，術前に屈曲拘縮が著明であった症例では，癒着部以遠の関節を同時他動伸展位に保持するスプリントを装着する．MP関節はやや屈曲位に保持する．そして1時間に30回程度の自動屈曲を行う．屈曲拘縮が再発しはじめたら，スプリントによる伸展位保持の時間を必要に応じて長めに調節する．自動屈曲不足の症例では，腱の状態が良好であれば他動屈曲後にブロッキングエクササイズや浅指屈筋の分離運動を積極的に行うことでcross unionを予防し，最大屈曲可動域を獲得するように努める．また，腱剥離術後の訓練の1つに，訓練時以外は手関節および指を屈曲位に保持し，訓練開始時にこれらを他動伸展する方法がある[2]．これは腱剥離術後に生じた軽度な癒着を他動伸展で剥離するものであり，包帯による屈曲位保持の前には，必ず自動屈曲を行わせておく必要がある．この方法は他動運動により癒着を剥離できるという利点があるが，術前に屈曲拘縮が著明であった症例に対しては，屈曲拘縮が再発する可能性が高くなるので注意しなければならない．

　掌側板の切離もしくは剥離を屈筋腱剥離と同時に行った場合は，腱の再癒着が生じやすくなる

ため，伸展位保持の時間を長めに設定し，掌側板が再度屈曲拘縮の原因とならないように注意する．指の靱帯性腱鞘が同時に再建される場合もあるが，この場合は自動屈曲時において指の掌側から健側手で腱の浮き上がりを抑えることで再建された腱鞘を保護する．剝離範囲が広範な症例や痛みに敏感な症例には，手関節部で正中および尺骨神経の近くに留置してあるアトムチューブより局麻剤を注入し，無痛下の自・他動運動を行うと効果的である．筋力増強は腱剝離後6週頃より開始し，力の必要な動作は術後12週経過したら許可する．

2）伸筋腱剝離術後のセラピーの実際

伸筋腱剝離術後は，手指の背側の創により浮腫が発生しやすく，術後3～4日までは圧迫包帯を行い，中等度な力による持続的他動屈曲と積極的な自動伸展で剝離腱の滑走を維持する．

術前に自動伸展不足を認めた症例では，スプリントで伸展位に保持して，屈筋とのバランスを保ちながら伸展可動域を維持する．また1時間に30回程度は自動屈曲を行い，屈曲可動域が減少して把持機能を悪化させないように注意する．術前に伸展拘縮が存在した症例では，剝離部以遠の関節を同時他動屈曲して伸展拘縮の再発を予防する．常時他動屈曲を行うと自動伸展可動域が低下するので，1時間に30回程度は自動伸展させる．MP関節の伸展拘縮が術前に著明であった場合は，伸筋腱剝離に加え関節包切開術を同時に施行されることがある．この場合は術後1週間程度MP関節を屈曲位にK-wireで仮固定し，その後2～3週間はスプリントにより屈曲位を維持する．

基節部背側以遠での腱剝離は，剝離効果が得られにくい．これは，その部位の腱は膜状で薄いために過伸張され，再癒着が生じやすいためである．伸展不足が改善されない場合は，指の伸展スプリントの装着期間を長めに設定し，指背腱膜の張力バランスを回復させる．屈曲訓練は1日に10回程度軽く行うことを基本とし，可動域に応じ運動内容および運動量の調節を行うことが重要である．

◆文　献◆

1) Chow JA, Thomes LJ, Dovelle S, et al（1987）. A combined regimen of controlled motion following flexor tendon repair in "no man's land". *Plast Reconstr Surg*, **79**, 447-455.
2) Foucher G, Lenoble E, Ben Youssef K, et al（1993）. A post-operative regime after digital flexor tenolysis：A series of 72 patients. *J Hand Surg*, **18**, 35-40.
3) Hitchcock TF, Light TR, Bunch WH, et al（1987）. The effect of immediate constrained digital motion on the strength of flexor tendon repairs in chickens. *J Hand Surg*, **12**, 590-595.
4) 石黒　隆（1996）. 手指伸筋腱皮下断裂に対する減張位超早期運動療法．骨・関節・靱帯，**9**, 915-922.
5) Karlander LE, Berggren M, Larsson M, et al（1993）. Improved results in zone 2 flexor tendon injuries with a modified technique of immediate controlled mobilization. *J Hand Surg*, **18**, 26-30.

6) Kerr CD, Burczak JR (1989). Dynamic traction after extensor tendon repair in zones 6, 7, and 8：A retrospective study. *J Hand Surg*, **14**, 21-22.
7) 木野義武（1986）．伸筋腱損傷の治療．日手会誌，**2**，864-871．
8) Kleinert HE, Kutz JE, Atasoy E (1973). Primary repair of flexor tendons. *Orthop Clin North Am*, **4**, 865-876.
9) Lundborg G, Rank F (1978). Experimental intrinsic healing of flexor tendons based upon synovial fluid nutrition. *J Hand Surg*, **3**, 21-31.
10) Manske PR, Lesker PA (1982). Nutrient pathways of flexor tendons in primates. *J Hand Surg*, **7**, 436-444.
11) Matthews P (1976). The fate of isolated segments of flexor tendons within the digital sheath：A study in synovial nutrition. *Br J Plast Surg*, **29**, 216-224.
12) McGrouther DA, Ahmed MR (1981). Flexor tendon excursions in "no-man's land". *Hand*, **13**, 129-141.
13) 大山峰生，白井道代，田崎和幸，他（1991）．ハンドセラピーに用いる訓練器具と自動具．整・災外，**34**，1405-1411．
14) 大山峰生，木野義武，町田まどか，他（1998）．挫滅手における術後セラピー．骨・関節・靱帯，**11**，895-904．
15) Oyama M, Kino Y, Machida M (1999). Postoperative management of the dorsal fracture-dislocation of the proximal interphalangeal joint. *J Tech Hand and Upper Extremity Surg*, **3**, 66-73.
16) Silfverskiold KL, May EJ (1994). Flexor tendon repair in zone II with a new suture technique and an early mobilization program combining passive and active flexion. *J Hand Surg*, **19**, 53-60.
17) Slattery PG (1988). The modified Kleinert splint in zone II flexor tendon injuries. *J Hand Surg*, **13**, 273-276.
18) Sylaidis P, Youatt M, Logan A (1997). Early active mobilization for extensor tendon injuries. The Norwich regime. *J Hand Surg*, **22**, 594-596.
19) 高柳　誠，渡辺好博，土田浩之，他（1992）．わが国における屈筋腱修復の現状．日手会誌，**8**，847-849．
20) 上羽康夫（1999）．「手　その機能と解剖，改訂3版」金芳堂．
21) Verdan CE (1960). Primary repair of flexor tendons. *J Bone Joint Surg Am*, **42**, 647-657.
22) 吉津孝衛（1992）．腱手術後の早期運動療法．日手会誌，**8**，857-861．
23) 吉津孝衛，牧　裕，田島達也，他（1997）．早期自動屈曲療法のための新しい屈筋腱縫合法の試み．日手会誌，**13**，1135-1138．
24) 吉津孝衛，牧　裕，坪川直人，他（1999）．zone I での屈筋腱一次修復早期運動例における A 4 pulley の影響．日手会誌，**15**，781-785．

8

骨・関節損傷のハンドセラピー

8・1　骨・関節損傷のセラピーに必要な基礎知識 ── 160
8・2　ハンドセラピー評価 ── 163
8・3　ハンドセラピー ── 164
8・4　各骨・関節損傷部位におけるハンドセラピー ── 168
　　　8・4・1　橈骨遠位端骨折 ── 169
　　　8・4・2　手根骨の骨折と脱臼 ── 176
　　　8・4・3　中手骨骨折 ── 179
　　　8・4・4　基節骨骨折 ── 182
　　　8・4・5　中節骨骨折 ── 185
　　　8・4・6　末節骨骨折 ── 186
　　　8・4・7　PIP関節背側脱臼骨折 ── 188
　　　8・4・8　母指MP関節側副靱帯損傷 ── 189
　　　8・4・9　PIP関節側副靱帯損傷 ── 191

骨折（fracture）の治療では，転位した骨片を解剖学的に正しいアライメントに整復し，良好な可動域をもつ機能的な手に復元することを目的とする．靱帯断裂などの関節損傷においても，骨折と同様に最終的に機能的な手にすることを目的とするが，この場合は修復靱帯を治癒させ，安定した痛みのない関節を獲得することがより重要となる．

その機能的な手を復元するためには，骨折部位，骨折の種類，骨折や靱帯損傷に対する初期治療内容，合併損傷組織の修復内容が要因となり，これらのことは初期治療後のハンドセラピープログラムを立案，実行するうえで必ず把握しなければならない項目である．ハンドセラピーでは，各症例について具体的にいつから，どのようなプログラムを行うかなど，最良の治療が行えるよう担当の手の外科医と検討し，統一された治療方針のもとにセラピーを進めていく．

8・1　骨・関節損傷のセラピーに必要な基礎知識

ここで示す骨折のタイプ，骨癒合に影響を及ぼす要因，整復，骨折部の固定方法は，ハンドセラピープログラムを計画するうえで理解しておかなければならない，きわめて重要な知識である．ただしハンドセラピープログラムは各症例によって損傷状況や初期治療内容が異なるので画一的なものではない．

1）骨折の分類

手の骨折は，骨折全体の半数以上を占め，労働災害，スポーツ外傷，交通事故や転倒などで日常的に頻発する．これら受傷機転における損傷のメカニズムや骨に働いた破壊力は発生する骨折のタイプ（図8-1）に影響を与える．

2）骨癒合に影響を及ぼす要因

骨折の修復は，正常な骨が再生されるまでの独自の過程であり，骨の修復と治癒の度合は適切な骨の血管再生に依る．一般的に，前腕骨で4〜6週，手根骨で8週，中手骨で6〜8週，指節骨で4〜6週が骨別の骨癒合の大まかな目安となっているが[17]，骨癒合に影響を及ぼす要因として，開放骨折かどうか，骨折部位，粉砕程度，血行，骨折部の安定性，転位の程度，骨欠損，整復の良否，生理的ストレス，局所の感染症，年齢，栄養状態などがあり[6]（表8-1），各症例の骨折癒合期間は，これらに影響される．

3）整　復（reduction）

整復とは，外科的処置あるいは徒手操作により，損傷部位を正常な解剖学的関係へ復旧することである．整復の方法には，観血的整復（open reduction）と非観血的整復（closed reduction）がある．観血的整復は手術により骨折部を展開して整復するもので，整復後は骨折部を内固定する（open reduction and internal fixation；ORIF）（後述）．非観血的整復は麻酔下もしくは無麻酔で，徒手力や牽引により行うもので，その際，靱帯や腱の緊張を利用することもある．いず

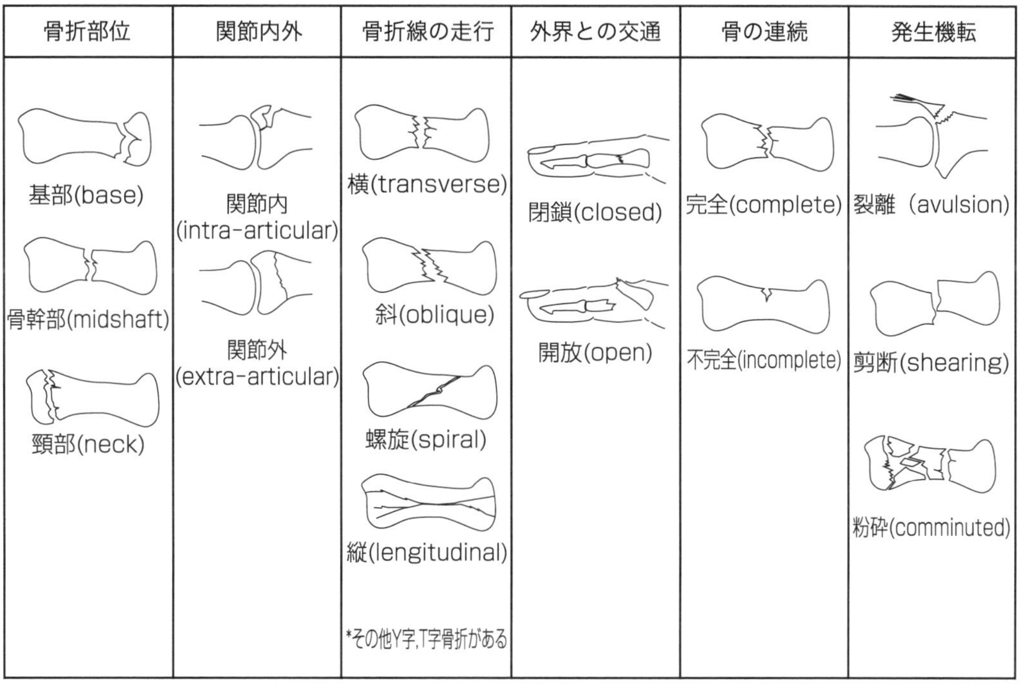

骨折部位	関節内外	骨折線の走行	外界との交通	骨の連続	発生機転
基部(base) 骨幹部(midshaft) 頸部(neck)	関節内(intra-articular) 関節外(extra-articular)	横(transverse) 斜(oblique) 螺旋(spiral) 縦(lengitudinal) *その他Y字,T字骨折がある	閉鎖(closed) 開放(open)	完全(complete) 不完全(incomplete)	裂離(avulsion) 剪断(shearing) 粉砕(comminuted)

図 8-1 手指骨に頻発する骨折の分類

表 8-1 骨折治癒に影響を及ぼす主な因子[6]

1．開放骨折	骨折部周囲の軟部組織損傷により血腫が形成されない場合があり，骨形成が遅延する．
2．骨折部位	骨折部の皮質骨の厚さが厚いほど癒合が遅い．また関節内骨折は関節運動により容易に骨片間の固定性が失われやすいので，正確な骨片の整復，固定性を必要とし，場合によっては骨移植が行われないと遷延治癒に陥りやすい．
3．粉砕骨折	開放骨折でないかぎり仮骨が形成されやすいが，骨片間の固定性が悪いと遷延治癒や骨癒合不全になることが多い．
4．血　行	開放骨折により骨新生に必要な周囲組織からの血行路が損傷され，骨癒合不全，骨壊死を生じやすい．解剖学的にも血行不良に陥りやすい部位がある．舟状骨がその代表である．
5．骨折不安定性	骨片間の固定性が悪く，骨接着状態が骨片の転位，整復の不良，骨欠損により不十分であると骨癒合が遷延する．
6．生理的ストレスの減少	金属プレートなどを用いた強固な固定法では，骨にストレスがかからないために仮骨形成が減少し，骨折部の緻密化を遅延させる．また持続的な圧迫力がないと力学的に十分な強度が得られない．
7．局所の感染症	感染が生ずると，組織壊死，浮腫，血栓が生じ新生骨は形成されにくい．
8．年　齢	若年者ほど細胞の増殖と活動が活発で，骨の造形が旺盛である．一方，高齢者では，仮骨が量的に少なく，骨緻密化の程度が低い傾向がある．
9．栄養状態	電解質異常や低蛋白血漿の状態では，細胞の活動性が低下し，骨基質の産生が不良になる．

れも，解剖学的に正しいアライメントに整復することが重要で，これを達成して初めて良好な可動域を獲得することができる．整復が良好なほど橋渡し仮骨など骨折周辺にできる外仮骨の形成は少ない[6]．

4）固　定（fixation）

　固定法には，保存的治療として外部からキャストやスプリントによって骨折部を保持する外固定法（external fixation）と，キルシュナー鋼線（K-wire），スクリュー，プレート，髄内釘などによって固定される内固定法（internal fixation）がある．さらには，創外固定装置（external fixator）によるものがある．創外固定は，骨折部の前後に複数のピンを経皮的に刺入し，体外部のピンの先端同士を固定装置で連結させて骨折部の安定を図るものである．加えてこの装置は牽引も可能であり，骨の短縮を予防する．また骨折部を可及的早期に安定化させる経皮ピンニングおよびこれに外固定を加える方法があり，これらの固定力は外固定法に勝る．

　骨折安定性は外固定や内固定あるいは骨が癒合することによってもたらされる．よって保存的治療では，外固定により安定性を維持する必要があり，特殊なセラピーを除き，骨折部の隣接関節は骨癒合するまで運動することはできない．一方，内固定例では，強固な固定が施行されていれば，症例によって比較的早期運動が可能である．関節面下の海綿骨が圧壊されて生じる陥没骨片を有する関節内骨折では，内固定に加え骨欠損部に対する骨移植を行い，外固定期間を短縮する．金属プレートを用いた強固な固定法では，骨に生理的なストレスがかからないために，仮骨形成を減少させ，骨折部の緻密化を遅延させる．その結果，抜釘後に再骨折が生じることがある．

5）陳旧化した骨折

　骨折後，適切な治療を受けることなく経過すると骨癒合は遷延（遷延治癒；delayed union）し，最終的に偽関節（nonunion, pseudoarthrosis）となる．たとえ骨癒合が得られても関節拘縮，長軸の屈曲変形（軸転），側方への転位，回旋変形など正常な位置から転位して癒合する（変形治癒；deformed healing）場合がある．さらには変形性関節症を惹起し，手指巧緻動作が著しく障害されることもある．

　拘縮については適切な治療の前にどれだけ放置されたかによって，関節性の拘縮，筋の短縮，腱の癒着の程度が異なってくる．

6）脱　臼（dislocation）

　靱帯断裂に伴って関節を構成する骨は正常な位置から転位する．関節軟骨面の相対的変化の程度によって，捻挫，亜脱臼，または脱臼に区別される．捻挫は靱帯断裂はあるものの，関節を構成する骨の相対的位置は変わらず，関節面は正常な適合性を保っている．亜脱臼は靱帯損傷に伴い骨の相対的位置関係が変化し，関節の適合性が失われるものの，関節軟骨面の大部分あるいは一部分の接触が保たれているものである．安静時には正常な骨の相対関係と関節の適合性を保っ

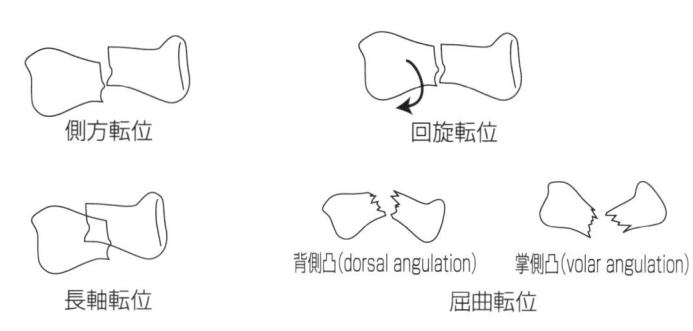

図 8-2　手指骨折に多くみられる骨片転位の形態

ているが，ストレスを加えると明らかに亜脱臼するものを関節の不安定性（instability）とよぶ．これに伴い疼痛やROM制限などの臨床症状をもたらすものは関節不安定症とよばれ，手関節損傷で起こりやすい．脱臼は関節を構成する靱帯の広範で完全な断裂に伴って起こり，骨の相対的位置関係が大きく変化し，関節軟骨の接触が失われるものである[10]．

8・2　ハンドセラピー評価

　まず評価を行う前に，手術見学や手術記録，X線写真から情報を得る．X線写真は正面，側面2方向のものから，骨折の状態，骨片の固定性を確認する．訓練継続中も定期的に撮影されるX線写真により，骨癒合状態や骨片の安定性，関節の適合状態，内固定の状態を把握し，セラピープログラムの参考にする．骨・関節損傷後に生じる異常としては，異常可動性，関節の不安定性などがある．これらの異常は，骨アライメントの異常による側方転位変形，長軸転位変形，回旋転位変形（malrotation），背側凸変形（dorsal angulation），掌側凸変形（volar angulation）などの変形治癒（図8-2）および短縮変形，関節面の不正，靱帯損傷などによって起こり，どのような原因で生じているかを把握しておく必要がある．指の骨折では回旋変形を調べておくことが重要である．それは，指屈曲時に各指先が舟状骨結節方向に集まるか，各指の爪の表面が平行にそろっているか，指がオーバーラップしていないかを確認することでも，容易に判断可能である．

　また評価は，損傷部位にとどまらず，非固定部位についても行う．たとえ指の骨折であっても，必ず肩関節まで含めた可動域を検査し，比較のために健側についても測定しておく．さらに神経障害，腱損傷，靱帯損傷などの合併症や疼痛を伴うこともあるため，手術記録から情報を集め，必要に応じてそれらの評価も行う．さらに患者の理解力とモチベーション，年齢，性格，職業，全身状態などの情報も得る．これらは，セラピープログラムの立案および遂行の参考になる．なかでも治療内容や禁忌事項に関する理解とモチベーションは早期運動に不可欠である．

　表8-2に評価項目についてまとめる．

表 8-2 評価項目

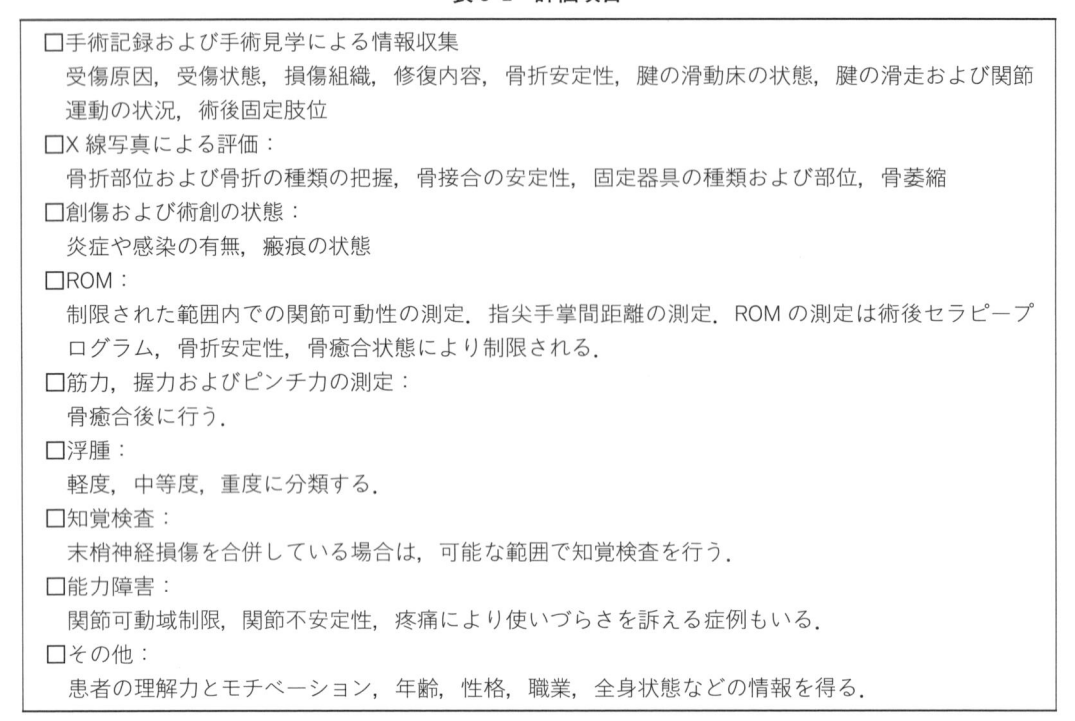

□手術記録および手術見学による情報収集
　受傷原因，受傷状態，損傷組織，修復内容，骨折安定性，腱の滑動床の状態，腱の滑走および関節運動の状況，術後固定肢位
□X線写真による評価：
　骨折部位および骨折の種類の把握，骨接合の安定性，固定器具の種類および部位，骨萎縮
□創傷および術創の状態：
　炎症や感染の有無，瘢痕の状態
□ROM：
　制限された範囲内での関節可動性の測定．指尖手掌間距離の測定．ROMの測定は術後セラピープログラム，骨折安定性，骨癒合状態により制限される．
□筋力，握力およびピンチ力の測定：
　骨癒合後に行う．
□浮腫：
　軽度，中等度，重度に分類する．
□知覚検査：
　末梢神経損傷を合併している場合は，可能な範囲で知覚検査を行う．
□能力障害：
　関節可動域制限，関節不安定性，疼痛により使いづらさを訴える症例もいる．
□その他：
　患者の理解力とモチベーション，年齢，性格，職業，全身状態などの情報を得る．

表 8-3 骨・関節損傷におけるハンドセラピーの流れ

1．受傷患者の把握
2．手術見学および術者からの情報入手
3．ハンドセラピープログラムの立案（合併損傷組織に対しても配慮する）
4．早期運動および段階的早期運動の検討と実施
5．外固定除去後の運動およびスプリント療法の検討と実施
6．実際に使うことのできる手を目標とした訓練の検討と実施

8・3 ハンドセラピー

　骨・関節損傷におけるハンドセラピーの第1の目標は，骨折部や関節の安定性を得ること，および受傷後に起こる関節拘縮や腱癒着，浮腫などの二次的合併症を予防することである．次の目標としては適切な筋収縮を促し，実際に使えるようにすることである．そのためには，損傷部を固定することによって生じる非固定部への弊害を予防することも決して忘れてはならない．骨・関節損傷におけるセラピーの流れは表8-3に示した．また，骨・関節損傷に関する情報収集とハンドセラピープログラムを立案するうえで主に考慮する点は表8-4に記載したとおりである．

1）安静固定

　外固定（immobilization）は，骨折安定性や治癒のための適切な肢位を得るために行う．保存療法例であれば，外固定は骨折の整復肢位を維持し，外部から骨折を支持する重要な役割をも

表8-4 骨折に関する情報収集とハンドセラピープログラムの立案

患者の年齢	・治癒時期の予測,ハンドセラピー目標の検討. ・小児の骨折はほとんどのものが3〜5週で治癒する.成人では4〜8週を要する.
全身的な合併症	・糖尿病,脳卒中,関節リウマチ例では骨癒合が遅れる可能性あり. ・血行不良,知覚障害,運動麻痺など,それらの疾患による障害への配慮も重要.
骨折部位	・固定範囲(非固定部位)を確認し,固定部位に関しては骨折部の安定を図り,非固定部位については拘縮予防を検討.治癒までに要する期間の予測. ・骨幹部のような海綿骨が乏しい場所では癒合が遅れる.
骨折の種類	・開放骨折か閉鎖骨折か:創治癒への考慮,感染予防への配慮が必要. ・固定の安定性,治癒期間の予測. ・軟部組織損傷を伴った骨折は血行が損なわれるため治癒が遅れる.
損傷のメカニズム	・損傷の種類(挫滅)により軟部組織の損傷,浮腫,拘縮,腱癒着などを予測. ・これらの損傷の有無と程度によってハンドセラピープログラムの優先順位や内容を変更する.
骨片転移メカニズムと整復肢位	・骨片の転位は,骨折発生機転や骨片に停止する靱帯および筋腱の牽引,筋腱の張力バランスにより生じる.骨片が整復される運動は可能なかぎり早期より導入する.
整復方法	・観血的整復→浮腫や腱癒着を起こす可能性が高い.外固定期間は比較的短い. ・非観血的整復→軟部組織の損傷は観血的整復より少ない.外固定は骨癒合後に除去.
固定方法	・骨折部の安定性を判断.スクリュー固定あるいはテンションバンドワイヤー固定のように骨折部へ圧迫力を加える方法は,キルシュナー鋼線固定よりもより安定しているため,外からの支持は少なくてすむ. ・骨折部の固定が強固であれば,骨癒合が不十分でも早期から運動が可能となる. ・骨癒合が完了し,固定が除去されるまでの日常生活動作について検討.制限のある活動に対してアプローチする.
合併損傷	・骨以外の組織にも損傷が及んでいる場合は,治療内容や治療の優先順位が変わる.

つ.観血的内固定においては,骨折を外部から支持するという役割に加え,安全肢位(safety position)や機能的肢位を維持することが可能となる.指関節に起きやすい拘縮は,MP関節の伸展拘縮とIP関節の屈曲拘縮,すなわち内在筋マイナス(intrinsic minus)拘縮であり,安全肢位はこれを予防するために有効な肢位である.骨折の整復位保持のために安全肢位が取れない場合は,骨折部が安定する2〜3週後には可及的に安全肢位に戻すようにする.中手骨骨折および基節骨骨折の内固定では,術後に安全肢位をとることができるが,術後固定期間中に,安全肢位が徐々に崩れる症例が時にみられるので,定期的に術後肢位をチェックし,安全肢位が崩れていたらガーゼなどを詰め込み補正する.内在筋拘縮がある場合は安全肢位の維持は禁忌となるので注意する.

靱帯損傷における外固定の目的は,修復された靱帯の保護や関節の支持であり,外固定期間中は,関節の動揺性が生じないよう的確に運動制限されていることが重要である.

2) ROMの改善

骨折では,骨片によって骨折部周囲の軟部組織も損傷を受ける.特に開放骨折や強い外力によ

り圧挫された骨折においては，その損傷程度は重度であり，腱の癒着による拘縮が発生することが多い．その拘縮は骨折部より遠位の関節に発生するのが通常である．その他，靱帯や関節包の癒着，筋腱の緊張のバランスの崩壊により生じる拘縮もある．これらの拘縮を予防，除去するためにはROM訓練を行うが，これは前述した骨癒合に影響を及ぼす要因によって内容が異なってくる．

　安定型骨折や，解剖学的に正しく整復され骨折が内固定により強固に固定されているならば，骨の短縮の可能性がない部位にかぎり骨折部の隣接関節の早期運動が可能である．しかし，関節内およびその周囲の骨折の場合では，関節面の変形や骨の変形治癒が発生する可能性も高いので，強固な内固定に加え骨移植が追加されている必要がある．いずれにしても，この早期運動は遷延治癒や変形治癒の可能性が高いので，症例ごとに手の外科医と検討し，安全性を確かめながら，徐々にそのプログラムを進めていくことが重要である．また早期運動は禁忌事項が守れ術後管理がしっかりと行える患者のみが適応となる．

　一般的な骨折のセラピーでは，段階的な早期運動が主流となっている．まず骨折部に負担のかからないよう骨折部より遠位にある遠隔関節から運動を行い，骨折部での腱の癒着を予防する．次いで，骨癒合は完全ではないが骨折部の安定性が得られたら，骨折部の隣接関節の運動を行う．その運動の方法は，可能であれば骨折部を外部から支持，固定したうえで，コントロールされた負荷による他動運動から開始して徐々に可動域を獲得する．その他動運動においては，運動の前に各関節面の凹凸の関係を考慮した関節モビライゼーションを行い，関節のあそびを得てから行うと効果的である．その後は，他動運動で獲得された可動域内を自動運動で維持する．自動運動は，患者によってコントロールされていない力で行われるため骨片再転位の危険性が高まる．したがって，いったん拘縮に陥った関節に対しては，初期からの無謀な自動運動を行わせないようにし，可能であれば弱い負荷による他動運動から開始するのがよい．次に，骨癒合が完成したら，積極的な自・他動運動へと移行する．運動方向においては，早期からの受傷機転と同様なストレスを伴う運動は，整復された骨片を転位させやすく変形治癒を助長しやすいので，骨片が整復される運動方向から行うべきである．また内固定法によっては，運動により加わる力が骨折部に対して圧縮的に働く．このような固定法が施行されている場合は，その運動は骨癒合を促すので積極的に行う（図8-3）．

　骨折部の隣接関節の外固定期間が長く，段階的な運動ができなかった症例では，外固定除去後

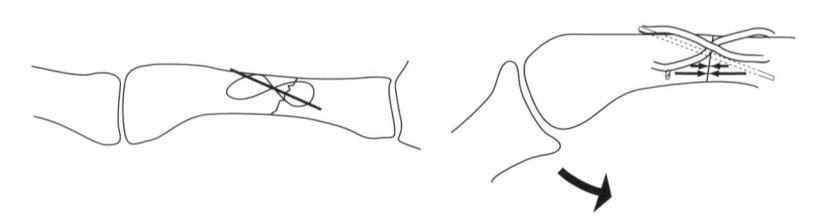

図8-3　Tension band wiring
背側に8字型の鋼線を締結すると，指屈筋力により骨折面に圧迫力が働き，骨癒合を早める．圧迫力は離開側の反対側（掌側）で大きい．

にはより積極的な運動が必要になるが，関節拘縮や腱の滑走を改善できない場合は，最終的に外科的な剥離が必要になる．

　粉砕骨折の場合は，開放骨折でないかぎり仮骨が形成されやすいが，骨片間の固定性が不十分であると過度な運動により骨癒合不全を起こすので注意しなければならない．また粉砕骨折では骨片を固定するために多くのK-wireが使われていることがある．これらは可動域が増加するにしたがい，関節運動や腱の滑走をブロックするようになることもあり，このような場合は，骨癒合に影響がないものであれば，手の外科医に報告して問題となるK-wireの抜去の判断を仰ぐ．

　骨の長軸方向の加重や重力に抗した運動は骨密度を増加し，逆に長期間の固定は骨組織の吸収を招く．高齢者では骨萎縮がみられ，骨密度を考慮したセラピーを進めなければならない．

　損傷後の関節運動は関節軟骨の再生を促す[24]という報告がある．これは正常な筋緊張のバランス下で，拘縮がなく正しいアライメントが維持されている関節で運動がなされた場合であり，正しいアライメントが維持されていない拘縮関節に対する過剰な運動は，変形性関節症を招くおそれがある．

　骨折周辺の軟部組織損傷を合併した症例に対しては，瘢痕の管理も重要である．瘢痕管理のために用いられる方法としてはマッサージ，ドレッシングや装具による圧迫法などがある．マッサージは膠原線維の再編成を助け，アライメントを整え，硬い瘢痕を柔らかくする．瘢痕部への圧迫は肥厚を抑え，ゆっくりと形成させるための適切な刺激となる．

　靱帯損傷の治療は，まずは無痛性の安定した関節を獲得することを念頭にセラピーを施行し，これが獲得，維持されてから拘縮を予防，除去することに努める．運動は骨折と同様に段階的な早期運動を行い，まずは靱帯に負担のかからない関節から運動を行い，腱の癒着を予防する．次いで，損傷関節の靱帯を伸張させるような運動を徐々に行っていく．関節の不安定性が認められるようであれば，関節を支持するようなスプリントを装着する．セラピストはADLの諸動作を遂行するために最低限必要なROM[8]について理解したうえで，ROM改善の目標を検討しなければならない．

3）浮腫のコントロール

　初期治療後から患手の適切な高挙肢位について指導し，それが適切に実施されているか観察する．浮腫のコントロールには持続的な軽い圧迫が効果的である．圧迫を加えるドレッシングは，浮腫が重度なとき，あるいは広範囲に浮腫があるときに必要となる．手背に浮腫が存続する場合は，内在筋マイナス拘縮および母指内転，回外拘縮を招き，手の重度な機能障害を招く．手背の浮腫に対しては，指先から前腕近位まで圧迫を加える弾性手袋，自着性伸縮包帯が有効である．他に求心性のマッサージ，交代浴，圧ポンプなどの方法もある．

4）疼痛管理

　疼痛は患者の自動運動を大きく制限する．疼痛が発生したら，それが何に由来するものなのかを注意深く観察して判断する必要がある．拘縮に対して運動を行っている場合では，疼痛の原因

が，短縮および癒着している軟部組織を伸張していることによるもの，骨折部に由来するもの，関節骨から起こるものなどが考えられる．

疼痛が軟部組織によるもので，それが長時間継続する場合は，その運動は過負荷による微細損傷を誘発し，浮腫の増加，可動域の低下を招くおそれがあるので運動負荷を軽減する．疼痛が持続しない場合は，その疼痛の発生部位が骨折部に関係しないかぎり運動を続行する．

運動時痛が骨折部に限局して認められ，それに骨折部の圧痛が伴えば，それは骨折の癒合の遅延を示すか，あるいは骨折部の安定性が失われている可能性が高い．この場合は訓練を中止し，手の外科医に連絡する．

関節自体に痛みがある場合は，運動による過負荷が関節にかかっており，将来，変形性関節症を招くおそれがあるので運動の負荷を少なくする．またその他，K-wire挿入部に痛みが存在することがあり，その場合は我慢できる範囲内で行い，それが骨癒合に影響のないものであれば，手の外科医に連絡してK-wireの抜去の時期を確認する．

5）筋力維持と増強

骨・関節損傷では，損傷組織の治癒のために長期間の外固定が行われることが多い．この外固定期間は日常で患手を使用させることができない場合が多いので，固定部の筋だけでなく，上肢全体の筋力を低下させてしまう．また，主動筋と拮抗筋のバランスを崩してしまうことも多くみられる．時には，痛みを招くであろうという不安から主動筋と拮抗筋の同時収縮が生じてしまうこともある．したがって，外固定期間中も，可能なかぎり筋力の維持に努め，固定部であれば等尺性筋収縮で，固定部以外であれば全可動域にわたって筋収縮訓練を行うことが必要である．外固定除去後は主動筋と拮抗筋の同時収縮のない筋収縮を促し，スポンジなどの負荷のごく軽いものを握ることから始め，輪ゴムやパテ，ウエイトウエル（「4・3・6　ウエイトウエル」参照），漸増抵抗訓練などで負荷を加えながら筋力の増強を図り，正常な筋バランスの再獲得に努める．各運動とも骨折安定性や骨癒合状態を十分に配慮し，骨癒合を阻害するようなことを決して行ってはならない．

6）日常生活活動の指導

患手が外固定され，手の使用が制限されていると，患者は日常生活を健側のみで行わなければならず，その遂行に支障をきたす．セラピストは，できるかぎり自立できるよう患者に指導し，患手を挙上させながら片手でできる方法や工夫などを指導する．

8・4　各骨・関節損傷部位におけるハンドセラピー

骨折の部位，回復の状況などによって経過は異なるが，次に示す回復段階に応じて治療計画を立てる．その計画に基づいたプログラムの実施にあたっては，骨癒合が完成するまで定期的に撮影されたX線写真で骨片の整復状態が維持されているかを必ず確認する．

第1期──骨折部の固定，骨癒合が優先される．
第2期──骨折部が安定しているとみなされ，軽い負荷の運動に耐えられるようになる．
第3期──骨折が癒合するか，あるいは自・他動運動に耐えられるようになり，抵抗に抗して手を使用することが可能となる．

以下，骨折部位ごとにその特徴と各骨折のセラピーで考慮する要因，各段階に応じたプログラムについて述べる．

8・4・1 橈骨遠位端骨折

橈骨遠位端骨折は，伸展骨折すなわちColles骨折が大半を占めるが，屈曲骨折のSmith骨折やBarton骨折も時にみられ，いずれも尺骨茎状突起骨折を合併することが多い．これらの骨折は，老人に多く生じる転倒による場合と，転落，交通事故など高度外力によって生じる場合とがある．Frykman[5]は骨折線が橈骨手根関節や遠位橈尺関節にかかっているか，尺骨茎状突起骨折を合併しているかの点に着目して分類している．他には，AO，Melone[13]，斎藤[23]の分類などがある（詳細はそれぞれの文献を参照）．

1）橈骨遠位端骨折のセラピーで考慮する要因

①受傷状態

橈骨遠位端骨折の多くは，転倒を防ごうとして前腕回内位で地面に手掌面をついて発生する．その骨折のタイプは，衝撃時の加重，受傷時の手関節や前腕の肢位，年齢によって異なり，それが関節内骨折で粉砕程度が強いと，手関節および前腕の高度な拘縮を導く．

②合併症

ⅰ．長母指伸筋腱断裂

長母指伸筋腱は第3背側区画を通る．それは橈骨のLister結節の尺側に位置している．この結節部での骨折では，骨片と長母指伸筋腱との間に摩擦が生じ，結果的に擦り切れて断裂する．長母指伸筋腱の断裂例の中には，断裂前に前腕背側の違和感を訴える症例もあるが，通常骨折後1～2カ月に突然起こる．それは母指が伸展できないことで明らかになる．長母指伸筋腱の断裂に対し，端々縫合による手術的な修復は不可能であり，母指の伸展機能は示指伸筋の腱移行で再建される．腱移行後は伸筋腱の腱移行術後のハンドセラピーを施行する．

ⅱ．正中神経麻痺

正中神経障害は，受傷時またはその後に生じた神経周囲の出血や骨片による圧迫で生じる．またキャスト除去後，手関節の運動を行っている間に，仮骨が正中神経にあたって生じる場合もある．正中神経麻痺は知覚検査および運動機能テストで評価する．

ⅲ．舟状骨月状骨間離開

橈骨遠位端骨折の舟状骨窩と月状骨窩の間に骨折線が入る運転手骨折（橈骨茎状突起骨折；chauffeur骨折）では，舟状骨月状骨間靱帯が断裂している可能性があり，将来，舟状骨月状骨

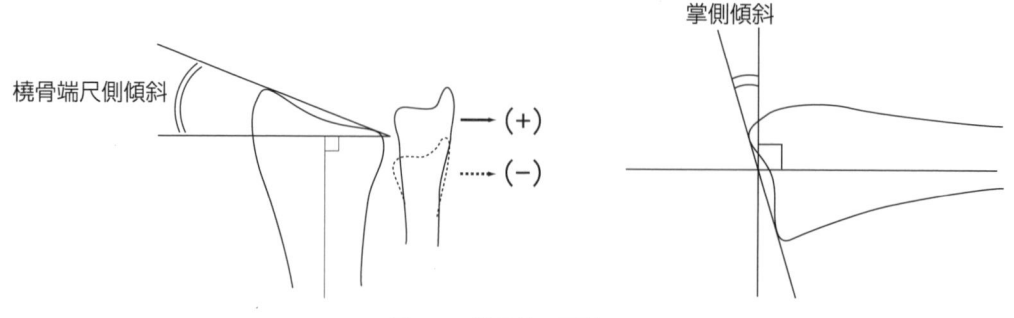

図 8-4　橈尺骨の形態[15]

＊橈骨端尺側傾斜：22 度
＊掌側傾斜：11 度
＊橈骨関節面は尺骨関節面に対して±2 mm 相違がある．
　(＋)：尺骨プラス変異（ulnar plus variant）
　(－)：尺骨マイナス変異（ulnar minus variant）

間離開が生じるおそれがある．この舟状骨月状骨間離開が存在すると，月状骨が背側に回転する手根不安定症が発生する（「8・4・2　手根骨の骨折と脱臼」参照）．

③整復固定

関節外骨折で皮質骨の粉砕をほとんど認めない場合は，徒手整復後に肘より遠位のキャスト固定を 4 週間行う．関節内骨折転位例，徒手整復不能例，再転位例などの，いわゆる不安定型骨折例や，開放骨折例，神経損傷，腱損傷，皮膚欠損などの合併損傷例は観血的整復固定の適応となる．

不安定型骨折例では，重度な皮質骨の粉砕と際立った海綿骨の圧挫を伴っており，解剖学的に正しいアライメント（図 8-4）[15]を獲得するために，創外固定，プレート固定，小骨片に対する K-wire 固定，橈骨遠位部の骨欠損部に対する骨移植などを施行する．固定期間は，一般的に創外固定では 6 週間，プレート固定では 4 週間であるが，術式や骨癒合状態に応じて多少の変動がある[11]．創外固定器は，近位は橈骨に，遠位は第 2 および第 3 中手骨に，それぞれ 2 本のピンを挿入して装着する．創外固定単独では，関節内陥没骨折が正しく整復されないことや骨欠損が放置されることとなり，変形治癒が発生したり，手関節の運動開始時期が遅れ高度な拘縮に至るなどの問題点がある．

④変形治癒

不完全な整復と不適切な固定法により変形治癒が起こる．その変形には，遠位骨片の背側転位，橈骨の手根関節面の掌側傾斜（palmer tilt）消失，尺骨プラス変異（ulnar plus variant）などがある．掌側傾斜は，側方からみた場合の橈骨手根関節面と橈骨長軸に対する垂線とのなす角度である．尺骨プラス変異は，尺骨遠位端が橈骨手根関節面の尺側縁より遠位に突出している場合をいう（図 8-4）．これらは橈骨遠位端の海綿骨が圧挫された結果，そこに骨欠損部が生じ，粉砕された皮質骨の外形は内部から支持されないために短縮して生じる．また筋が牽引する力も変形を生じさせる原因となり，Colles 骨折の場合では通常，遠位骨片が背側に転位し，橈骨の

短縮をさらに引き起こす．また，骨折部での骨吸収は多くの患者で起こり，時を経て橈骨の短縮を導きやすい．この変形治癒は，将来的に手関節の異常可動性や運動痛，握力低下，遠位橈尺関節の有痛性亜脱臼，それによる前腕の回内外制限などを引き起こす．

骨癒合不全は，橈骨遠位端への血液供給は良好であるということから，合併症としては考えられない[6]．

⑤指の拘縮

長期間，手背に浮腫が存在すると指の拘縮，特にMP関節の伸展拘縮が発生する．手関節の整復固定肢位が掌屈位であると，MP関節の伸展拘縮はさらに発生しやすくなる．また，手背の浮腫は母指の内転拘縮も招くおそれがある．この他，複合性局所疼痛症候群（CRPS Type 1，すなわち反射性交感神経性ジストロフィー；RSD）による拘縮に至ることもある．この場合，手の発赤，発汗異常，皮膚および骨萎縮などとともに強い疼痛と関節拘縮が起こる．治療は，保存的に忍耐強く行うが，軽減しない場合は頸部下あるいは星状神経節ブロックが有効なこともある（「4・10 反射性交感神経性ジストロフィー」参照）．

⑥手関節運動

手関節運動は橈骨と近位手根列でつくられる橈骨手根関節と手根間関節とで行われる．手関節背屈運動では橈骨手根関節と手根中央関節の動きの割合は，66.5％と33.5％，手関節掌屈運動ではそれぞれ40％と60％である[27]．また手関節の橈尺屈運動では，近位手根列は側方の運動を行うのみでなく，前後面においての回転運動を行っている．その回転運動は，橈屈では掌側回転，尺屈では背側回転である．

橈骨遠位端骨折では，手関節掌背屈時の近位手根列の動きが獲得されにくく[19]，掌背屈可動域回復のためには近位手根列に対する運動が重要である．したがって近位手根列の動きを獲得するためには，先に示したように近位手根列は掌背側回転することから，手関節の橈尺屈運動を取り入れることが有効と考えられる．近位手根列の動きが獲得されにくい理由としては，近位手根列には豆状骨を除いて筋の付着する骨がない，近位手根列に対して直接的な他動運動が行いにくい，関節内骨折では橈骨手根関節内に瘢痕が存在する，などが考えられる．

⑦前腕運動

前腕回内位では，橈・尺骨の弯曲の凹部がお互いに近づき，これら2つの骨間の距離は短くなる．前腕回外位では，橈・尺骨の凹部はお互いに離れ，これら2骨間の開きは大きくなる．したがって，前腕回内位での固定は，橈骨から尺骨にのびている骨間膜に拘縮が発生しやすく，受傷前の回外可動域を獲得するのに難渋する．

2）橈骨遠位端骨折のハンドセラピー

■第Ⅰ期

固定されていない非損傷関節の他動および自動運動を行い，指の関節拘縮や骨折部での腱の癒着を予防する．運動にあたっては，まずキャストがMP関節の運動を必要以上に制限していないかどうか確認し，骨の整復固定に支障がないようであれば，医師に確認して邪魔な部分を切除

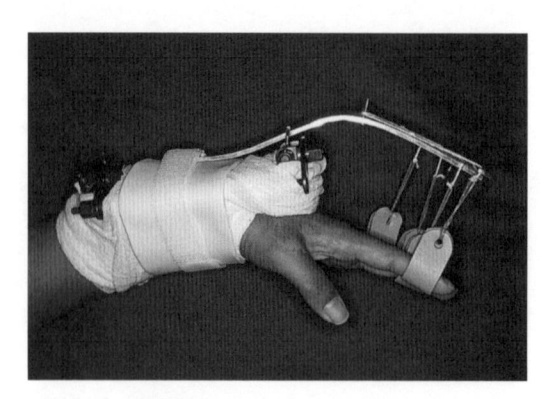

図8-5 着脱式アウトリガー（リムーバルスプリント）

する．

　指の運動では，MP関節の伸展拘縮が生じないよう単関節的に他動屈曲し，その後MP関節からPIPおよびDIP関節までを同時に自・他動屈曲させて指伸筋を伸張する．特に示指は伸展拘縮に陥りやすいので注意する．母指においては，内転拘縮が発生しやすいので，その傾向がみられたら他動的に外転位を維持する．高度な外力による重度骨折例や開放骨折例では軟部組織の損傷もひどく，骨折部で屈筋腱および伸筋腱の癒着が発生しやすいので，着脱式のアウトリガーを装着して，自動屈曲伸展とともにアウトリガーによる癒着腱の伸張を行う（図8-5）．指の自・他動可動域の制限が生じていたら拘縮の評価を行い，骨折部に負担がかからない程度の持続的な伸張運動を責任組織に対して積極的に行う．また指の筋力低下を予防することも必要であり，これにはアウトリガーでの抵抗運動が効果的である．また，肘および肩の損傷していない関節に対しても運動を行い，筋力を維持しておけば，外固定除去後の回復もスムーズである．

　この段階で浮腫が顕著であれば，関節拘縮や腱の癒着を招く危険があるため，指の自動屈曲運動を中心に行い，三角巾などで患手の挙上を徹底させる．指に対しては自着性伸縮包帯を巻き，圧迫を加えることも可能である．

　疼痛に対しては，その原因に基づいて行う．自発痛が骨折部に限られ，それが重度であれば，骨片の再転位が生じているかどうか担当医に確認する．腫脹や拘縮による無動性から派生した痛みは，薬物，温熱の利用，関節モビライゼーションテクニック，経皮的電気神経刺激によって治療する．極度の自発痛や運動痛が存在する時は，RSDが疑われる．この場合，外固定による圧迫や皮膚に突出したK-wireが原因になっていることもあり，まずは可能なかぎり原因を取り除いたうえで保存的治療を忍耐強く行う．

　指や母指の運動時，手関節部および前腕遠位部の橈背側で患者が軋音や違和感を覚えたら，骨片やK-wireなどの固定材により腱が擦れ，長母指伸筋腱など腱の断裂の可能性があるので，無理な運動は避け主治医に報告する．

■第II期

　骨折が安定し，キャストや創外固定が取り外されたら段階IIのプログラムを開始する．この段

初期に用いるリストラウンダー

後期に用いるリストラウンダー

図 8-6　リストラウンダー

掌屈　　　　　　　　　　　　　　　背屈

図 8-7　手関節掌背屈器

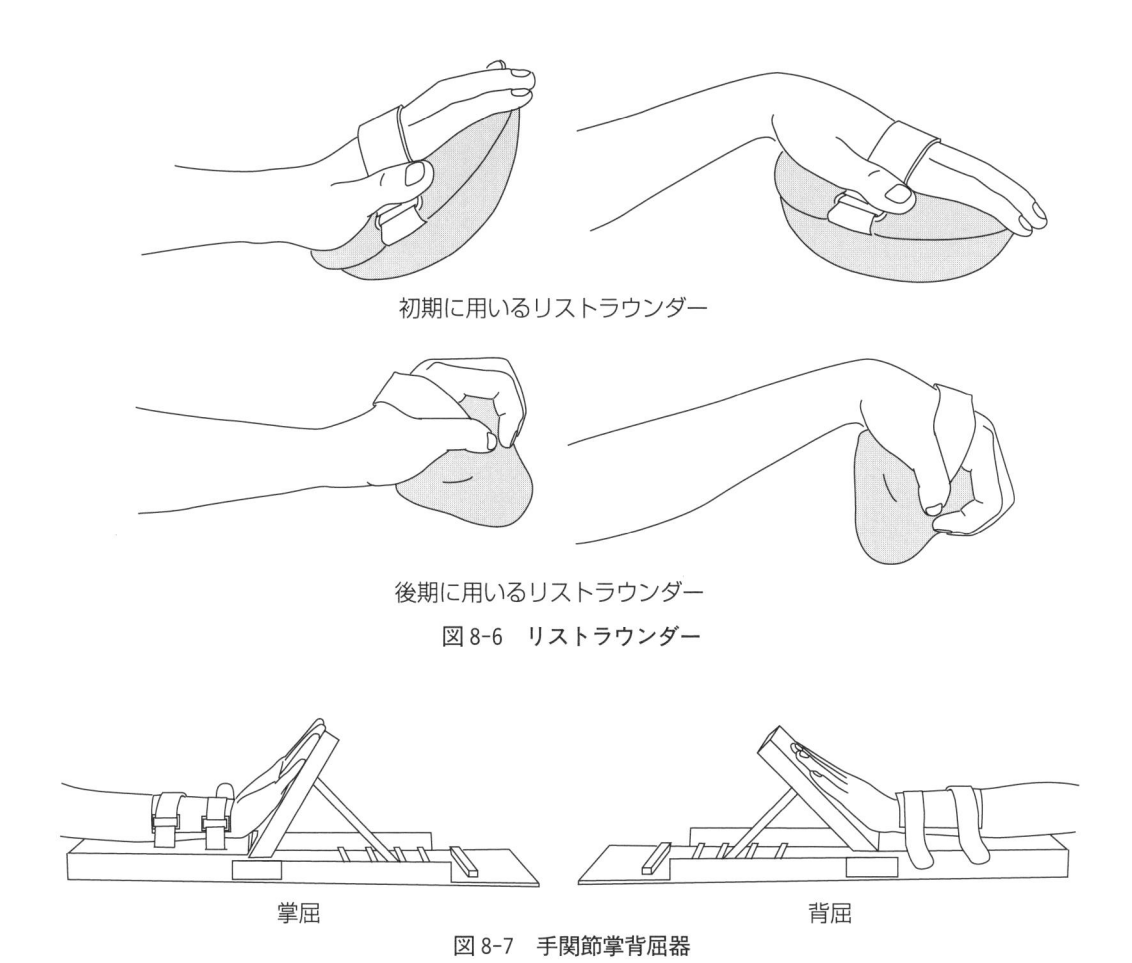

階では，手関節と前腕の自己他動運動や自動運動などを中心とした軽度な運動を行う．

　手関節に関しては，月状骨を中心に近位手根列を把持して掌背側方向に愛護的に動かし，橈骨手根関節の副運動を引き出すことから開始する．その後，高さの低い円錐形のリストラウンダーを用い，手の自重と円錐形の形を利用した軽い回転運動を行う．次いで，その回転運動になじんできたら，高さのあるリストラウンダーに変えてさらに回転運動を継続させ，痛みなく徐々に可動域を増加させる（図8-6）．この回転運動は，手関節の掌背屈の他，橈尺屈運動の要素が取り入れられていることが重要である．これは近位手根列が尺屈運動により背側回転し，橈屈運動で掌側回転するという手根骨の動きを利用している[19]．ある程度可動域が獲得されてきたら，獲得された最大可動域を維持する程度の軽い負荷で，持続的に背屈および掌屈位をそれぞれ取らせる．この運動は手関節掌背屈器が効果的である（図8-7）．次に，このようにして手関節の可動域が徐々に獲得されたら，軽い物体を保持しながら，手関節の背屈を行わせ，指の伸筋と分離させて手関節伸筋の活動を促す．橈側手根伸筋の筋活動は前腕回外位に比べ回内位で増加する傾向があり，回内位での筋力強化が効果的である[21]．また手関節の掌背屈の可動域が獲得されてくると，深指および浅指屈筋や指伸筋の短縮，症例によってはこれらの腱の癒着が明らかに評価でき

8　骨・関節損傷のハンドセラピー　｜　173

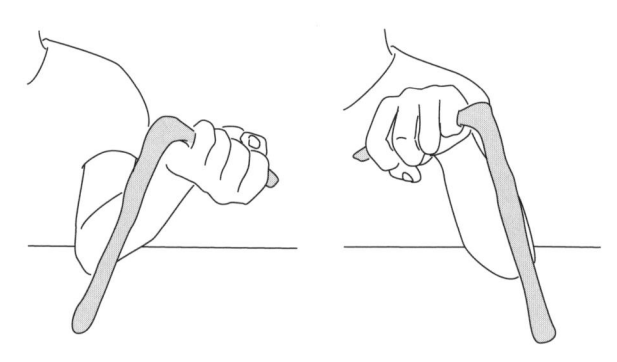

図8-8　クランクバー

るようになる．評価の結果，これらの問題が存在しているようであれば，それぞれに対して他動的な伸張を加える．また屈筋腱の癒着を認める場合は手関節掌屈位での指の自動屈曲，指伸筋腱に癒着を認める場合は手関節背屈位での指の自動伸展が最終的に可能となるよう，それぞれの手関節肢位で積極的に癒着腱の近位滑走を促す．手関節掌背屈可動域がなかなか回復してこない症例に対しては，骨癒合後にはスプリントを装着するので，スプリントを業者依頼する場合は，この段階で前もって採型しておくと治療が滞らない．

前腕に関しては，自動回外，回内運動から開始する．ADL上は回外制限が問題となることが多く，回外運動を優先的に行うべきであると考えられる．ある程度の回旋可動域が獲得されたら，クランクバーを軽く把持させて回外，回内運動を行うと効果的である．クランクバーは前腕回旋運動時に生じやすい上腕の代償運動をブロックする[18]（図8-8）．

骨折部の骨癒合が完成し，手関節の筋力がある程度回復するまでは，手関節保護のためにスプリントを装着する．指や手背に浮腫がある場合には浮腫のコントロールを行う．運動時，手関節部および前腕遠位背側で患者が轢音や違和感を覚えたら，長母指伸筋腱の断裂の可能性があるので無理な運動は避け，主治医に報告する．またK-wireや螺子などの固定材が腱と擦れ，腱の滑走を阻害している場合や，これらが運動の制限因子になっていることに多く遭遇する．その場合も主治医に報告し，それがK-wireであれば早急に抜去可能かどうか判断を仰ぐ．

■第Ⅲ期

この段階は骨癒合が完成し，手関節および前腕に対して，他動的な負荷と積極的な筋力強化を課す段階である．最終的には，患者本来の活動が遂行できるよう機能的な手関節に回復させるように努める．

初期には手関節に対して自己他動運動と愛護的な他動運動を中心に行うことで，さらなる可動域の獲得を図るとともに，外部からのストレスに対して徐々に慣れさせる．運動の開始は，まず前述のリストラウンダーを用いた手関節の回転運動を行い，他動的な負荷に柔軟に対応できるようにする．次に，少し強めの自己他動運動を行う．自己他動運動は患者自らの肘の伸展力を利用して他動背屈および掌屈させるオーベルト（図8-9）が効果的であり，患者が手関節周辺の軟部組織や前腕部の筋が徐々に伸張されていることを感じながら行えるよう指導する．手関節の可動

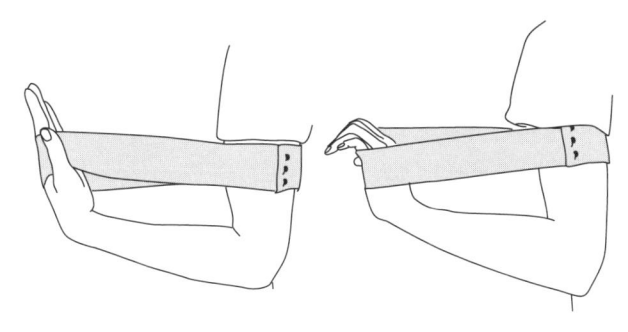

図 8-9　オーベルト

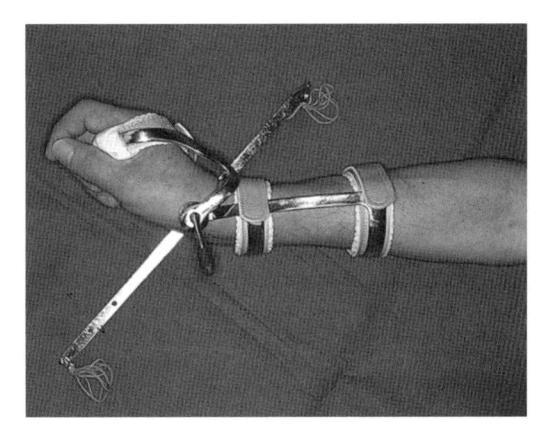

図 8-10　手関節ロック式スプリント

域が獲得されると，指屈筋や指伸筋の短縮，症例によっては腱の癒着が明らかになるので，これらに対しては前述と同様に他動的伸張を加え，積極的に自動運動を行わせる．可動域の獲得に難渋している場合は動的スプリントを装着し，持続的に拘縮組織を伸張する．関節内骨折例で他動運動により手関節の痛みが出現する場合は，温熱療法で十分温めてから，痛みが持続しない程度の負荷で他動運動を行うように心がける．筋力増強プログラムは個別の筋に対してそれぞれ抵抗の量を変えて実施する．漸増抵抗運動などが効果的である（「4　ハンドセラピープログラム」の章参照）．

　外部からの他動的なストレスに対して慣れてきたら，次の段階としてより積極的な他動運動に移行する．ここでの他動運動は，手関節ロック式スプリント（図 8-10）や手関節掌背屈器を用い，これまでよりやや強いストレスで 30 分間の持続的他動運動を行う．また手関節や前腕の長軸方向のストレスに対応できるよう，患手を傾斜台の上につき，上体を前方もしくは側方に傾斜させて手関節に体重をかける圧迫訓練を行う．この訓練では，少しずつ試しながら圧を加える．

　前腕に関しては動的な回内外スプリント[2]や静的な前腕回内外スプリント[18]（図 8-11）で持続的に可動域を改善する．また図 8-12 に示すように患側で一本の棒の端を軽く把持し，健側で前腕を回旋させる自己他動回内外運動も効果的である．

　最終的には可動域の良好な痛みのない関節に回復させることが目標であり，いずれの運動も痛

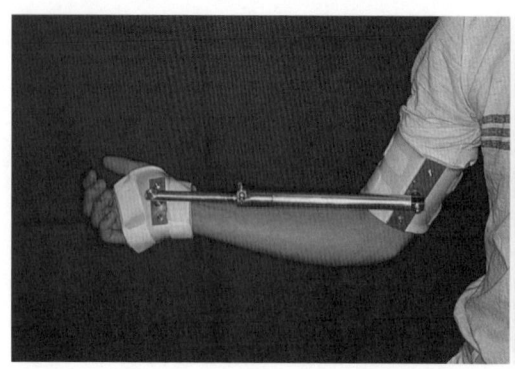

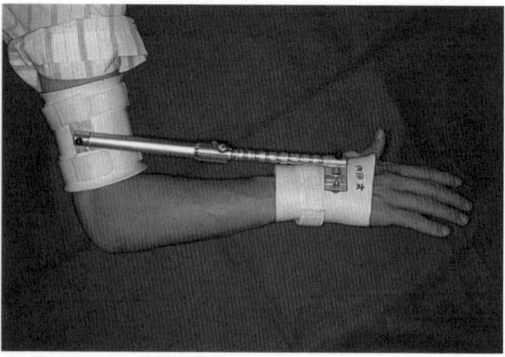

図 8-11　静的な前腕回内外スプリント

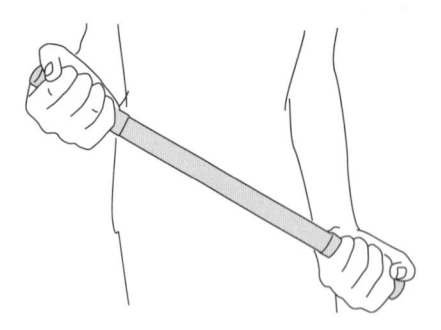

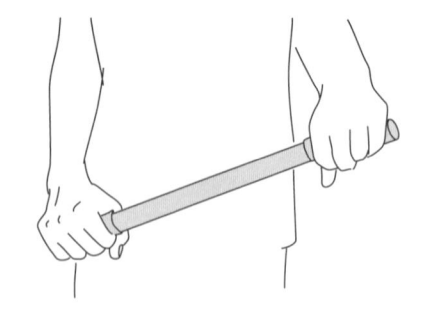

図 8-12　棒を用いた自己他動的な回内外運動

みを生じさせるものであってはならない．運動後に 30 分以上痛みが続く場合は，その運動負荷が大きすぎることを示唆している．不適切なプログラムの継続は，慢性の痛みを招き，極端に機能が制限されてしまうので，運動直後や運動翌日などの痛みに応じて，運動の強さを調整することが重要である．また可動域の維持や再損傷の予防のために，柔軟性を維持し筋力を増強するためのホームプログラムを導入して，日常生活活動へ徐々に移行させる．患者の職業によってはこれらのホームプログラムに加えて，職務に要求される動作を考慮したプログラムが必要である（「11　職場復帰プログラム」の章参照）．

8・4・2　手根骨の骨折と脱臼

　手根骨骨折には，舟状骨骨折，月状骨骨折，三角骨骨折，有鉤骨骨折など各手根骨の骨折があり，単独で骨折するもの，他の手根骨骨折に合併して生じるもの，月状骨周囲脱臼に合併するものがある．受傷原因には直接強打，手根骨同士による衝突，手根靱帯や屈筋支帯による牽引，尺側手根屈筋の牽引，ゴルフクラブやバットなどのグリップに対するボールの反発力などが挙げられる．治療は，骨片の摘出，キャストによる 3〜6 週間の外固定，ハーバートスクリュー（Herbert screw）固定，経皮ピンニングなどを行う．

　月状骨周囲脱臼は，転倒，転落時に手関節を過伸展位にして手をついた時に，月状骨が靱帯間

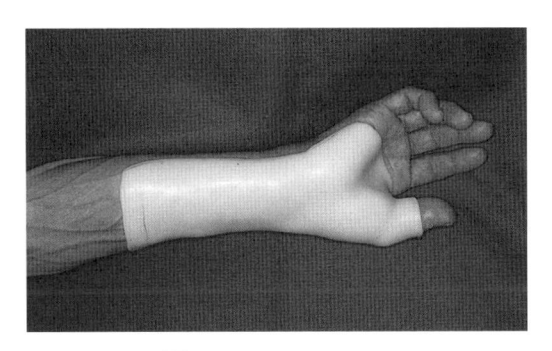

図 8-13　Thumb spica

隙から掌側に押し出されて発生する．舟状骨や三角骨，橈骨および尺骨茎状突起の骨折が合併することもある．治療は整復後経皮ピンニング，骨折合併例ではハーバートスクリュー固定などを追加する．手関節固定肢位は，手関節軽度背屈位で，最低4週間固定する．陳旧例は非観血的整復が不可能となり，観血的整復が必要となる．

1）手根骨の骨折と脱臼のセラピーで考慮する要因
①舟状骨骨折
舟状骨骨折は，手根骨骨折の中では最も頻発する骨折である[6]．受傷時に手関節過伸展位で舟状骨が橈骨と有頭骨間でロックされて骨折が発生する．固定の維持は困難で，舟状骨に供給される血管の特異性などから，遷延治癒，偽関節，近位骨片の無腐性壊死の可能性がある．治療は新鮮か陳旧（偽関節もしくは遷延治癒）か，安定型か不安定型かで，保存療法，内固定，内固定と骨移植のいずれかの治療法が選択される．保存療法は，肘からの基節骨まで固定されるthumb spicaタイプ（図8-13）のキャストにより最短で6週間固定する．母指の固定肢位は軽度対立外転位とする．内固定ではハーバートスクリューによる固定が最適とされている．

②手関節運動
手根骨が解剖学的に正しいアライメントであってこそ，痛みのない機能的な手関節が獲得される．また前述したように，正常手関節掌背屈運動では橈骨手根関節と手根中央関節の動きの割合が決まっている．また手関節の橈尺屈運動では，近位手根列は橈屈運動で掌側回転，尺屈運動で背側回転する（「8・4・1　橈骨遠位端骨折」参照）．

③手根不安定症
舟状骨骨折例や舟状骨月状骨間離開などの月状骨周囲の靱帯が断裂した症例では，月状骨が背側に回転する近位手根列背側回転型手根不安定症（dorsiflexed intercalated segment instability；DISI）が発生することがある．これは将来，運動制限や変形性関節症の原因とされているが，臨床症状にどの程度関連しているかは結論が出ていない．舟状骨月状骨間離開は橈骨遠位端骨折の運転手骨折（橈骨茎状突起骨折；chauffeur骨折）で合併することがある．

2）手根骨の骨折と脱臼のハンドセラピー

■第Ⅰ期

　指の拘縮予防と浮腫の消退を目標として，橈骨遠位端骨折例と同様に関節可動域の維持や浮腫のコントロールを行う．浮腫の程度が強い場合は，MP関節の伸展拘縮，母指の内転拘縮が発生しやすい．開放損傷例や重度損傷例では手根骨部で屈筋腱や伸筋腱の癒着が発生しやすい．これらに対しては着脱式のアウトリガーを装着して，自動屈曲伸展とともにアウトリガーによる癒着腱の伸張を行う．また母指は外転対立位に維持する．指の他動運動で注意しなければならないことは，個々の骨折や脱臼の整復固定法に配慮し，初期治療の効果に支障を与えない範囲の負荷にとどめることである．

■第Ⅱ期

　初期治療後の外固定期間が終了し，ある程度の関節および骨折部の安定が得られていれば，橈骨手根関節の愛護的なモービライゼーションから開始し，手関節の自動運動を行う．靱帯損傷例において初期治療後3週で経皮ピンが抜去された場合は，この段階ではまだ靱帯が十分に治癒しておらず，早期からの強い他動運動は手根不安定症を招くおそれがある．したがって，筋の持続的自動収縮により軟部組織を徐々に伸張させるように可動域を獲得する．これを1週間行った後は，リストラウンダー（図8-6）を用いた軽い回転運動を行い，徐々に可動域を改善していく．骨折例では，骨折の固定性と骨癒合状態により，外固定除去後早期からリストラウンダーを用いた軽い回転運動が可能である（「8・4・1　橈骨遠位端骨折」参照）．ある程度可動域が獲得されてきたら，手関節掌背屈器を用い，獲得された最大可動域を持続的に維持する．開放損傷例や重度損傷例で指屈筋や指伸筋の腱の癒着が認められる症例には，癒着腱に対して他動的伸張を加え，橈骨遠位端骨折例と同様に積極的に自動収縮を行わせる．癒着腱の伸張は手関節ロック式スプリント（図8-10）で手関節を安静位に固定して行えば，手関節に負担をかけずに癒着腱のみを他動的に伸張することができる．また手関節伸筋群の筋力強化も，手関節部に負担がかからないようにして行う．運動時以外は，骨折部や靱帯の保護のために静的な手関節30°背屈位のスプリントを装着し，手関節の筋力がある程度回復し手関節が安定するまで継続する．靱帯損傷例では初期治療後5週程度経過したら，オーベルト（図8-9）などによる自己他動運動を開始する．

■第Ⅲ期

　この段階の訓練は，骨癒合が完成したら開始する．また靱帯修復例では初期治療後5〜6週ほど経過して，靱帯がある程度の負荷の他動運動に耐えられるようになったら開始する．この段階は，手関節に対しての他動運動と積極的な筋力強化を行うが，最終的には，可動域を最大限に獲得するよりも，患者本来の活動が遂行できるよう痛みのない機能的な手関節に回復させることを目的に行う．

　この段階でも，運動はリストラウンダーを用いた愛護的なものから始め，オーベルトなどを用いた自己他動運動へと移行して可動域を獲得していく．次いで，手関節掌背屈器などを用いた持続的他動運動や患手を傾斜台の上について少しずつ圧を加える圧迫訓練へと移行させる．これらの運動は，温熱療法で十分暖めてから痛みが持続しない程度の負荷で行うように心がけ，運動直

後，運動翌日などの痛みに応じて，負荷の強さを調整することが重要である．また筋力増強に加え，職務に要求される動作を考慮したプログラムが必要である（「11　職場復帰プログラム」の章参照）．

8・4・3　中手骨骨折

中手骨骨折は，直達外力による骨折と，こぶしで物を打った時に基節骨を介して外力が中手骨に加わって生じる中手骨頸部骨折（ボクサー骨折；boxer's fracture）がある．直達外力による骨折は，物が直接手部に落下したり，手を機械に挟まれたときに発生する．その骨折タイプは横骨折や斜骨折，時に粉砕骨折のこともある．

母指においては第1中手骨基部の関節内脱臼骨折であるベネット脱臼骨折（Bennett fracture）とローランド骨折（Rolando fracture）がよく知られている．ベネット脱臼骨折は尺側基部の三角骨片を残して中手骨は橈側近位に転位したものであり，ローランド骨折は基部にY型の骨折線が入る骨折である．

1）中手骨骨折のセラピーで考慮する要因

①受傷状態

開放骨折では伸筋腱の癒着や浮腫が強く，伸筋腱の癒着による二次的なMP関節の伸展拘縮が生じる．また強い手背の浮腫は母指の内転・回外拘縮を招く．強い外力による圧挫が加わった骨折例では，中手骨に起始している骨間筋が損傷を受けて線維化し，内在筋プラス拘縮を生じさせる可能性が高い．

第4，5中手骨骨折例では，指伸筋腱や固有小指伸筋腱に癒着が生じると環指，小指の完全屈曲ができず握力の低下を招きやすい．これは，全指握りをしたとき第4，5CM関節の可動性により横のアーチが強まる分，より多くの伸筋腱の滑走距離が必要となるからである．

母指の中手骨骨折においては，骨折がCM関節内か関節外かの区別が予後の判定に重要である．また関節内骨折の場合は，将来疼痛を伴ったCM関節症になりうる．

②定型的転位変形

中手骨骨幹部骨折の定型的転位変形は背側凸変形である．これは中枢骨片が長・短橈側手根伸筋と尺側手根伸筋に牽引されて背側へ，末梢骨片が内在筋および指屈筋腱の牽引により掌側へそれぞれ転位して発生する[14]（図8-14）．

母指のベネット脱臼骨折では，第2中手骨橈側基部と第1中手骨尺側基部に付着している靱帯により尺側基部の三角骨片は残り，長母指外転筋の付着部のある橈側骨片は，その筋の牽引力により橈側近位に転位する．

③整復固定

背側凸変形が存在すると骨折部で強い伸筋腱の癒着が生じ，MP関節の屈曲が障害されるおそれがあるので，確実な整復固定を行い，MP関節を屈曲位に固定する．固定法はK-wireの交叉

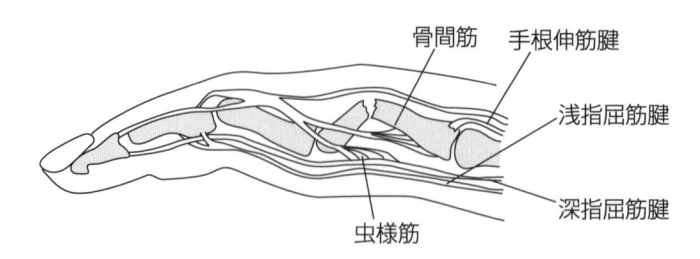

図8-14 中手骨骨幹部骨折の定型的転位変形

刺入固定，もしくは tension band wiring，髄内釘，mini-plate 固定，screw 固定などを行う．斜骨折および螺旋骨折は，遠位骨片が近位へ転位して癒合した結果，中手骨の短縮を起こしやすい．また回旋変形も起こしやすく，この回旋変形は軽度なものでも指尖部では大きな障害となる．以上のことより，これらは観血的に整復固定されるべきであり，骨折が不安定で整復位の保持が困難なものは，隣接の中手骨とともに K-wire で固定する．中手骨頸部骨折では，遠位骨片の屈曲変形により MP 関節の伸展拘縮が発生するので，屈曲変形が整復されない場合は観血的に整復固定されるべきである．外固定期間は観血的内固定例で 3 週間程度，保存例では骨癒合状態に応じて異なる．ベネット脱臼骨折では整復後 K-wire で固定する．ローランド骨折は K-wire もしくは創外固定器で固定する．キャストによる外固定は thumb spica タイプ（図8-13）を用い，その固定期間は 3〜5 週間である．

2）中手骨骨折のハンドセラピー

■第Ⅰ期

整復固定肢位の確保と浮腫のコントロールを行う．観血的に内固定された中手骨骨折例の外固定肢位は，骨片の転位の可能性がなければ安全肢位である．したがって外固定期間中は，手の挙上を指導し，安全肢位，特に MP 関節の屈曲位が維持されているか定期的にチェックする．しかし，圧挫による骨折例では，内在筋プラス拘縮が起こることがあり，いったん拘縮が完成するとその治療には難渋するので，受傷原因，損傷部位から判断して，骨折部に負担のかからない程度に，早期から PIP および DIP 関節の屈曲運動を行う．母指は IP 関節の自動運動を行う．

■第Ⅱ期

骨折が安定したら開始する．手関節，MP 関節，PIP および DIP 関節の自他動運動を行う．ただし，MP および手関節においては軽度な自他動運動にとどめる．MP 関節においては，完全屈曲が不可能なことが多く，また骨折部の指伸筋腱癒着により自動伸展不足も発生していることがあるので，最大可動域までの持続的な他動屈曲と，指伸筋の自動収縮を行う．MP 関節単独の持続的他動屈曲の後は MP 関節から PIP および DIP 関節までを同時に自動屈曲し，指伸筋腱をさらに末梢に滑走させる．指伸筋腱の癒着が強い場合は，単なる指の自動屈曲では PIP および DIP 関節の屈曲だけが行われ，MP 関節はかえって伸展してしまう場合があるので，MP 関節の伸展ブロックがついたスプリントを装着して指を自動屈曲する（図8-15）．指の運動時は，中手

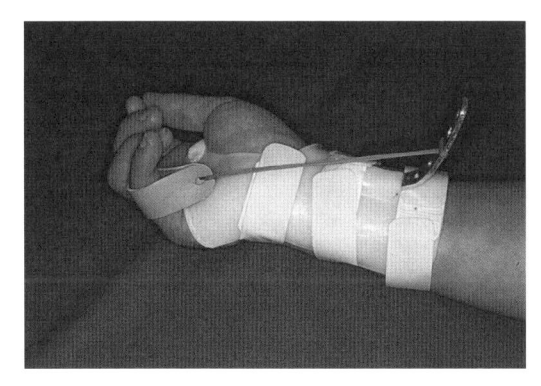

図8-15　MP関節の伸展ブロック付スプリント 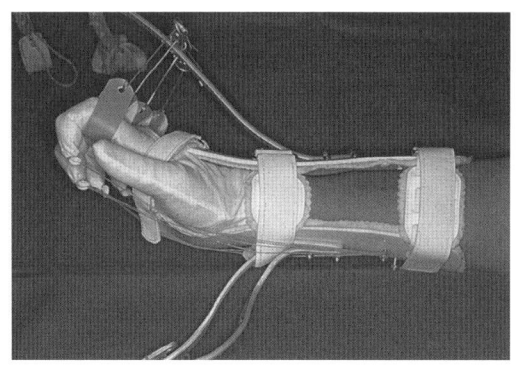　　　図8-16　内在筋伸張目的のスプリント

骨をしっかりと支持するために前腕から中手骨までを固定し，MP関節以遠を自由に動かせるスプリントを装着する．スプリントは手の横のアーチを強めに形成し，第4，5CM関節の動きまで含めた伸筋腱の滑走を獲得できるものにする．時にMP関節は，屈曲位固定による関節周囲軟部組織性の屈曲拘縮が発生していることもあるが，これは自動運動と軽い他動運動で比較的速やかに改善する．

　内在筋の拘縮を橈，尺側個別に評価し，内在筋の拘縮があれば骨折部に負担がかからないよう内在筋を伸張する（図8-16）．これには早期より内在筋マイナス位に牽引するスプリントを用いると効果的である．

　第4，5CM関節の動きは横のアーチの形成に重要であり，第4，5中手骨骨折の場合は中枢骨片が把持可能であれば，骨折部より近位部を把持して徒手的にCM関節の動きをだすことも忘れてはならない．

　第1中手骨の骨折では，MP関節の自動運動を行い，第1CM関節の仮固定用のK-wireを抜去した後はCM関節の自動対立および伸展運動を最大範囲で行う．関節内骨折の場合は，将来CM関節症になる可能性があり，それによる痛みはピンチ力の低下を招くので，痛みを誘発させない範囲でCM関節の自動運動を行い，徐々に可動域を獲得する．その後は母指の外転，対立運動が伴った軽いつまみ動作を行う．運動時以外は骨折部の保護を兼ねた内転拘縮予防，または矯正用の静的スプリントを装着する．

■第Ⅲ期

　骨癒合後早期に，MP関節屈曲用の動的スプリントを装着したうえでMP関節以遠を同時屈曲し，MP関節の伸展拘縮および伸筋腱の癒着をさらに軽減させる．特に環・小指の伸展拘縮が高度な場合は，グローブスプリントや伸縮包帯で作成したアダプタブルウエッブストラップ（図8-17）などによる指同時他動屈曲に変更する．指伸筋の自動収縮はこれまでと同様に行う．

　第1中手骨の骨折においても骨癒合が完成したら，他動的に可動域の拡大を図るが，CM関節内骨折では痛みを誘発させない範囲で持続的に行う．

　指，母指，手関節のための漸増抵抗運動は，十分に骨の癒合が得られる約8週から開始する．

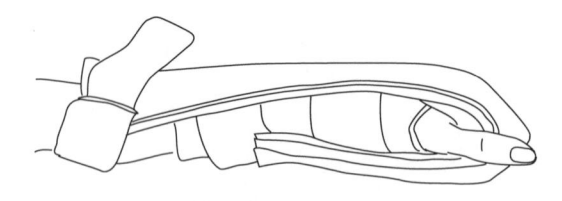

図8-17 アダプタブルウエッブストラップ

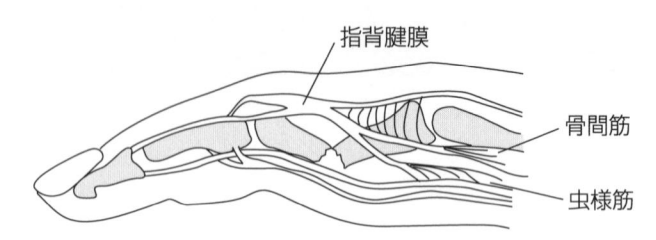

図8-18 基節骨骨幹部骨折の定型的転位変形

8・4・4 基節骨骨折

基節骨骨折は末節骨骨折に次いで多い骨折で，直達外力によるものと介達外力によるものとがある．直達外力による骨折は，物が直接手部を強打したり，手を機械に挟まれたときに発生する．また転倒による基部骨折も比較的多い．X線の側面像で診断がつく基節骨頸部骨折（rotational supracondylar fracture）や基節骨骨頭骨折も時々みられる．なお，強い外力で発生した骨折は，軟部組織損傷も合併し，PIP関節の屈曲伸展拘縮が生じやすい．

1）基節骨骨折のセラピーで考慮する要因

①受傷状態

基節部は指屈筋腱区分でいうno man's landにあたり，強い外力が加わった粉砕骨折例では屈筋腱の滑動床が損傷され，屈筋腱の癒着を生じさせる．また基節部の背側には複雑な構造をもつ薄い指背腱膜があり，その指背腱膜の癒着も招く．以上のことからPIP関節は屈曲伸展拘縮が必発で，それは指の機能を著しく低下させる．将来的には屈筋腱や指背腱膜の瘢痕性癒着の剝離が必要となる場合も少なくない．

②定型的転位変形

基節骨骨幹部骨折の定型的転位変形は掌側凸変形である．これは近位骨片が骨間筋の基節骨基部に付着した腱により屈曲し，遠位骨片は指背腱膜の牽引によって伸展されることで発生する[14]（図8-18）．

③整復固定

掌側凸変形は，結果としてPIP関節の屈曲伸展拘縮を引き起こすので，確実に掌側凸変形を整復しなければならない．骨片の転位がわずかな場合は比較的安定しているので，保存的治療を

行う．しかし，その整復肢位は MP，PIP，DIP 関節屈曲位であり，この肢位で長期間固定すると PIP 関節に屈曲拘縮が起こる．したがって，整復後 2 週程度経過したら，安全肢位に近い肢位に変えてさらに 2 週間固定を継続する．

ある程度の粉砕が伴った不安定型骨折や関節面に骨折線が入っている場合は，K-wire の交叉刺入固定もしくは，tension band wiring，mini-plate などで内固定する．内固定で骨折が安定すれば外固定により安全肢位を維持する．外固定は 3 週間行う．いずれの治療においても，正しく整復固定されないと掌側凸変形の他，回旋転位変形や側方転位変形が起こり，これらは大きな機能障害となる．

2）基節骨骨折のハンドセラピー
■第 I 期

基節骨骨幹部骨折および基部骨折の観血的内固定例では，整復 2 週間後から，DIP 関節の他動運動とその後の自動運動を行い，指背腱膜と深指屈筋の滑走を促進させる．その際，骨折の整復を保持するために，MP および PIP 関節は確実に固定された状態で行う．その後 1 週間経過してからは，基節骨の骨折部を徒手にて強固に固定し，PIP および DIP 関節の軽度な力による他動屈曲と他動伸展を行い，徐々に可動域を獲得する．ある程度の他動可動域が得られたら，同様に骨折部を固定して，その獲得された可動域内を自動で屈曲，伸展させ，側索をはじめとした指背腱膜や浅指および深指屈筋腱をさらに滑走させる．これらの運動は一日 5～6 回行い，運動時以外は保護スプリントを装着する．このプログラムは保存的治療例でも可能だが，骨折の転位が起こらないように固定すべきところはしっかり固定して十分慎重に行う必要がある（図 8-19）．

安定型骨折例では，保存療法で早期運動が可能である．この運動は骨片整復後，MP 関節の伸展を制限した前腕部からのキャストを装着して行う．キャストの背側は PIP 関節部まで，掌側は遠位手掌皮線までとし，MP 関節が 70～90°の屈曲位に維持された状態で指の自動屈曲を行う．これは指背腱膜がヒンジとして働き，骨折部に長軸方向からの圧迫力が加わることを応用している（Burkhalter and Reyes 法）[22]（図 8-20）．

早期運動を施行する場合は，定期的に撮影された X 線写真により骨片の整復状態を必ず確認する．

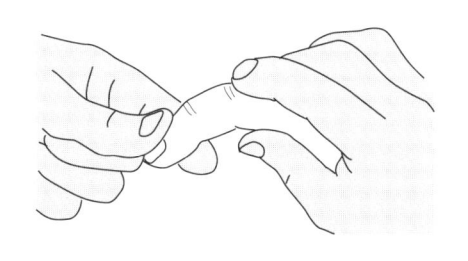

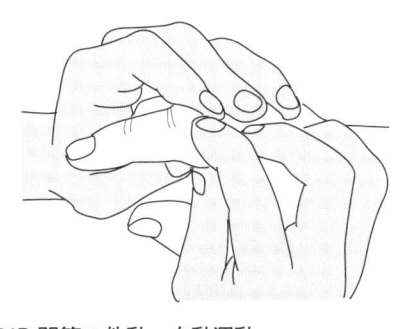

図 8-19 基節骨骨折における PIP および DIP 関節の他動，自動運動

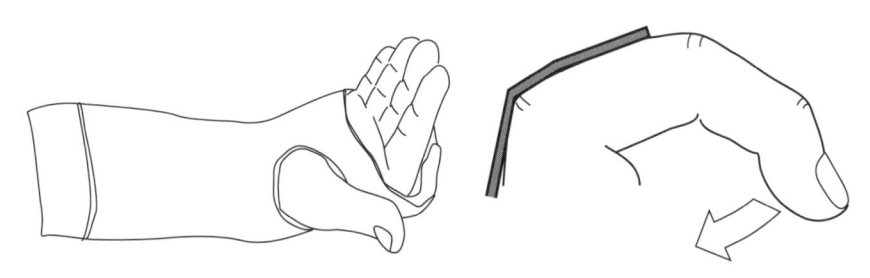

図8-20　基節骨骨折の徒手整復例（Burkhalter and Reyes 法）

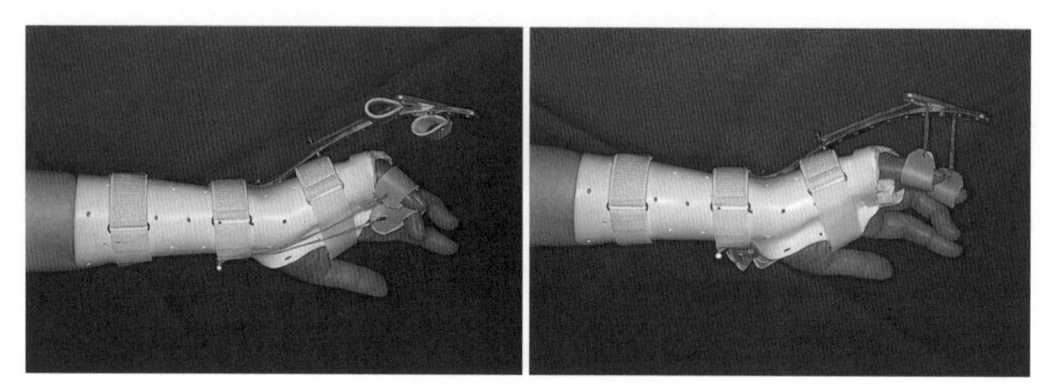

図8-21　基節骨・骨折の他動運動用スプリント
骨折部をスプリント材で固定

■第Ⅱ期
　4週経過した頃から，前に示した骨折部を徒手で固定して行う PIP および DIP 関節の他動運動の矯正を，これまでよりやや強く持続的に行うようにする．その後に行う自動運動はこれまでと同様に行う．また基部骨折や骨幹部骨折例で，骨折部をスプリント材で固定しやすい場合には，骨折部を固定できる動的スプリントを装着して PIP および DIP 関節の自・他動運動を行うことも可能である（図8-21）．
　強い外力で圧挫された粉砕骨折例では，指背腱膜にも当然強いダメージが加わっており，強い瘢痕性の癒着が存在している．これに対し他動屈曲により指背腱膜を伸張しすぎると，指背腱膜は引き伸ばされて菲薄化し，自動伸展不足が発生する可能性がある．一度伸ばされた指背腱膜は，たとえ腱剝離を行っても本来の機能を獲得することが困難なので，自動伸展角度を維持しながら PIP 関節の他動屈曲を行うようにする．そのためには運動の強さと回数を調節する必要がある．
　瘢痕部のマッサージは，軟部組織の柔軟化，腱の滑走を維持，獲得するために役立つ．
■第Ⅲ期
　骨癒合が完成したら，残された他動可動域制限に対し，積極的に他動運動を行う．PIP および DIP 関節の伸展拘縮には，グローブスプリントや伸縮包帯，もしくはウェッブストラップで屈曲位に維持する他動可動域訓練が有効である．ただしグローブスプリントは，PIP 関節の屈

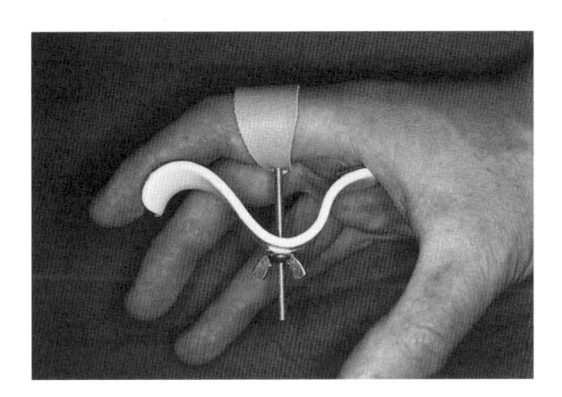

図 8-22 PIP 関節伸展用スクリュースプリント

曲可動域が 90° 近くまで改善してくると効果がなくなるので，手関節および MP 関節を伸展位に保持したスプリントを装着して PIP および DIP 関節を他動屈曲する必要がある．これらは 20 分間程度を一日最低でも 5～6 回行うが，これまでと同様に自動伸展不足の発生には十分注意し，自動伸展角度が悪化しないように運動の強さを調節する．

　PIP 関節の屈曲拘縮には，セーフティーピン型伸展用スプリント，カペナースプリントなどが効果的である．しかし，強い屈曲拘縮に対してはこれらでは改善が望めず，静的な PIP 関節伸展用のスクリュースプリント (screw splint)[20] (図 8-22) や市販のジョイントジャック (joint jack) がきわめて有効である．市販のジョイントジャックは屈曲拘縮が 30° 以上であると，PIP 関節に圧迫する力を与えてしまうので注意する[4]．過度な関節への長軸方向へのストレスは変形性関節症を引き起こし，可動域の悪化と痛みを招く．

8・4・5　中節骨骨折

　中節骨骨折は他の指節骨に比べると稀であるが，骨幹部骨折では基節骨や末節骨骨折よりも骨癒合に時間を要する．さらに圧挫により深指屈筋腱や指背腱膜に損傷が伴う場合では，これらが癒着して DIP 関節の十分な可動域を獲得することが困難となる．

1）中節骨骨折のセラピーで考慮する要因

①定型的転位変形

　中節骨骨折では，直達外力による横骨折の場合，骨折部が浅指屈筋腱の付着部より近位であるか遠位であるかによって，転位変形パターンが決定される．骨折部が遠位であれば中枢骨片は浅指屈筋によって掌側に引かれて，掌側凸の変形が発生する．これに対し骨折部が近位にある場合は，末梢骨片は浅指屈筋によって掌側に引かれ，また中枢骨片は伸筋腱により背側に引かれ背側凸の変形をきたす[14] (図 8-23)．

②整復固定

　不安定型骨折では観血的整復固定後，MP 関節屈曲，PIP および DIP 関節伸展肢位，いわゆ

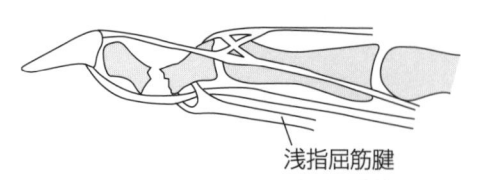

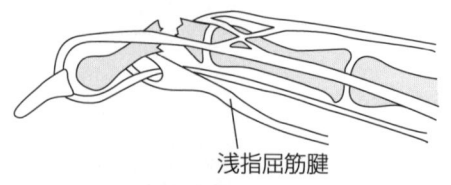

浅指屈筋腱　　　　　　　　　　　浅指屈筋腱
a. 浅指屈筋腱付着部より末梢部骨折　　b. 浅指屈筋腱付着部より中枢部骨折

図8-23　中節骨骨折の定型的転位変形

る拘縮に対する安全肢位が維持され，外固定は3週間行われる．安定型骨折は保存療法を行い，整復後の外固定肢位は，背側凸変形であればMP関節屈曲位，PIPおよびDIP関節伸展位の固定となり，掌側凸変形では強い指屈曲位の固定となる．外固定期間は骨癒合が完成するまで継続するが，屈曲位で固定された場合は，途中で屈曲位を緩めて固定し直す．

2）中節骨骨折のハンドセラピー

■第Ⅰ期

観血的内固定例では安全肢位が維持されるべきで，安全肢位の確保と手の挙上に心がける．

■第Ⅱ期

観血的内固定例では骨整復後3週間経過した時点から，可能であれば骨折部より近位部を徒手的に押さえることによってPIP関節に対し他動運動を行い，PIP関節の屈曲および伸展拘縮を除去する．4週経過すると，内固定例では骨折部を徒手的に固定したうえでDIP関節の他動運動を行い，その後はブロッキングエクササイズによる自動運動を行うことによって指背腱膜や深指屈筋の癒着を解離する．挫滅による重度の軟部組織損傷を伴った骨幹部骨折例では，骨癒合が遅いことも念頭に置いて訓練を行う．保存例では，骨癒合後にこれらの運動を行う．

■第Ⅲ期

PIP関節に残存した伸展拘縮に対しては，グローブスプリントとウェッブストラップなどで矯正する．屈曲拘縮にはPIP関節伸展用のスクリュースプリント（図8-22）が有効である．最終的に残存したDIP関節の拘縮に対しては，DIP関節用のこれらのスプリントを用いて矯正する．またパテによる抵抗訓練を開始し，ピンチ力や握力を増加させる．

8・4・6　末節骨骨折

末節骨骨折は，手の骨折の半数を占める．指の中で最も頻繁に損傷されるのは中指で，次いで多いのが母指である．

末節骨背側基部骨折，いわゆる骨性の槌指（mallet finger）は，指伸展時に屈曲を強制されて発生する終止伸腱付着部の剝離骨折と，過伸展外傷によって生じ骨片に終止伸腱付着部を伴う掌側脱臼骨折がある（図8-24）．いずれも損傷後はDIP関節の屈曲変形を呈する．掌側基部骨折は深指屈筋腱付着部の骨折（rugby jersey injury）で，強く屈曲している指に急に伸展する強制力

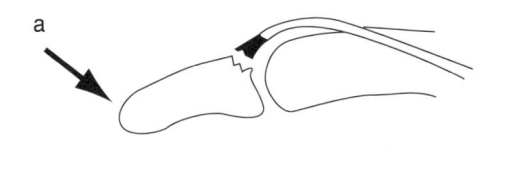

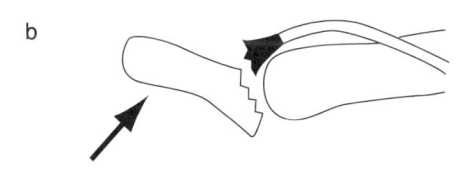

図8-24 終止伸腱付着部の剝離骨折（a）と過伸展外傷によって生ずる掌側脱臼骨折（b）

が加わった時に発生する．末端膨隆部（tuft）や骨幹部の骨折は，指尖をドアや機械に挟まれるなどして発生し，爪床損傷を合併することが多い．

1）末節骨骨折のセラピーで考慮する要因
①整復固定
背側基部骨折では，骨片の小さい剝離骨折は保存療法が主流で，DIP関節はスプリントで軽度過伸展位に4～5週間固定する．スプリント装着が不可能な場合は，K-wireによるextension blockの刺入[9]や観血的内固定を行う．骨片がDIP関節面の1/3以上の大きさで，DIP関節が掌側脱臼を起こしている症例は，観血的整復固定術が適応となるが，可能なかぎり保存療法を行う．掌側基部骨折では，骨片整復後pull out wire法で固定し，DIP関節軽度屈曲位で4週間固定する．末端膨隆部骨折は，爪の整復がなされることにより自然に整復され内固定を必要としないが，爪床不良例や骨片の転位が大きい場合は内固定を必要とする．骨幹部骨折の場合は転位がなければスプリント固定を行う．

2）末節骨骨折のハンドセラピー
■第Ⅰ期
保存療法の場合は骨片の転位が起こらないように，スタックススプリントなどのDIP関節伸展スプリントの装着を徹底する．これらのスプリントは，痛みの緩和や保護のためにも有効である．末節骨背側基部骨折や骨幹部骨折では，PIP関節から近位の関節運動を十分に行っておく．掌側基部骨折では，指の伸展運動や深指屈筋の収縮をさせないように指導する．

■第Ⅱ期
4週経過後に，DIP関節の自動屈曲を徐々に行う．特に背側基部骨折のDIP関節屈曲はPIP関節屈曲位で行い，終止伸腱付着部に過剰な負荷が加わらないよう慎重に行う．DIPの屈曲可動域は順調に回復しやすいので，運動時以外はDIP関節伸展スプリントを保護の目的で装着し，

これを2週間程度継続する．

末端膨隆部骨折では長期間の痛みや知覚過敏が残存することもあり，創傷が治癒したら，脱過敏訓練をできるかぎり早期に開始すべきである[21]（「8・3　ハンドセラピー」参照）．

また末端膨隆部骨折に加え，掌側基部骨折や骨幹部骨折では，指先でのタッピングや指先を使うような活動を徐々に行わせる．しかし，物をつまむ動作は過大な力が加わることがあり，早期から使用を開始すると疼痛が残存したり偽関節になることがあるので，軽い動作から徐々に行うように心がける[6]．

■第Ⅲ期

骨折が完全癒合したらパテを用い，深指屈筋の筋力を高める．パテは，指尖の脱過敏に対しても用いることができる．過敏な状態にある指を使わないことが習慣にならないように，損傷指と隣接指とをバディスプリントによって連動させるとよい．

8・4・7　PIP関節背側脱臼骨折

PIP関節脱臼骨折には，背側脱臼骨折と掌側脱臼骨折があり，背側脱臼骨折のほうがきわめて頻度が高い．背側脱臼骨折は，PIP関節軽度屈曲位で指尖から外力が加わった時，中節骨基部の掌側板付着部で骨折する．そして，この骨片はそのまま残り，遠位の中節骨が近位背側へ脱臼して生じる．これを放置するとPIP関節の可動域制限や疼痛を伴い，将来，変形性関節症を招く．背側脱臼骨折は過伸展損傷型と，より長軸方向から外力が加わって発生する軸圧損傷型があり，軸圧損傷型は中節骨基部関節面に陥没骨片を伴い，手の骨折の中でも最も治療の難しいものの一つである．

1）PIP関節背側脱臼骨折のセラピーで考慮する要因
①整復固定

背側脱臼骨折では，骨片を解剖学的に正しく整復し，関節のアライメントを整えることが基本である．過伸展損傷型で骨片の大きい症例に対しては，K-wireによる観血的整復や軽度屈曲位でのextension block[7)12)]，Robertson牽引をはじめとした各種創外固定[1)25)]，掌側板を関節内に介在させるEaton法[3]などさまざまな方法が報告されている．固定期間は3〜5週間である．軸圧損傷型では，観血的に整復可能と判断された場合は，側副靱帯をいったん切離して関節面を展開し，陥没骨片を持ち上げてK-wireで固定する．できた空洞には骨移植を追加する．その後切離した靱帯を修復し，PIP関節を軽度屈曲位で牽引して3〜4週間固定する．観血的に解剖学的整復が不可能な場合は，各種創外固定を用いPIP関節を軽度屈曲位にして関節のアライメントを整える．この牽引は5〜6週間継続する．

2）PIP 関節背側脱臼骨折のハンドセラピー
■第Ⅰ期

　術後翌日より3週間は，愛護的なDIP関節の他動運動と自動屈曲を行い，側索と深指屈筋腱の癒着を予防する．PIP関節の伸展防止効果があまい場合は，DIP関節を自動伸展させると自動的にPIP関節も伸展してしまい，掌側骨片や陥没骨片を転位させる可能性があるので，DIP関節は他動伸展のみ行うようにする．また軸圧損傷型ではDIP関節の運動時に軸圧をかけないように注意することが重要である．

■第Ⅱ期

　軸圧損傷型では，術後3週経過したら外固定と牽引を除去し，積極的なMPおよびDIP関節の自他動運動を開始する．PIP関節においては，この時点では骨折は完全癒合していないので自動屈曲のみ行う．PIP関節の自動屈曲可動域が順調に獲得されない場合は，損傷指と隣接指とをバディスプリントによって連動させて屈曲させるとよい．術後4週間経過したら，PIP関節の自動伸展を開始する．PIP関節の自動伸展はMP関節を屈曲位に維持するブロッキングプレートを用いると効果的である．過伸展型損傷においてもPIP関節の自動屈曲から開始し，その1，2週後よりPIP関節の自動伸展を行う．

■第Ⅲ期

　骨癒合後には，最初はカペナースプリントで軽くPIP関節を他動伸展し，術後7週ほど経過したら，最終的に残存した屈曲拘縮に対して矯正力の強いPIP関節伸展用スクリュースプリント（図8-22）を装着する．伸展拘縮に対しては，拘縮程度に応じてグローブスプリントやウエブストラップを用いる．また握力の強化と可動域獲得のためにプリングウエイトエクササイズ（「4・5・7　プリングウエイトエクササイズ」参照）も開始する．

8・4・8　母指MP関節側副靱帯損傷

　母指のMP関節側副靱帯損傷には，母指が外転位に強制されて生じる尺側側副靱帯損傷と，内転位に強制されて生じる橈側側副靱帯損傷とがある．重度損傷の場合ではこれらに掌側板や背側関節包の損傷が合併する．また側方より外力を受けて受傷し，側副靱帯の断裂がない場合では，靱帯付着部の剥離骨折が生じていることがある．母指の尺側側副靱帯の完全断裂が放置されると，MP関節は不安定となり，ピンチ時に力が入らず機能障害を残す．

1）母指MP関節側副靱帯損傷のセラピーで考慮する要因

①初期治療

　麻酔下での側方ストレスX線写真において，健側と比べてMP関節の側方への滑り運動が多く認められ，側方動揺性が大きいものが手術適応となる．断裂した靱帯は基節骨基部にpull out wiringで修復し，thumb spicaタイプの外固定を3週間装着する．尺側側副靱帯の完全断裂は基節骨基部から剥脱されることが多く，その中には完全断裂した尺側側副靱帯の遠位端が母指内

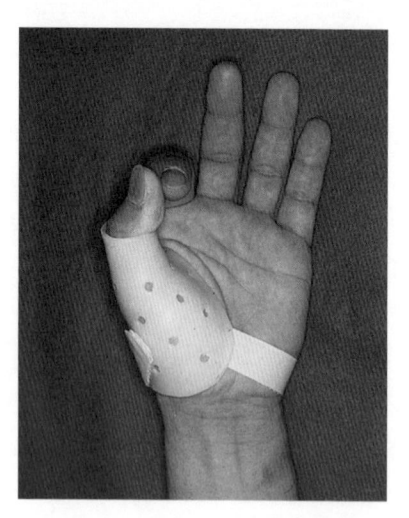

図8-25　母指MP関節保護スプリント

転筋膜の上にまくれ上がっている場合がある．これはStener lesion[26]といい，絶対的な手術適応となる．

　靱帯付着部の剝離骨折では，剝離骨片が転位している場合は骨片を整復後にK-wireで固定し，thumb spicaタイプの外固定を3週間程度継続する．剝離骨片の転位がない場合も同様に外固定し，同期間装着する．

2）母指MP関節側副靱帯損傷のハンドセラピー

■第Ⅰ期

　術後翌日より3週間は，IP関節の他動屈伸と自動屈曲を行う．特に掌側板損傷合併例では長母指屈筋腱の癒着の防止に努める．外固定期間中はMP関節の動きが生じないように注意する．

■第Ⅱ期

　術後4週経過時よりCM関節の自・他動運動とMP関節の自動運動を行う．MP関節においては可動域が良好でも，不安定関節によりピンチ時に痛みを伴えば機能的に母指を使用することはできないので，側副靱帯に緊張がかかるMP関節の屈曲運動は徐々に行い，修復靱帯をゆっくり伸張していくように努める．少々MP関節に拘縮が存在してもさほど不便はない．術後6週経過したらペグやパテなどを用い，修復した靱帯に強い負荷を与えない範囲で軽いピンチ動作を行う．母指球筋が弱い場合は，ピンチ動作以外でも母指球筋を等尺性収縮させ，積極的に筋力を強化する．

■第Ⅲ期

　術後8週経過したら，靱帯が十分に治癒したとみなし，ADLでの患手の使用と就労を許可する．重労働の場合は，術後12週程度までは母指MP関節保護スプリントを装着して，作業を行うように指導する（図8-25）．

8・4・9　PIP関節側副靱帯損傷

　PIP関節側副靱帯損傷は，尺側に比べ橈側側副靱帯損傷が多い．重度損傷の場合では側副靱帯損傷に掌側板や背側関節包の損傷が合併する．また側方より外力を受けて受傷し，側副靱帯の断裂がない場合では，靱帯付着部の剥離骨折が生じていることがある．側副靱帯損傷によるPIP関節の不安定症は痛みや変形性関節症の原因となり，機能障害を残す．

1）PIP関節側副靱帯損傷のセラピーで考慮する要因
①初期治療
　関節の適合（congruity）の不良なものは手術適応である．一般的には麻酔下で側方ストレスX線撮影を行い，20°以上の偏位（angulation）を示すものは側副靱帯の完全断裂の場合が多く，手術を行う．断裂した靱帯は基節骨基部にpull out wiringで修復する．靱帯付着部の剥離骨折では，骨片の転位を認める場合は，骨片を整復後にK-wireで固定する．外固定期間は2～3週間程度である．

2）PIP関節側副靱帯損傷のハンドセラピー
■第Ⅰ期
　術後翌日より2週間は，DIP関節の自・他動運動を行い，側索と深指屈筋腱の癒着を予防する．外固定期間中はPIP関節の動きが生じないように注意する．

■第Ⅱ期
　術後2週経過時点でPIP関節の自動運動を行う．PIP関節の自動屈曲にはMP関節ブロッキングエクササイズが効果的である（「4・5・4　ブロッキングエクササイズ」参照）．可動域の改善が順調に得られない場合は，術後3週経過したら損傷指と隣接指とをバディスプリントによって連動させて屈曲させる．最終的に残存した屈曲拘縮に対してはPIP関節伸展用スクリュースプリント（図8-22）を，伸展拘縮に対してはウエッブストラップを用いる．また筋力強化も同時に進めるが，この時，側方ストレスが加わらないように注意する．

■第Ⅲ期
　術後8週経過したら，靱帯が十分に治癒したとみなし，ADLでの患手の使用と就労を許可する．側方ストレスを受ける可能性がある環境では，術後12週程度まではバディスプリントを装着し保護する．

◆文　献◆
1) Agee JM (1987). Unstable fracture dislocation of the proximal interphalangeal joint. *Clin Orthop*, **214**, 101-112.
2) Colello-Abraham K (1990). Dynamic pronation supination splint. In Rehabilitation of the hand, 3rd ed., pp 1134-1169, Mosby, St. Louis.

3) Eaton RG, Malerich M (1980). Volor plate arthroplasty of the proximal interphalangeal joint : A review of ten year's experience. *J Hand Surg*, **5**, 260-268.
4) Fess EE, Philips CA (1987). Hand splinting : Principles and methods, 2 nd ed., St. Louis, Mosby.
5) Frykman G (1967). Fracture of the distal radius including sequelae-shoulder-hand-finger syndrome, disturbance in the distal radio-ulnar joint and impairment of nerve function : A clinical and experimental study. *Acta Orthop Scand* (Suppl), **108**.
6) 富士川恭輔, 鳥巣岳彦 (2000).「骨折・脱臼」南山堂.
7) Hamer DW, Quinton DN (1992). Dorsal fracture subluxation of the proximal interphalangeal joints treated by extension block splintage. *J Hand Surg*, **17**, 586-590.
8) Hume MC, Gellman H, McKellop H, et al (1990). Functional range of motion of the joints of the hand. *J Hand Surg*, **15**, 240-243.
9) 石黒 隆, 伊藤恵康, 内西兼一郎, 他 (1988). 骨片を伴った mallet finger に対する closed reduction の新法. 日手会誌, **5**, 444-447.
10) 上羽康夫, 玉井 進編著 (1993).「手―その損傷と治療」金芳堂.
11) 木野義武, 服部順和, 笠井 勉, 他 (1989). 橈骨遠位端関節内粉砕骨折の観血的治療. 整・災害, **32**, 257-267.
12) McElfresh EC, Dobyns JH, O'Brien (1972). Management of fracture-dislocation of the proximal interphalangeal joints by extension-block splinting. *J Bone Joint Surg*, **54**, 1705-1711.
13) Melone CP Jr (1986). Open treatment for displaced articular fractures of the distal radius. *Clin Orthop Relat Res*, **202**, 103-111.
14) 村地俊二 (1987).「骨折の臨床」中外医学社.
15) 中村正徳, 斉藤則夫 (1985). 手根骨の機能解剖. 整形・災害外科, **28**, 1473-1480.
16) 中田眞由美 (2001).「作業療法士のためのハンドセラピー入門」三輪書店.
17) 南条文昭 (1995).「手診療マニュアル」医歯薬出版.
18) 大山峰生, 白井道代, 田崎和幸, 他 (1991). ハンドセラピーに用いる訓練器具と自助具. 整・災害, **34**, 1405-1411.
19) 大山隆生, 白井道代, 田崎和幸, 他 (1994). 橈骨遠位端不安定型骨折におけるハンドセラピィ. 日本ハンドセラピィ学会編「ハンドセラピィ3 骨折Ⅰ：前腕・手部」メディカルプレス.
20) Oyama M, Kino Y, Machida M (1999). Postoperative management of the dorsal fracture-dislocation of the proximal interphalangeal joint. *J Tech Hand and Upper Extremity Surg*, **3**, 66-73.
21) Oyama M, Momose K, Onishi H, et al (2000). EMG activities of the wrist extensors under maximum isometric dorsiflexion. 13 th Congress of international society of electrophysiology and kinesiology, pp 311-315, Monduzzi Editore.
22) Reyes FA, Latta LL (1987). Conservative management of difficult phalangeal fractures. *Clin Orthop Relat Res*, **214**, 23-30.
23) 斎藤英彦, 大滝長門, 田島達也 (1989). 橈骨遠位端骨折粉砕型骨折の分類と治療. 日手会誌, **5**, 942-948.

24) Salter RB (1980). The biological effect of continuous passive motion on the healing of full-thickness defects in articular cartilage : An experimental investigation in the rabbit. *J Bone Joint Surg*, **62**, 1232-1251.
25) Schenck RR (1986). Dynamic traction and early passive movement for fractures of the proximal interphalangeal joint. *J Hand Surg*, **11**, 850-858.
26) Stener B (1962). Displacement of ruptured ulnar collateral ligament of the metacarpophalangeal joint of the thumb : A clinical and anatomical study. *J Bone Joint Surg*, **44**, 869-879.
27) Volz RG, Lieb M, Benjamin J (1980). Biomechanics of the wrist. *Clin Orthop Relat Res*, **149**, 112-117.

9

複合組織損傷の
ハンドセラピー

9・1 複合組織損傷における拘縮予防 —————————— 196
9・2 ハンドセラピーにおいて修復組織別に考慮する点 ——— 198
9・3 二段階腱形成術（two-stage tenoplasty）—————— 202
9・4 再接着 ————————————————————— 204

複合組織損傷は，腱，骨，皮膚，血管，神経など2つ以上の組織の同時損傷であり，これら損傷組織の組み合わせによりハンドセラピーの進め方は大きく異なる．これは，修復してから治癒完了までの期間が最も長期に及ぶ損傷組織を基準にしてセラピーの内容が決定されることによる．したがって，合併損傷組織によっては，固定期間が長期に及び訓練がなかなか進められない場合や，術後に配慮しなければならない修復組織が多いために運動制限が複雑に設定される場合が生じる．このような場合では，必然的に損傷部以遠の関節拘縮が発生し，損傷程度が重度であればその拘縮は広範囲にわたり，やがては高度拘縮に陥る．

　高度拘縮は，損傷組織の瘢痕化，一定期間の安静固定，不可避的に発生する浮腫，運動バランスの崩壊などにより発生し，いったんそれが完成すると，これを除去することは困難である．特に，複数の組織損傷により拘縮原因が多数存在する場合は，より拘縮の治療は難渋し，治療期間が長引く．これらの事実より，複合組織損傷例でのハンドセラピーでは，まず拘縮の発生を予防することに重点を置き，その後は修復軟部組織の再断裂や骨折の再転位が起きないように配慮しながら，徐々に拘縮組織を伸張していくように進めていくのが基本である．重度複合組織損傷の場合は，腱剥離術や拘縮解離術まで視野に入れたセラピーを行う．

9・1　複合組織損傷における拘縮予防

1）拘縮予防のためのリハビリシステム

　拘縮の予防においては，早期より術後患者を把握し，その患者の修復組織の治癒に悪影響を与えない運動可能な関節をセラピスト自身が検討し，セラピーの開始を要請するぐらいの積極的な姿勢が必要である．これには，手の外科医との外来診察，病棟回診，定期的なリハビリカンファレンスなど，医師と頻回に意見交換がもてるようなリハビリシステムを構築することが重要である[5]．また，重度の複合損傷例では機能回復に限界があり，症例に応じた実用手にすることを前提に手の外科担当医とセラピストとの間で事前に治療方針を統一し，計画的なセラピーを行うことが重要である．

2）拘縮予防の実際

　拘縮の予防は，安全肢位（safety position）固定，段階的早期運動，早期運動，浮腫の予防が基本原則である．これらは初期治療時の修復組織やその修復部位，修復方法によって実行不可能な場合もあるが，可能なかぎり行う．

　安全肢位においては，安静固定期間中より外部から定期的にチェックし，不良肢位になっていれば，主治医の許可を得て安全肢位になるよう外部からガーゼを足すなどして修正する．またアウトリガーを装着して，安全肢位を確保する．ただし，手部の挫滅例や中手骨骨折例では内在筋拘縮が認められることもあり，こうした症例には安全肢位は禁忌となるので注意する．

　ここで示す段階的早期運動は，修復組織や修復部位によっては，解剖学的に修復組織の治癒を阻害しない関節運動が設定できるので，まずその運動から行い，その後は修復組織の治癒過程に

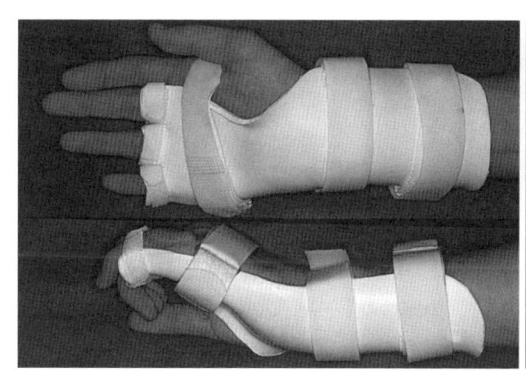

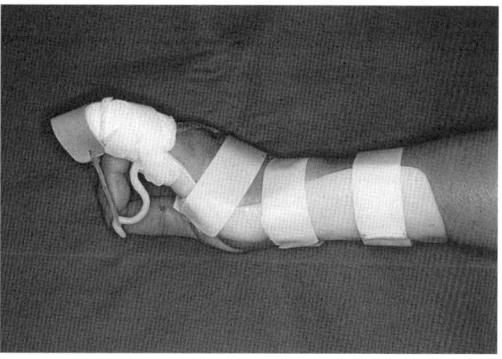

図 9-1　Zone Ⅳの正中索損傷例における小指 DIP 関節の屈曲用スプリント

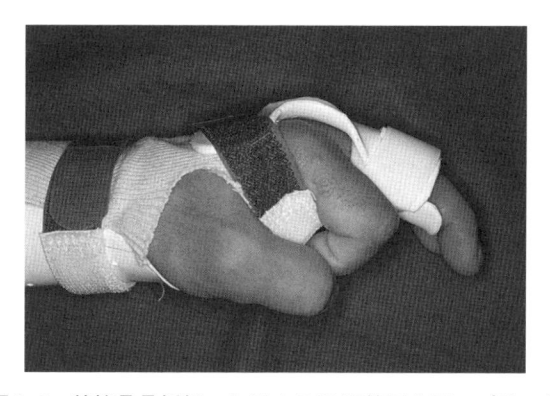

図 9-2　基節骨骨折例における DIP 関節屈曲用スプリント

従って徐々に運動負荷を強めていく運動方法を意味する．例えば，Zone Ⅲ，Ⅳの伸筋腱修復例で，側索が損傷されていない場合の DIP 関節の屈曲（図 9-1），基節骨骨折例において深指屈筋腱および指背腱膜の癒着を解離するための DIP 関節の屈曲（図 9-2），深指屈筋のような同一筋腹をもつ筋腱の減張位（tension reducing position）における非損傷指の他動伸展および屈曲，二関節筋腱の修復例で，当該筋腱が関与する関節のうち，近位関節の肢位を腱縫合部に負荷を与えないように設定して遠位関節を単関節的に他動伸張する方法などがある．

複合組織損傷例の早期運動は，各単独組織損傷に対する早期運動療法が各施設においてすでに確立され，これら早期運動の安全性が確かめられていて初めて実施できる．しかし，修復組織の組み合わせによっては，運動制限や禁忌事項が複雑となり運動方法も繊細になるので，熟練したセラピストが術者の詳細な説明のもとに施行すべきである．早期運動の適応は，初期治療において各損傷組織が早期運動に耐えうる強度をもち，適切に修復された場合であり，また運動制限や禁忌事項がしっかり理解できて，これらを遵守できる症例のみに限られる．

9・2　ハンドセラピーにおいて修復組織別に考慮する点

1）骨

　骨折合併例では，骨折部位，初期治療時の骨接合方法およびその状態，骨癒合状態の良否によってセラピーの進め方は異なる．

　関節運動を阻害しない骨折の強固な内固定が行われている場合は，合併損傷組織の種類やその修復法およびその損傷組織の治癒状況を考慮したうえで，比較的早期より運動が可能である．たとえば，基節骨骨幹部骨折と屈筋腱損傷の合併例で骨折の安定性が得られている場合は，外部から骨折部を徒手的に固定して，早期から隣接関節を他動的に屈曲することができ，さらに術後5週経過した頃からはPIP関節を他動的に伸展できる．これらの他動運動は骨癒合や修復腱の治癒過程に配慮して，軽度の負荷で行うのが基本である．このように骨折が安定していれば，合併した他の組織損傷のプログラムに沿ってセラピーを進めることができる．

　骨接合が強固に固定されていない場合や関節周辺の骨折では，骨癒合が生じるまで骨折隣接関節の運動を行うことができず，結果として安静固定期間が長期化し拘縮が発生しやすくなる．以上のことから，骨折の安定性や，骨癒合状態の良否は治療予後に大きく影響する．

2）腱

　複合組織損傷例における腱の治療では，一期的に修復する場合と段階的に腱を修復する場合とがあり，それぞれの治療方針によりセラピーは異なる．ここでは，一期的に腱が修復され，骨折安定性が得られている場合におけるセラピーのポイントについて解説する．

■屈筋腱損傷合併例

　屈筋腱損傷合併例の安静固定期間は，伸筋腱損傷を合併していなければ，一般的に3週間である．固定肢位は手関節30°掌屈，指はMP関節の屈曲をやや強めにしてPIP関節は可及的に伸展位とする．外固定除去後は，他の修復組織の治癒経過を考慮しながら，軽度な負荷による他動屈曲を開始する．次いで，屈筋腱のグライディングエクササイズを進め，可及的に可動域の獲得を図る．しかし，なかなか可動域が得られないからといって修復腱に過剰な運動負荷をかけて再断裂させると，治療期間が延びるばかりか治療成績も大幅に低下するので，最終的には腱剥離術や拘縮解離術を行うことを想定し，再断裂だけは絶対に避けるように十分配慮することが重要である．術後日数が経過して，腱や他の修復組織の再断裂，骨片転位の可能性がなくなったら，これらの手術に向けた術前訓練へと移行し，単関節的に関節周囲軟部組織性の拘縮の除去と筋力強化を積極的に努める．術後は，術中にて腱の状態が良好で靱帯性腱鞘が温存されていることを確認した後に，積極的な腱のグライディングエクササイズを行う．

■伸筋腱損傷合併例

　伸筋腱損傷合併例では，治癒の最も遅い伸筋腱損傷のプログラムを基本にセラピーを進める．伸筋腱損傷の固定期間は一般的に4週間であり，この固定期間は他の損傷組織によっては過剰な固定期間となることもあるので，Zone Vより近位での損傷例では，遅くても術後3週からDIP

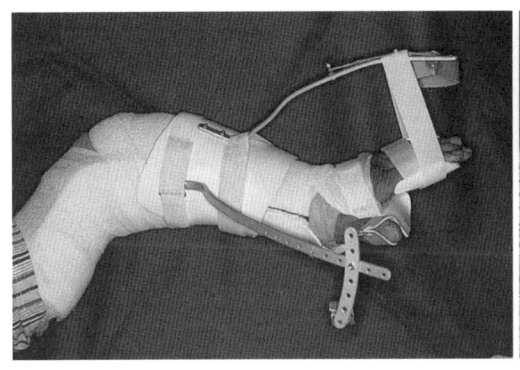

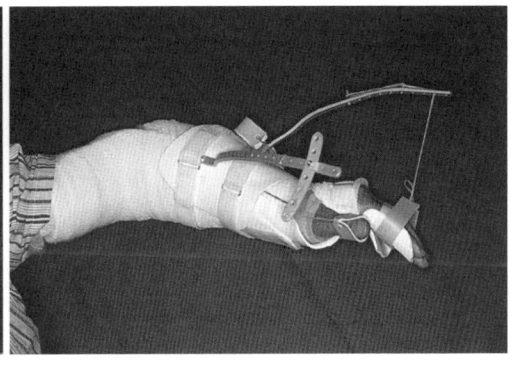

図9-3 Zone Ⅷにおける指伸筋腱損傷，皮膚欠損，橈・尺骨骨折合併例の外固定用スプリントと手関節背屈位，PIP関節伸展位でのMP関節屈曲運動

およびPIP関節のコントロールされた他動屈曲を開始する．また，Zone Ⅴ損傷でMP関節背側の関節包や骨鞘を伴う関節損傷を合併している症例や，Zone Ⅵ〜Ⅷ損傷の骨折，皮膚欠損合併例で，骨接合や植皮，皮弁が安定している症例に対しては，手関節背屈を強め，さらにPIP関節を伸展位にすることによって伸筋腱の緊張をより緩めたうえで，術後早期からMP関節を単独に自動屈曲する（図9-3）．その際，他組織の修復内容と治癒経過を常に考慮しながら，愛護的に行うことが重要である．ただしZone Ⅴ損傷ではMP関節近くに伸筋腱縫合部が存在するので，MP関節の屈曲範囲を制限して慎重に行う．屈筋腱など掌側に修復組織がある場合の伸展運動および伸展位保持に関しては，その治癒過程に応じて慎重に行わなければならない．高度拘縮が発生した場合は，いつまでも腱の滑走を獲得することにとらわれず，伸筋腱剥離術の術前訓練に移行する．

Zone Ⅳ以遠の伸筋腱損傷で両側索が断裂している症例では，早期からのPIPおよびDIP関節の積極的な屈曲運動は自動伸展不足を生じさせる可能性が高い．また，後に腱剥離術を施行したとしても，自動伸展可動域を獲得することは不可能に近い[6)8)]．特に，骨折を合併し腱が挫滅されている場合は，可及的に腱縫合されている場合が多く，良好な伸展可動域を獲得することは難しい．したがってこの部位における伸筋腱損傷例では，自動伸展可動域を維持しながら徐々に屈曲可動域を獲得していくように心がけ，運動時以外はPIPおよびDIP関節の伸展位保持スプリントを長期間装着する必要がある．早期運動を行う場合は，屈曲運動は術中に確かめられた安全な可動域内にとどめておくことが重要である[9)]（図9-4）．

3）神　経

神経損傷の分類には，Seddonの一過性不働化（neurapraxia），軸索断裂（axonotmesis），神経断裂（neurotomesis）の分類とSunderlandの5型分類がある．損傷がneurapraxiaおよびaxonotmesis（Sunderland Ⅰ，Ⅱ）では保存療法が主体となるが，2〜3カ月待っても回復の徴候がない場合や，回復が予定どおりに進まない場合は神経剥離が適応となる．Sunderland Ⅲ，Ⅳ型でも同様に，3カ月待機して回復の徴候が認められない場合は，神経剥離もしくは神経修復

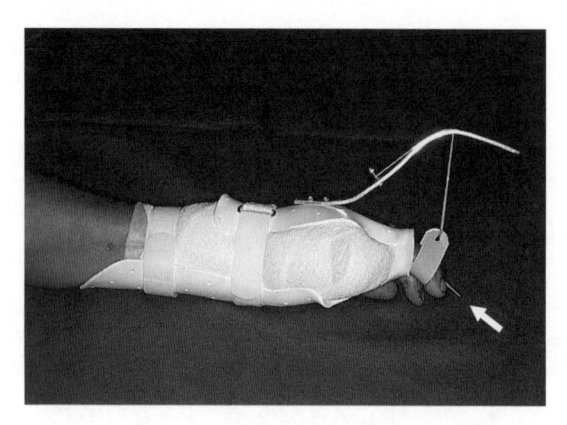

図9-4 Zone IVにおける正中索損傷，基節骨骨折合併例の固定用スプリントとPIP，DIP関節屈曲運動

矢印は術中に確かめられた安全な可動域を示すバーを示す．

術に踏み切る．神経上膜を含めた神経本幹が断裂したneurotomesis（Sunderland V）では，神経縫合および神経移植を行う．神経縫合後，回復が予想より遅れている場合は神経剥離を行う．

　神経修復術施行後の神経再生に影響する因子としては，神経縫合部の数，神経への血行，神経縫合部の緊張が挙げられる．したがって，神経移植の場合は縫合部数と移植神経の血行が問題となり，端々縫合の場合は縫合部の緊張が問題となる．神経縫合法には神経周膜縫合（神経線維束縫合），神経上膜縫合，神経周膜上膜縫合があり，神経上膜縫合および神経周膜上膜縫合では，術後2～3週間の固定を必要とする．神経周膜縫合は，張力負荷に対して弱いため，術後は細心の注意と4週間の固定を必要とする[14]．手関節および指の肢位の変化による正中神経の滑走距離は，手関節部で測定すると約30 mmである[15]．このことからは，関節肢位によって神経に与える緊張は変化することが推測されるが，神経縫合部に対する負荷の許容範囲は不明であり，外固定除去後においては，いずれの縫合法においても過度な緊張を与えないよう徐々に関節運動を行うのが懸命であろう．

4）血　管

　血管吻合術後は，その血管に支配される組織の生着を第1目標とし，血行不全を起こさないように術後管理することがきわめて重要である．術後の固定は血行障害を防止するためかさばった包帯（bulky dressing）とシーネで行い，術後約1週間は血管のスパスム（vasospasm）を予防する目的でベッド上安静とする．固定は3～4週間行う．患肢は原則挙上位とするが，動脈不全が疑われるときは，水平位または下垂位に保持することもある．スパスムは圧挫や引き抜き切断例でよく起こり，発生原因には，感染，運動など外部からの刺激，疼痛，喫煙，寒冷，外傷などがあり，患肢を冷やさないようにするなどADL上においても十分注意する．禁煙は術後6カ月間厳守させる．

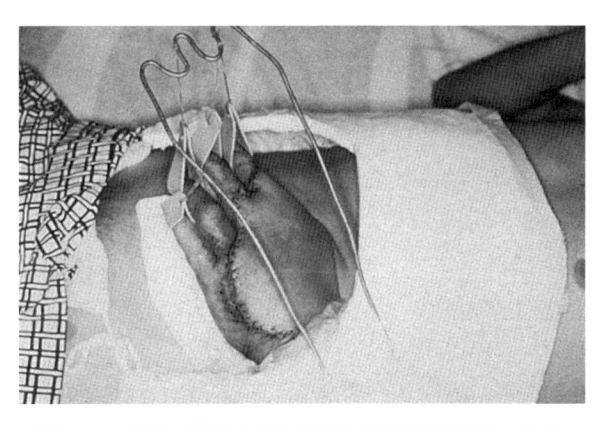

図9-5　手背，前腕皮膚欠損例．腹部有茎植皮の体幹のキャストに取り付けられたアウトリガーによる筋力維持と可動域訓練

血行障害は，色調，皮膚の緊張，血行支配領域の圧迫後の血液の戻り（毛細血管再充血；capillary refill），皮膚温で観察される．皮膚温では30℃以下あるいは健側と比較して2～3℃以上の差があるときは，血行不全を疑う[1]．動脈不全では，色調は蒼白（後に暗紫色），指腹の緊張は低下し，圧迫後の血液の戻りは低下する．静脈不全は，色調は濃い暗紫色，指腹は緊張し，圧迫後の血液の戻りは早くなる．血行障害が生じた場合には，可及的早期に再手術が必要となる．

5）皮　膚

皮膚欠損部には，損傷状況と損傷部位血管に関する移植部位の必要条件等に応じて，遊離植皮，有茎植皮，血管柄付の有茎皮弁および遊離皮弁が選択され，術後はこれらに対しての適切な管理が必要となる．

遊離植皮を生着させるには，感染に注意することの他，固定と血腫予防のための圧迫が重要である．固定と圧迫は最低1～2週間の期間を必要とする．その後は自動および他動運動による関節拘縮の除去を行い，植皮部はマッサージにより柔軟にする．骨，筋，腱が露出している部位や，将来腱移行などで腱の滑動床となる部位，関節部などで皮膚の余裕が必要な部位は有茎皮弁や遊離皮弁または腹部有茎植皮で被覆する．これらで被覆した場合は腱との癒着は比較的少なく，癒着が発生した場合でも腱剥離術により良好な関節可動域が得られる．ただし，遊離皮弁の場合は血管吻合が行われているので血行不全を起こす危険性があり，術後3週間が経過し皮弁が安定するまでは先に述べた血管吻合における適切な管理が必要である．腹部有茎植皮は術後3週間の固定を必要とする．その間は，状況に応じて拘縮の予防と筋力強化（図9-5）が可能であるが，茎部および植皮部に過緊張を与えてはならない．また茎部が鋭角に折れ曲がると，血行を阻害するので注意する．

9・3 二段階腱形成術（two-stage tenoplasty）

1）二段階腱形成術後のセラピーに必要な基礎知識

　段階的な腱の形成は，重度外傷による腱欠損や腱の引き抜き損傷など端々縫合が不可能な場合や，腱および腱周囲組織が広範囲に激しく挫滅損傷された場合に選択され，一般的に他の損傷組織の治癒が完了してから実施される．これらのような損傷例に対し，初期治療において一期的に腱移植を行うと，移植腱は腱縫合部を中心に瘢痕化組織の中に埋もれ，結果として周囲組織との癒着が高度となり，腱の滑走性の回復は期待できない．

　二段階腱形成術は，将来腱を移植すべき場所に人工腱（silicone rod）を一定期間埋没しておき，後に人工腱の除去と同時に人工腱で形成された内腔に遊離腱を二次的に移植する方法である．移植腱には長掌筋腱や足底筋腱などが用いられる．腱移行の場合も同様に，埋没した人工腱で形成された内腔に移行腱を走行させる．人工腱を一定期間埋没しておく目的は，その周囲に滑膜類似腔（pseudosheath）の形成を促し，移植腱および移行腱が周囲組織と癒着するのを防止することである．また必要に応じて人工腱上に靱帯性腱鞘（pulley）を再建するための目的もある．

　滑膜類似腔が形成されるには，人工腱は少なくとも3週間埋没する必要があり[7]，二次的な腱移植や腱移行は人工腱埋没後3週以降に実施する．Hunterは2〜3カ月後[2]，矢部[16]は10〜16週後が二次的手術の至適時期としている．

2）人工腱埋没前・後のハンドセラピー

　人工腱を埋没した後は固定を必要とし，また外固定除去後も腱鞘炎予防のために積極的な他動運動はできないので，人工腱が埋没される前までに，筋の短縮による筋性拘縮（myostatic contracture）の予防および除去を行い，柔軟な関節（supple joint）を獲得しておく．屈筋腱の再建を行う場合は，人工腱埋没以前にPIPおよびDIP関節の屈曲拘縮が存在していると，二次的腱移植後に再び屈曲拘縮が発生しやすいので注意する．場合によっては腱剥離術や関節授動術が必要なこともある．また，将来再建する機能を想定して，筋力強化も積極的に行っておくべきである．

　人工腱埋没後は1週間の安静固定を行う．その後腱移植および腱移行を施行するまでの間，引き続き他動運動による関節拘縮の予防を行い，柔軟な関節を確保しておく．埋没された人工腱の遠位端は，残存している腱の近位端部（手掌部での深指屈筋腱損傷の場合は，深指屈筋腱付着部である．救済的に浅指屈筋腱機能を再建する場合では浅指屈筋腱付着部）に固定される[3]．一方，人工腱の近位端は前腕遠位部に遊離状態にしてあるので，指の他動屈伸によって人工腱は滑走する．この滑走は滑膜類似腔の成熟を早めるのにも効果的である．しかし，もし人工腱が円滑に滑走しない場合は人工腱は蛇行し，結果として良好な滑膜類似腔が形成されないので，他動屈伸時には前腕における人工腱の近位端が円滑に動いているかどうかを触診して確認する必要がある．また定期的に指の他動屈伸時における側面のX線像を撮り，人工腱の位置および滑走状況

を確認することも必要である．もし，人工腱が定位置にない場合や蛇行を確認したら，再度人工腱を入れ直すか，その時点で腱移植を行うことになる．その他のセラピーとして瘢痕部のマッサージや浮腫のコントロールを行う．

　この段階で予想される合併症には，過剰な訓練，人工腱による機械的な刺激による腱鞘炎がある．発赤，腫脹，熱感，人工腱に沿った痛みの増加など腱鞘炎の徴候がないか観察を行い，これらが出現したら，手はスプリント内で安静にして炎症を抑えるように努める．炎症が抑えられない場合は，速やかに人工腱を除いて直ちに腱移植を施さないかぎり，形成された滑膜類似腔は瘢痕化してしまい，結果として腱移植後の癒着は避けられない．したがって拘縮除去の訓練においては，早期からの過度な運動は避け，時間をかけて愛護的に可動域を獲得することが肝要である．またその他，感染や異物反応による腱鞘炎もあり，これらが原因と思われる腱鞘炎が発生した場合も同様に速やかに人工腱を取り除く．

3）二次的腱移植および腱移行後のハンドセラピー

　二次的腱移植および腱移行後の固定期間は一般的に，屈筋腱形成であれば3週間，伸筋腱の形成であれば4週間である．しかしながら最近は，愛護的な自動運動を早期から開始する施設が増える傾向にある．確かに早期運動は癒着を防止することに効果があるが，腱移植の場合では縫合部が遠位と近位に2カ所あり，移植腱への血行による栄養供給がなされるまでは滑液のみにより生着すると考えられるので，それまでは栄養状態も十分とはいえず断裂する可能性は高い．したがって腱移植後の早期自動運動では，きわめて慎重な配慮が必要である[15]．

　屈筋腱移植後の早期運動療法では，手関節30°屈曲，MP関節60〜70°の屈曲，PIPおよびDIP関節は伸展位の背側スプリントを装着し[4]，他動屈曲が完全に行えるようドレッシングを少なくする．運動方法はKleinert変法とDuranらの方法（詳細は「7・1・5　屈筋腱縫合後のハンドセラピーの実際」参照）を併用して行い，これを4週間継続する．ここで問題となるのはDIP関節の屈曲拘縮の出現であり，毎日の観察とそれに応じたケアが重要である．4週間後は自動屈曲を開始するが，自動屈曲可動域が良好な場合は，きわめて軽い自動屈曲にとどめ，指全関節最大他動屈曲位で深指屈筋の等尺性収縮訓練から開始する．靱帯性腱鞘が再建されている場合は，指を全周性に軽く圧迫できる熱可塑性スプリント材でできた指輪を装着して自動屈曲する．背側スプリントは術後6週間装着する．軽い抵抗運動は10週で導入し，12週間を経過したら強い抵抗訓練を行う．3週間固定法の詳細についても「7・1・5　屈筋腱縫合後のハンドセラピーの実際」参照．

　腱移行術においては，腱縫合に編み込み縫合が用いられており，それは端々縫合よりも強いので，本来の屈筋腱および伸筋腱損傷のプログラムよりも1週程度早めにプログラムを進行させる．ただし，腱移行は本来の筋とは異なった伸縮距離をもった腱で喪失した機能を再建するため，正常可動域を獲得することはほぼ不可能であり，症例のニーズにあった可動範囲を獲得するように努める．実際には，指伸展機能の再建では背側アウトリガーでMP関節を伸展位に牽引し，自動伸展可動域に応じて屈曲運動量と伸展位保持時間をきめ細かく調節する．指屈曲機能の

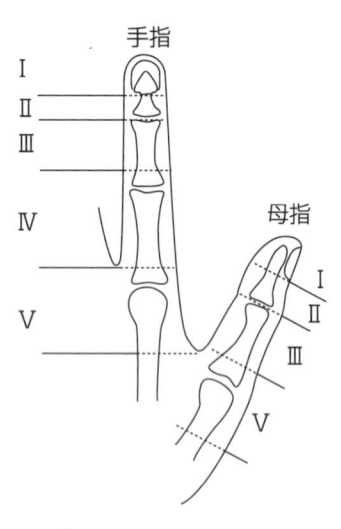

図9-6 切断区域分類[13]

再建も同様に，屈曲位保持と他動的な伸張の運動量を調整する．

9・4 再接着

1）再接着術後のセラピーに必要な基礎知識

　切断は切断端の状態により，鋭利な刃物で切られた鋭利切断と，断端付近に挫滅を伴う局所挫滅切断，広範囲組織損傷を伴う挫滅切断，組織が引きちぎれて発生する引き抜き切断に分類される[10]．手における切断部位は玉井の分類[13]（図9-6）が最もよく用いられる．

　再接着例における術後固定期間は，接着肢の生着を先決とするので，術後3週間を原則とし，血行障害のきたす可能性のある早期運動は避けるべきである．しかし，近年では再接着の生着率がかなり向上し，良好な機能を回復することが課題となっているので，徐々に固定期間を短縮する傾向にある．これまでの報告では，指部再接着例において術後1週間経過後より温薬浴中で接着指以外の他動運動を行い，術後2週で接着指の自動運動を開始する方法[17]が報告されている．またSilverman[11]は，指部再接着例において包帯の除去が可能となる術後4日頃から開始する早期運動（EPM；early protective motion）を提唱した（表9-1，図9-7）．これらの方法は，組織修復状態が良好で吻合血管の安定性が得られている症例が適応となる．これらの早期運動を取り入れる場合は，運動期間中も修復組織の再断裂に注意し，さらに術後管理として循環状態を把握することが何よりも重要である．早期運動は，経験を積んだ熟練したセラピストが遂行すべきである．

　術後の血行をモニターする方法としては，皮膚温測定，ドップラー血流計などが用いられる．その他の手法としては再接着指肢の色調，皮膚の緊張，圧迫後の血液の戻り，皮膚温などを観察する（「9・2ハンドセラピーにおいて修復組織別に考慮する点 4）血管」参照）などがある．時には指の屈曲や肢位の変化でも血行障害を引き起こす可能性があるので，注意深い観察をしなが

表 9-1 切断指再接着における早期運動療法（Silverman, 1989）

術後 4 日 （遅くとも術後 14 日で開始）	●かさばったガーゼや包帯を除去し，背側スプリントを作成． 　　固定肢位：手関節は中間位もしくは軽度屈曲位． 　　　　　　　MP 関節は最大屈曲位． 　　　　　　　PIP, DIP 関節は軽度伸展位に保持． ●EPM I（first period of early protective motion） 　A．手関節を自動介助屈曲し，腱固定効果（tenodesis effect）を利用して指を伸展させる（図 9-7 a）． 　B．手関節を自動的に中間位までもどし，それと同時に MP 関節を愛護的に介助屈曲する．もしくは重力を利用する．その際 PIP 関節は伸展位になるように介助する（図 9-7 b）．
術後 7 日（～14 日）で開始	●EPM II（second period of early protective motion） 　passive phase（手関節中間位で行う） 　A．MP 関節を愛護的に伸展位に介助し，PIP, DIP 関節を軽度屈曲位に他動的に介助する（内在筋マイナス位へ誘導）（図 9-7 c）． 　　＊術後 4～6 週までは，中央索の薄弱化を防ぐため PIP 関節の屈曲は 60°までに制限する． 　B．MP 関節は重力を利用して屈曲させ，PIP, DIP 関節は修復組織の状況に応じて他動的に伸展位にする（内在筋プラス位へ誘導）（図 9-7 d）．
術後 14 日で開始	●EPM III 　active phase（手関節中間位で行う） 　A．MP 関節を自動介助伸展で保持させ，それと同時に PIP, DIP 関節は限られた範囲内を自動屈曲する（自動運動が内在筋マイナス位にする）（図 9-7 e）． 　B．PIP, DIP 関節を伸展位に保持させ MP 関節を自動屈曲する（自動運動が内在筋プラス位にする）（図 9-7 f）．
術後 4 週（～6 週）で開始	●指全関節の同時自動屈伸運動 ●ダイナミックスプリント（指屈曲用，PIP 関節伸展介助用）の利用
術後 8 週	●ピンチ力，握力強化

らセラピーを進めることが重要である．血行障害が生じた場合は，可及的早期発見と再手術が必要なので，速やかに担当手の外科医に連絡をとらなければならない．

　手部から前腕部における再接着の安静固定肢位は，屈筋腱および伸筋腱が同時に一次修復された時の修復状況により多少異なるが，一般的に手関節は軽度掌屈位，手指は MP 関節の屈曲をやや強めた内在筋プラス（intrinsic plus）位に近い機能的肢位とする．母指は掌側外転位とする[12]．固有指部の再接着では，手関節は軽度掌屈位，指関節は機能的肢位で固定する．しかし，術後は血行障害を防止するためにかさばった包帯でおおわれており，特に手部での再接着例では，手背の高度な浮腫が必然的に発生するので，MP 関節の屈曲肢位や母指の外転肢位が維持できないことが多い．

　再接着例の一般的なセラピーは，伸筋腱損傷のプログラムを基本にして進める．ただし，初期

EPM I

a. 指の伸展 — 手関節の自動介助屈曲

b. MP関節の屈曲 — MP関節介助屈曲／手関節を中間位まで自動的にもどす

EPM II (passive phase)

c. 内在筋マイナス位へ誘導 — PIP, DIP関節の他動屈曲／MP関節の愛護的他動伸展

d. 内在筋プラス位へ誘導 — MP関節の重力を利用した屈曲／PIP, DIP関節の愛護的他動伸展

EPM III (active phase)

e. MP関節を伸展位に保持し，PIP, DIP関節の制限下の自動屈曲

f. PIP, DIP関節を伸展位に保持させ，MP関節を自動屈曲

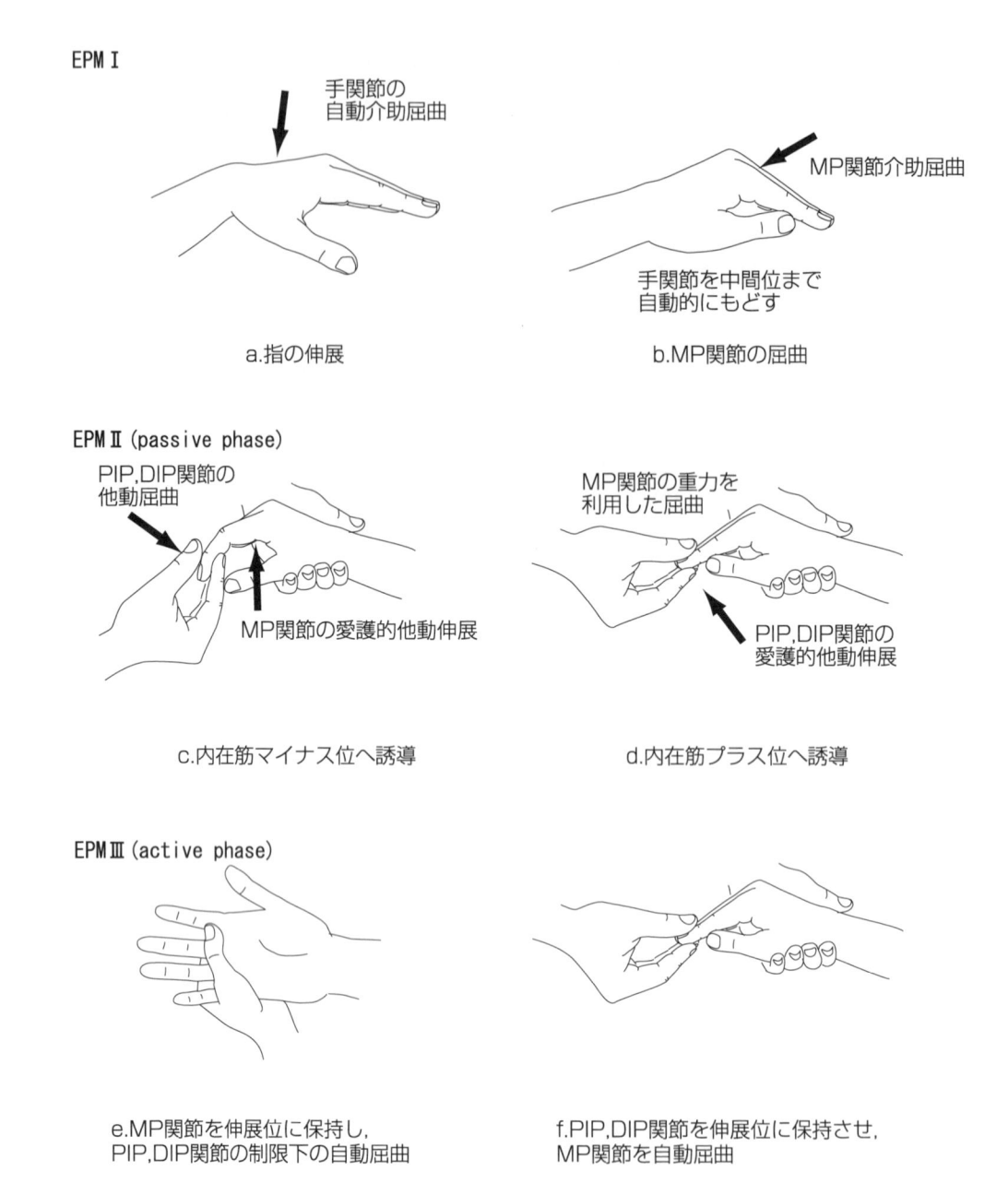

図9-7　EPM (early protective motion)

のうちは腱，血管，神経など掌側修復組織の再断裂の危険性や骨接合の状況に配慮し，愛護的に行うことが重要である．また各症例の状態，すなわち腱，血管，神経などの縫合時の緊張や骨接合状態に応じて，修復組織に加わる負荷や運動時間に変化をもたせることも好成績を得るのに必要である．なかでも骨接合の安定性の良否は治療成績に大きく影響する．骨接合不良の場合は，再接着部隣接関節の固定が長期化し，積極的な運動が長い間できないことから，拘縮や腱癒着は高度となる傾向にある．ここでは，骨折の安定性が良好な場合の再接着指肢のセラピーについて，手部から前腕部と固有指部に分けて解説する．

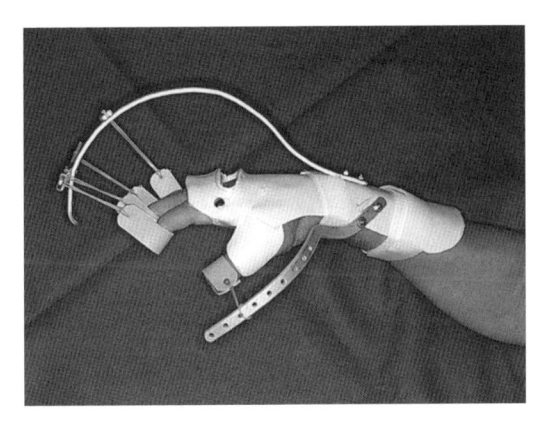

図9-8 手部完全切断再接着例に用いた指屈筋腱伸張スプリント

2）手部から前腕部における完全切断再接着例のハンドセラピー

　手部から前腕部再接着では，将来的に高度な指の屈曲伸展拘縮を起こすことが予測されるので，拘縮予防を目的として術後1週経過時よりDIP関節の他動屈曲を開始する．術後2週でPIP関節の他動屈曲を追加する．ただし，これらの運動は縫合された血管，神経，伸筋腱に対し負担がかかることのないよう，外固定を装着したまま限られた範囲内を慎重に行う．

　術後3週間が経過したら，外固定キャストを背側スプリントにし，PIPおよびDIP関節の他動屈曲範囲を増大させる．この時期はまだ伸筋腱の癒合は十分でないので，他動屈曲はこれまでと同様に軽度な負荷で行う．特に手部での再接着例に対しては，縫合部が運動関節と近いので慎重に行う必要がある．指の自動運動においては，術後3週で自動屈曲，術後4週で指の自動伸展を開始する．背側スプリントの装着は継続し，手関節を軽度掌屈位に維持しながら自動運動を行う．自動運動開始当初は，筋の萎縮と腱縫合部での癒着のために，自動可動域はほとんど得られないことが多いが，目的筋の収縮をフィードバックさせながら積極的に自動運動を継続し，屈筋腱および伸筋腱の滑動距離を最大にする．フィードバックは自動運動時に筋腱を触診し，目的とする筋収縮ができているか否かを口答で伝えて行う．EMGフィードバックも有効である．

　術後4～5週では，安静固定期間中に発生した内在筋マイナス（intrinsic minus）拘縮と母指内転拘縮に対してスプリントを用いる．この内在筋マイナス拘縮は，浮腫に加え内在筋麻痺や外在屈伸筋の癒着により，自動運動だけでは改善させることができないので，運動時以外には必ず用いなければならない重要なスプリントである．用いるスプリントのタイプは，手関節中間位で，MP関節を屈曲位，PIPおよびDIP関節を伸展位，母指を外転位に維持，矯正するものである．ただし，この時期はまだ腱の癒合は弱いので，牽引力はきわめて弱くしなければならない．また手部損傷例においては，ほとんどの症例で内在筋マイナス拘縮が存在しているが，中には内在筋が挫滅されていることにより，逆に内在筋プラス拘縮をきたす危険性があることに注意する．この場合は，このスプリントの適応とならない．術後5～6週から手関節の自動背屈および掌屈を開始する．また手関節掌屈位で指屈筋腱を伸張し癒着を解離する（図9-8）．術後7週

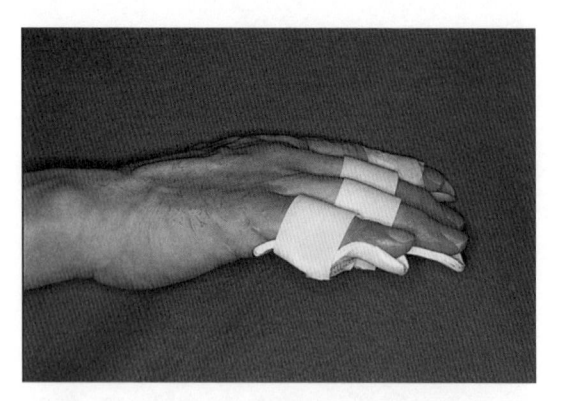

図9-9 示，中，環，小指完全切断再接着例に用いた PIP，DIP 関節伸展可動域維持のためのスプリント

では，手関節の制限をなくして指屈筋および指伸筋を伸張する．手関節の可動域が得られていたら，手関節の肢位を変えることで，外在屈伸筋腱の癒着による動的腱固定効果（dynamic tenodesis action）が認められる．その場合は，屈筋腱に対しては手関節背屈位で，伸筋腱においては逆に手関節掌屈位で腱を伸張し，癒着を解離する．手部での再接着では，MP関節の肢位を変えて同様に癒着腱を伸張する．

術後8週で積極的な他動運動と，スプリントを利用しての筋力強化を開始する．職場復帰については再接着後3～4カ月間は不可能である．知覚再教育に関しては「4・9・2 知覚再教育」参照．

3）完全切断指再接着例のハンドセラピー

指部の再接着では，術後3週経過したら外固定キャストを背側スプリントにし，自動屈曲を開始する．この自動屈曲に先立ってはPIPおよびDIP関節に対してきわめて弱い負荷による愛護的な他動屈曲を行い，自動屈曲時に関節の硬さが屈筋腱に対する抵抗とならないよう，ある程度の他動屈曲可動域を獲得しておく必要がある．夜間および運動時以外は，背側スプリントの制限内で接着指を伸縮包帯で伸展位に軽く保ち，屈曲拘縮を予防する．

術後4週になると，指の自動伸展を開始する．その際MP関節を徒手的にやや屈曲位に維持して，PIPおよびDIP関節を指伸筋により効率よく伸展させるように指導する．術後5週が経過したら，動的スプリントを用いて，PIPおよびDIP関節を軽度な負荷により徐々に伸展させて屈筋腱の癒着を解離する．夜間および運動時以外は静的な伸展スプリント（図9-9）を用いて他動伸展角度を維持し，指の他動伸展角度に応じて日々調整して伸展可動域を維持する．これは，伸展可動域が安定するまで長期的に行う．手関節は30°背屈位まで許可する．術後6週以降は，PIPおよびDIP関節の他動屈曲をスプリントで持続的に行うが，自動伸展可動域が低下するようであれば運動強度の強さや装着時間を少なくし，伸展スプリントを長く装着するようにする．固有指部の再接着例ではいったん自動伸展不足が生じると，腱剥離を行っても簡単に改善させることが困難な場合が多いので[6)8)]，自動伸展不足の増大には十分注意し，慎重にスプリント療法を行う．

術後7～8週では，骨折安定性が良好であれば手関節から指までやや強めの他動伸展と筋力強化を開始する．知覚再教育に関しては，「4・9・2　知覚再教育」参照．

指部再接着例における早期運動療法については，Silvermanら[11]による方法を表9-1, 図9-7に示した．

◆文　献◆

1) 日高典昭（2000）．切断指・肢再接着．別府諸兄編「整形外科医のためのマイクロサージャリー基本テクニック」80-87，メジカルビュー社
2) Hunter JM, Salisbury RE (1971). Flexor-tendon reconstruction in severely damaged hands：A two-stage procedure using a silicone-dacron reinforced gliding prosthesis prior to tendon grafting. *J Bone Joint Surg*, **53**, 829-858.
3) Hunter JM, Blackmore SM, Callahan AD (1989). Flexor tendon salvage and functional redemption using the Hunter tendon implant and the superficialis finger operation. *J Hand Ther*, **2**, 107-113.
4) Hunter JM, Singer DI, Mackin EJ (2002). Staged flexor tendon reconstruction. In Hunter JM, Schneider L, Mackin E, Callahan A (Eds), Rehabilitation of the Hand, 5th ed., pp. 469-497. St. Louis Mosby.
5) 木野義武，服部順和，大山峰生，他（1991）．ハンドセラピィ成績向上のポイント．整・災外，**34**，1413-1417．
6) 木野義武（1993）．手指伸筋腱の癒着剥離．日手会誌，**10**，729-732．
7) 吉津孝衛（1976）．Rodによる滑膜類似管腔形成—2次的腱移植法の検討．臨整外，**11**，136-146．
8) 近藤喜久雄，木野義武，服部順和，他（1993）．伸筋腱剥離術の治療成績の検討．日手会誌，**10**，230-234．
9) 大山峰生，木野義武，町田まどか，他（1998）．挫滅手における術後セラピー．骨・関節・靱帯，**11**，895-904．
10) 酒井和裕（1998）．切断指再接着．「NEW MOOK 整形外科上肢の外傷，第1版」80-90，金原出版．
11) Silverman PM, Willette-Green V, Petrilli J (1989). Early protective in digital revascularization and replantation. *Hand Ther*, **2**, 84-101.
12) 田島達也（1988）．手の外傷性拘縮治療の原則．日手会誌，**4**，873-884．
13) Tamai S, Hori Y, Tatsumi Y, et al (1978). Microvascular anastomosis and its application on the replantation of amputated digits and hands. *Clin Orthop Relat Res*, **133**, 106-121.
14) 田中寿一（2000）．神経縫合法．別府諸兄編「整形外科医のためのマイクロサージャリー基本テクニック」38-46，メジカルビュー社
15) Wright TW, Glowczewskie F, Wheeler D, et al (1996). Excursion and strain of the median nerve. J Bone Joint Surg Am. 78, 1897-1903.
16) 矢部　裕，小池　昭，木内準之助（1976）．Silicone rod 臨床応用の問題点とその基礎的研究．臨整外，**11**，147-155．
17) 吉村光生（2003）．切断指再接着術．日本ハンドセラピィ学会誌，**15**，1-2．

10

手の蓄積外傷疾患のハンドセラピー

10・1 ハンドセラピー評価 ——————————— 212
10・2 ハンドセラピー ——————————————— 215
    10・2・1 炎症期 ———————————————— 216
    10・2・2 消炎期 ———————————————— 216

手の損傷は，その人の生活様式や職業，趣味などと関係が深く，同じ動作を頻回に繰り返したり，特定の肢位を長時間強いられたりすると，蓄積外傷疾患（cumulative trauma disorders；CTD）を招く．CTD は軟部組織，特に筋，腱，神経に生じ，さらに血管系にも過剰な努力や過度な運動の繰り返しによる反応によって生じる．CTD は疾患名ではなく，その障害が発生するメカニズムを表わしており，他には repetition strain injury (RSI)，work-related musculoskeletal disorders (WRMSD)，musculo skeletal disorders (MSD) ともよばれる[8]．実際には，手根管症候群などの絞扼性神経障害（entrapment neuropathy），ドケルバン病（de Quervain disease），肘上顆炎（epicondylitis），腱鞘炎（tenosynovitis），筋膜性疼痛（myofascial pain syndrome）などの診断名がつけられる．これらは上肢のCTDとして頻繁に発生し，ハンドセラピーの対象となる．

　CTDの治療では，できるだけ早期にその徴候を発見することにより，症状を軽減し，重症化させない努力が必要である．CTD は不快感によって始まることが多いが，症状の出現は断続的であり，消失したり，出現したりする場合がある．そのうち安静にしていても改善しない腫れや筋疲労に気づき，使いすぎや過労のような筋肉痛があり，それが次第に持続的，慢性的になり，ROM 制限や筋力低下，神経症状が出現する．これらの症状はその原因となる動作を行っているときに増悪する．またCTDはいったん治癒しても，その原因が解消されないと再び繰り返すため，ハンドセラピーでは予防的なプログラムが重要となる．個々の患者について症状の発生要因を分析し，どのようにしたら予防，再発の防止ができるか具体的な方法を検討する．患者には，症状の原因について正しい理解を促し，患者自らが再発を予防できるように指導することが必要である．

　CTD の原因がその患者の職務内容と関連している場合には，「11・1　職務分析」や「11・3　ハンドセラピー（職場復帰プログラム）」の項が参考になる．

10・1　ハンドセラピー評価

　まず医師のカルテから，診断に際して行われた諸検査を確認する．また全身的な合併症，特に骨折などの外傷の既往や糖尿病がCTDの発症に重大な影響を与えていることもあるため，これらの情報を十分に確認する．ハンドセラピー評価ではこれ以外に，痛みの部位，程度，原因を確定する（「3・3・8　疼痛」参照）．原因は症状が悪化する肢位や動作を再現することにより推測することができる[9]．これらの結果に基づき，CTDがどの段階にあるのかを把握しておく（表10-1）．さらにハンドセラピープログラムを立案するために，問題となる動作や活動を確定する．そしてプログラム実施前に必要な検査を行い，治療効果を判定するためのベースラインとする．

1）聞き取り

　詳細な評価を行う前に，患者に聞き取り用紙に記入してもらい（表10-2），問題点の概略をつかむ．さらに，常に不快感があるのか，動かしたときだけなのか，いつ頃問題に気づいたか，そ

表 10-1　CTD の経過[7]

段　階	症　状
段階 I（急性期）	活動後に痛みあり．安静により速やかに改善．活動の量やスピードの低下はない．客観的な所見は一般に陰性である．
段階 II（亜急性）	活動中，1 カ所に痛みが出現．活動中痛みは持続するが，活動をやめると改善する．生産性は多少低下する．客観的な所見が現れる．症状は 1 カ月以上出現している．
段階 III（亜急性〜慢性）	活動中，1 カ所あるいはそれ以上の箇所に痛みが出現．痛みは活動をやめた後も続く．生産性は低下し，活動を続けるためには種々の休憩が必要になる．他の活動にも影響がでる．筋力低下や知覚鈍麻，協調性や巧緻性の低下などの客観的所見が見つかる．潜在性あるいは活動性のトリガーポイントがある．
段階 IV（慢性期）	ほとんどの手や上肢の使用で痛みを生じ，それが 50〜75 ％の時間出現する．就労は不可能か，あるいはかなり制限を受ける．筋力低下や知覚鈍麻，協調性や巧緻性の低下，トリガーポイントなどの客観的所見が見つかる．症状は 3 カ月以上出現している．
段階 V（慢性期）	慢性的で持続的な痛みのために手の使用が困難．一般的に働くことは不可能になる．症状は無制限に持続する．

の部位を以前損傷したことはなかったかなどを確認する．その他，職業と詳しい職務内容，普段行っている家事動作，趣味や余暇活動などについて聴取する．

2）部　位

手根管症候群や肘部管症候群では，ファレンテストやティネル徴候（「3・2・6　神経機能」参照）で該当部位に陽性症状を示す．ドケルバン病では母指を手の中に入れて指を握り，手関節を尺屈させるフィンケルスタインテスト（Finkelstein test）（図 10-1）を行うと陽性（伸筋腱第 1 区画末梢部に疼痛）を示す．

外上顆炎では外上顆部に圧痛点があり，さらに指伸筋腱の伸張や把握動作によりその痛みが増加する．同様に，内上顆炎では，圧痛点は内上顆部にあり，手関節を屈曲するような動作で痛みが増加する．これらの他に局所の腫れや皮膚温の増加があれば，損傷に対する炎症反応として記録にとどめておく．

3）原　因

症状が悪化する肢位，動作を聴取し，場合によっては注意しながらその動作を再現させ，そのときの動作と症状の詳細を具体的に記述しておく．

4）程　度

ROM 測定，筋力検査を行い，握力は痛みの発生する状況と関連させて評価する．痛みのために検査を実施できないこともあるが，それ自体が重要な検査結果であり，その状態を具体的に記録にとどめておく．たとえば，「痛みが出現したために握力が 10 kg しか発揮できなかった」という結果は，痛みの程度を表す値として用いることができる[3]．

外上顆炎は手関節伸筋群に対して抵抗を加えることにより症状が悪化する．橈側の手根伸筋は

表 10-2　CTD 聞き取り用紙

記入日：　　年　月　日　患者番号：　　　　　　氏名：

現在，次の症状がありますか？　「はい」の場合には，その時期と症状について記入してください．

- 腕や手の痛みで夜中に目が覚めることがありますか？
  いいえ，はい（　　　　頃から，具体的に　　　　　　　　　　　　　　　）
- 指や手，腕に感覚の鈍いところがありますか？
  いいえ，はい（　　　　頃から，具体的に　　　　　　　　　　　　　　　）
- 手や腕にビリビリ感がありますか？
  いいえ，はい（　　　　頃から，具体的に　　　　　　　　　　　　　　　）
- 指や手，腕に腫れや不快感がありますか？
  いいえ，はい（　　　　頃から，具体的に　　　　　　　　　　　　　　　）
- 手や腕に痛みが続いていますか？
  いいえ，はい（　　　　頃から，具体的に　　　　　　　　　　　　　　　）
- その痛みはどのような動作のときにひどくなりますか？
  （　　　　　　　　　　　　　　　　　　　　　　　　　　　　　　　　　）

あなたの生活や仕事について，以下の質問に答えて下さい．

- ☐ 手首を上下に曲げる（屈曲・伸展）ような動作が多いですか？　　　　　（はい・いいえ）
- ☐ 手首を左右に曲げる（橈屈・尺屈）ような動作が多いですか？　　　　　（はい・いいえ）
- ☐ 雑布を絞るときのような動作を頻繁に行いますか？　　　　　　　　　　（はい・いいえ）
- ☐ 手や腕を使って何度も同じ動作を行っていますか？　　　　　　　　　　（はい・いいえ）
- ☐ 物をつまんだり，つかんだりすることが多いですか？　　　　　　　　　（はい・いいえ）
- ☐ 肩より上に腕を上げることが多いですか？　　　　　　　　　　　　　　（はい・いいえ）
- ☐ 手や腕を使って強い力を出すことが多いですか？　　　　　　　　　　　（はい・いいえ）
- ☐ 仕事中，指や手首を容器や机の縁などに当てていることがありますか？
  　　　　　　　　　　　　　　　　　　　　　　　　　　　　　　　　　（はい・いいえ）
- ☐ 振動するような道具を使用していますか？　　　　　　　　　　　　　　（はい・いいえ）
- ☐ 道具は手首を上下に曲げ，伸ばし（屈曲・伸展）ながら使用していますか？
  　　　　　　　　　　　　　　　　　　　　　　　　　　　　　　　　　（はい・いいえ）
- ☐ 道具は手首を左右へ曲げ（橈屈・尺屈）ながら使用していますか？　　　（はい・いいえ）
- ☐ 道具を握る動作のときに，親指と指は離れていますか？　　　　　　　　（はい・いいえ）
- ☐ 道具の握り柄の間隔は 5〜8 cm 以上ですか？　　　　　　　　　　　　　（はい・いいえ）
- ☐ 道具のハンドルは金属でできていますか？　　　　　　　　　　　　　　（はい・いいえ）
- ☐ 道具の重量は 4 kg 以上ですか？　　　　　　　　　　　　　　　　　　 （はい・いいえ）
- ☐ 座って仕事をすることが多いですか？　　　　　　　　　　　　　　　　（はい・いいえ）
- ☐ 作業場は共同で使用していますか？　　　　　　　　　　　　　　　　　（はい・いいえ）
- ☐ 作業のサイクルは一工程 30 秒以内ですか？　　　　　　　　　　　　　 （はい・いいえ）

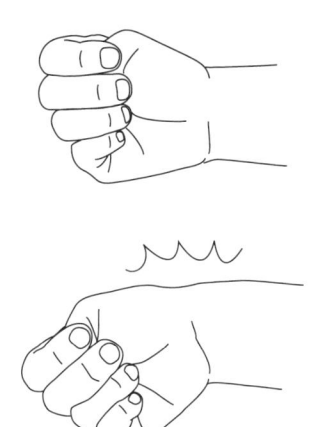

図 10-1 フィンケルスタインテスト
母指を手の中に入れて指を握り，手関節を尺屈させる．

長短2本の手根伸筋があるため，以下の要領で分離させて筋力を調べておく．長橈側手根伸筋および短橈側手根伸筋の筋力検査は，患者の前腕をテーブルにのせ，手背に加えた抵抗に抗して手関節を伸展させて行う．さらに短橈側手根伸筋を単独で働かせるためには肘を約130°に曲げてこの検査を繰り返し，それぞれの結果を比較する．この際，指伸筋の働きを除くために，指は軽く屈曲位に維持させておく．

知覚検査は各知覚モダリティ（温覚，冷覚，痛覚，触覚）の検査を行う．触覚はフィラメントや音叉による閾値を調べる（「3・3・7 知覚」参照）．さらにストレス検査として，10分間パテを握らせた直後に検査し，安静時の触覚閾値と比較する．痛みの評価は「3・3・8 疼痛」を参照．

5）症状やその原因に対する患者の理解

上記の評価を通じて，患者自身による症状や原因の理解，認識の度合，治療への取り組みなどに関する患者の言動を記述しておき，予防のための指導の参考にする．

10・2 ハンドセラピー

保存療法が行われる場合には，医師により炎症を抑えるためにステロイドの局注，消炎剤の服用，手の安静指示などが行われる．ハンドセラピーにおいても以下のような保存療法に対するプログラムと危険回避の指導を行う．急性期には，まず炎症症状を抑えることが重要であり，痛みのコントロールと炎症を抑えるためのスプリント固定を行う．炎症が治まったら，急性症状の再燃を監視しながら徐々に運動や活動の増加，拡大を図る．さらに予防のための指導を行う．

10・2・1 炎症期

1) スプリント固定

　手根管症候群では，手関節の屈曲位，伸展位のどちらの肢位も手根管の内圧を高めるため，手関節は中間位または軽度伸展位で固定をする（「6・3　ハンドセラピー」参照）．外上顆炎は手関節伸展位でスプリント固定し，手関節の極端な屈曲を制限し，指伸筋の求心性収縮を抑制する．さらに，指伸筋の遠心性収縮を抑えるために肘ストラップを装着させる．また，指伸筋群への負荷を増加させるような運動や活動を避けるよう指導する．ドケルバン病では，長母指外転筋と短母指伸筋を弛緩させ，機能的な肢位に置くため，手関節軽度伸展位，母指掌側外転位にて固定する．IP関節屈曲あるいは抵抗に抗した伸展で痛みを生じる場合には，IP関節も伸展位で固定する．

2) エクササイズ

　スプリントで固定されていない関節は，毎日，自動運動を促す．特に肘，肩の運動を十分指導する．痛みや炎症が治まってきたら，それに応じてスプリントの装着時間をしだいに短くし，同時に，徐々に穏やかな自動運動を開始させる．この時期に，腫れや熱感など炎症の徴候を患者自身でモニターできるように指導しておく．後の予防教育では，患者自らが運動の程度や活動レベルを調整できるようになることが目標になる．

10・2・2 消炎期

1) エクササイズ

　炎症や痛みが治まったら，症状の再発を注意深く監視しながら日常生活や仕事，趣味で手を使う能力の向上を目標として，筋力，筋の柔軟性や耐久性の改善を図る．また，このときに神経や筋，腱にストレスが加わる肢位や動作を避けることを指導し，CTDの予防教育を開始する．

2) リスク因子の認識

　CTDのリスク因子[1]には肢位，負荷，振動刺激，持続時間，繰り返しなどがある．これらのリスク因子を患者に認識させ，それらが実際の生活の場面でどのように関与しているかを具体的に理解させる．

■肢　位

　手や腕を不良な肢位で維持すると，神経，筋，腱に不必要な圧迫を加えることになる．たとえば手関節の屈曲や伸展，橈屈や尺屈により手根管内圧が高まり，正中神経は横手根靱帯に押しつけられ，さらに屈筋腱によって圧迫が高まる．手関節を屈曲しながら指を屈曲することでさらに屈筋腱の緊張を増し，正中神経は伸張され，損傷を受けることになる．また堅い物体の表面や鋭い縁の上に前腕を置いたり，もたれたりしても軟部組織に持続的な圧迫を生じる．

■負荷

重い物を握ったり，引っ張ったり，押したり，持ち上げたりなど，過剰な力を加え続けていると，神経や筋，腱に損傷を生じる．

■振動刺激

長時間の振動，特に 30〜50 Hz の振動を発生する電動工具などは神経へ分布する毛細血管の血行障害を招き，有害となる．

■持続時間

持続時間とはリスク因子に曝されている時間の長さのことで，長時間になるほど，損傷のリスクはより高まる．数日間，数カ月間，数年間，同じ動作を繰り返すと，それにより損傷が発生する．逆に，途中で動作を中断し，十分な休息を取っていれば，手や腕は繰り返し動作による損傷から回復するための時間が与えられる．頻繁な繰り返し動作や持続的な動作の後には，身体は休息のための時間が必要である．活動と次の活動までの間の休息時間がないと，十分に回復できず，その活動の持続時間は危険因子となる．

■繰り返し

繰り返しとは，何度も同じ動作を行ったり，同じ筋を使ったりすることで，日常生活や趣味，仕事で長時間，同じ動作，同じ課題を繰り返す場合には，筋の使いすぎやストレス過剰の傾向にある．

これら5つのリスク因子が複数組み合わさると損傷を受ける危険は増大する．たとえば，繰り返し動作に過度な負荷が組み合わさるとリスクは大きくなり，損傷を受ける危険は急激に増大する．また，家庭でも職場でも同じリスク因子に曝されると，CTD を招くリスクはさらに増大する．

そのほか，CTD の発症は外傷の既往とも関連する．過去に受けた外傷により軟部組織は脆弱になっていることが多いので，現在行っている活動と合わさり，複合的な影響を及ぼす．神経損傷の既往や糖尿病の合併症などがあると神経は易損性が高くなり，通常よりも軽い圧迫や外力などで神経損傷を引き起こすこともある．

3）リスクの回避

患者がリスク因子を認識できたら，それを常に回避するように指導し，正しく実行させる．それが CTD を予防する唯一の方法である．CTD は，その原因を特定することなしに，問題を解決することは困難である．

CTD のリスク回避の指導は，なるべく特別な器具や道具を購入したり，複雑な手順を踏まない方法がよい．使用している道具を工夫することでかなりリスクを回避できる場合もある．また姿勢や肢位の改善や作業環境の再調整でかなり回避できる場合があり，さらに作業場の改善，作業課題や手順の変更を検討する．これらの手法を職場でも，家庭でも，常に心がけるよう習慣づけることが予防につながる[4]．表 10-3 を参照しながら，個々の患者に適した方法を共に検討するとよい[5]．

表10-3 危険回避の

- ☐ 物体を持つときは，指先だけでなく，可能なかぎり手全体を使うようにしましょう．そうすれば，よぶんな負担がかからずにすみます．また，手の平を下に向けた状態で上からつかむのではなく，横からつかむようにしましょう．
- ☐ 両手を使いましょう．手を休ませるために，片手でしばらく動作を行ったら，手を換えましょう．
- ☐ 手を使う時には，それぞれ自分の体に合った安全地帯があります．安全地帯とは，あなたの肘や肩に損傷を与えずに作業したり，物を持ったりできる範囲のことです．自分の安全地帯を見つけるには，立位をとって，手を体の脇に垂らします．あなたの指関節があるところが安全の下限レベルです．あなたの肩のレベルが安全の上限です．あなたの肘や肩を保護するためにできるかぎりこの範囲内で手を使いましょう．
- ☐ 腕全体を使いましょう．頭上で腕や手を使って仕事をする際，肘を完全に伸ばしきった状態にしないよう注意しましょう．動作を大きくすることで，前腕の使用を少なくし，腕全体を使うことを容易にします．これは肘に余計な負担がかからないようにしています．
- ☐ 最もよく使う道具や材料は手の届くところにおきましょう．そして自分の課題の進め方について考えましょう．秩序立てて動作を行うことにより，よぶんな動作を減らすことができます．
- ☐ 道具の柄が手のひらに押しつけられるのを避けるため，柄の長さは手の長さよりも長くしましょう．
- ☐ 道具をよく手入れしましょう．そうすれば仕事はより速く，よぶんな力を使う必要がなくなります．
- ☐ 低頻度の振動工具を用いたり，刺激を吸収する材質を工具にパッドとして当てることにより振動を抑えましょう．振動を低下させるマット，クッション，手袋なども有効です．しかし，厚い手袋を装着すると，握る力がより必要になってしまうことも覚えておきましょう．またそれが正しくフィットしているかどうかも確認しましょう．
- ☐ 適した道具は動作に必要な力や繰り返しの回数を減らすことができます．
  - ・ハンドルにゴムなどのすべりにくい素材を巻くと把握動作が容易になります．
  - ・手首を小指側に曲げずに使えるハンドルを使用しましょう．
  - ・握る道具の太さは手に合わせて選びましょう．一般に単一ハンドルの道具では3〜5cmです．スポンジやクッション材などを巻いて，手に合うよう調節しましょう．
  - ・プライヤーやカッターなどの握り幅は5〜8cmがよいです．
  - ・プライヤーやカッターなどのハンドルにスプリングがついたものは，握る力を減らすことができます．
  - ・作業の肢位によって，直線型あるいはピストル型の道具を選びましょう．
  - ・ハンドルにアジャスターが付いた電動工具は強い回旋力や急激な反力を予防することができます．
- ☐ より軽い負荷を選びましょう．可能なときは，1回に1つのものを持ち上げましょう．持ち上げる

表10-4 CTDのためのエクササイズの原則[5]

1．不快感や痛みなどの身体の訴えに耳を傾け，それを警戒音として働かせましょう．
2．一定の肢位を維持している場合には，その肢位を頻繁に変えましょう（15〜20分ごとに）．
3．道具を持ち続けるなど，持続的に力を入れるような動作を続けている場合には，時々その部位を大きく動かしましょう．
4．関節を頻繁に動かすなど，関節を大きく動かすような動作を続けている場合には，時々その部位をリラックスさせ，ストレッチしましょう．

4）エクササイズの指導

　患者にはリスクの回避と同時に，エクササイズを行うことを勧める．セラピストは，前述の原則に基づいて，活動に適したエクササイズの方法を患者に指導する（表10-4）．そして，患者には，活動時に時々小休止をとり，これらのエクササイズを実行できるよう十分に指導することが

ための患者指導[1)~6)]

- □ 物の重さを制限すれば，たとえそれで持ち上げる回数が増えたとしても，筋の負担は少なくなります．
- □ 姿勢を改善するためには，姿勢と同様，作業環境を調整することが必要です．これはどこで行うか，道具を使うかどうかによって姿勢が変化するからです．効率よく働けるように作業する場所を整理しましょう．
- □ 遂行する作業内容に合わせてあなたの作業面の高さを調整しましょう．
    - ・一般的作業：物体を滑らせる場合には，材料は肘の高さがよいでしょう．
    - ・つまみ作業：小さい部品の組立作業では，部品や材料は肘よりも若干高くしましょう．
    - ・力のいる作業：スパナを回したり，肉をカットする場合，部品や材料は肘よりもわずかに低くしましょう．
- □ 作業面の範囲はあなたの体から35～45cmまでの範囲にとどめ，腕を体に近づけすぎず，また遠すぎない状態で作業するように心がけましょう．これは仕事をするために発揮する力の量を減らし，肩への負担を少なくします．手を頭の上や体の後ろに伸ばすのもできるかぎり避けましょう．それができなければ，すぐに中間位に戻すようにしましょう．
- □ 筋をリラックスさせるために伸びをし，時々体の緊張を取りましょう．自由な運動が行えるときはいつでも手や体を伸張しましょう．
- □ CTDのリスクを回避することは1日24時間必要です．可能であれば，1日を通じて異なる筋群を使うように仕事に変化を付けましょう．種類の異なる活動を選ぶことは体のストレスを受けた部分に回復の時間を与えます．また，職場で決められている休憩時間をしっかりと取るように心がけましょう．
- □ 職場の同僚とアイデアを交換しましょう．職場で作業場やパソコンなどを共有使用したり，職務内容の同じ同僚がいたら，その同僚もCTDのリスクに気づいているかもしれません．仕事の流れ，道具，器具に関するアイデアをお互いに交換することは役に立ちます．職務内容によってはローテーションが組めるかもしれません．異なる筋群を使うことは動作の反復や時間を減らすためにもっともよい方法の一つです（もし何人かで作業場を共有していたら，仕事を開始する前に道具や作業環境があなたの状態に合っているか調整する必要があります．簡単に調節できるよう工夫しましょう．イスの高さであれば，それぞれの座る位置に印を付けておきましょう）．
- □ 休日は好きなスポーツを行うことでからだ全体を動かし，歩いたり，泳いだりすることでエアロビクスエクササイズをしましょう．
- □ 仕事で使っている体の部位とは別の部位を趣味やスポーツで使うようにしましょう．職場だけでなく，家庭，趣味活動などでも予防することが必要です．

重要である．

◆文　献◆

1) Armstrong TJ（津山直一，田島達也監訳，1990）．手と手関節の人間工学と蓄積障害．「ハンター新しい手の外科」協同医書出版社．
2) Barr AE (2002). Approach to management of work-related musculoskeletal disorders. In Rehabilitation of the hand, pp 996-1004, St. Louis, Mosby.
3) Baxter-Petralia P, Veronica P (1992). Cumulative trauma. In Stanley BG, Tribuzi SM (Eds), Concepts in hand rehabilitation：Contemporary perspectives in rehabilitation, Philadelphia, F. A. Davis.
4) Bruening L, Beaulieu D（津山直一，田島達也監訳，1990）．疲労性外傷をもつ患者の職場復帰．「ハンター新しい手の外科」協同医書出版社．
5) Isernhagen SJ (1988). Work injury：Management and preventio. Maryland, AN

Aspen Publication.
6) Kasch MC (2002). Therapist's evaluation and treatment of upper extremity cumulative trauma disorders. In Rehabilitation of the hand and upper extremity 5th ed., pp 1005-1018, St. Louis, Mosby.
7) Lowe C (1992). Treatment of tendinitis, tenosynovitis, and other cumulative trauma disorders of musicians' forearms, wrists, and hand : Restoring function with hand therapy. *J Hand Ther*, **5**, 84-90.
8) Nathan PA, Meadows KD (2002). Cumulative trauma disorders : Fact or fiction?, In Rehabilitation of the hand and upper extremity, 5th ed., pp 991-995, St. Louis, Mosby.
9) Williams KA (1992). Consulatative work programs for cumulative trauma disorders. In Rothman J, Levine R (Eds), Prevention practice, Strategies for physical therapy and occupational therapy, Philadelphia, WB Saunders.

11

職場復帰プログラム

11・1　職務分析 ———————————————————— 222
11・2　ハンドセラピー評価 ———————————————— 224
11・3　ハンドセラピー（職場復帰プログラム）————————— 225
11・4　作業能力評価 —————————————————— 227
11・5　結果報告 ———————————————————— 239

手の損傷では，その原因が仕事に直接関連したものが多い．ハンドセラピーでは手に損傷を受けた患者が，再びこれらの活動に自らの手を使えるように援助することが必要となるが，職場復帰を目指す場合，職務として要求される課題を十分に遂行するための耐久性，柔軟性，安全性などが問題となる．この章では，そのような患者の職場復帰のためのアプローチについて述べる．

　職場復帰を援助するためには，まず職務分析（job analysis）によって，患者が復帰後に行う職務内容を特定し，その特徴を十分把握することが必要である．次に，患者がその職務を遂行するために必要な身体機能の改善，あるいは障害に順応するためのプログラムを作成し，実施する．

　さらにその職務内容に対する患者の身体能力や機能障害を評価するために作業能力評価（functional capacity evaluation；FCE）を行い，復帰の可能性を検討する．これらのプログラム終了後も仕事に復帰できない場合には職場環境や職務内容の変更，使用する道具などの工夫による問題解決を探り，それらを患者や雇用主などに提案し，その調整を図る．

　米国のハンドリハビリテーションセンターなどでは，手のリハビリテーションの一環としてワークハードニングプログラム（work hardening program：作業強化；耐久性や筋力，生産力，時には実行力などを高めるために，模擬的な職務内容を漸増的に用いる訓練）が引き続き行われているところも多いが，それについては本書の範囲を越えるため，関連の文献[4,8,9,11]を参照してほしい．

11・1　職務分析

1）患者面接

　初回の面接では，患者が自らの手の損傷をどのように理解しているか，仕事に対してどのような要求をもっているかなどを知り，患者が将来に対して抱いている希望や不安，現実認識について把握する．患者が損傷前の職場に復帰を希望する場合には，セラピストはその可能性と安全性について患者とともに検討しなければならない．特にCTDの患者で，職務上の動作がその原因になっていると思われる場合には，セラピストは患者の職務内容について十分理解していなければならない．そのためには患者が損傷前に行っていた職務における身体的活動を聴取し，その特徴を把握する．表11-1のように職務における動作課題とその遂行頻度，負荷の程度，肢位とその持続時間などについて聴取し，記録する[6]．

2）雇用主からの情報収集

　患者の面接終了後，患者から得られた職務内容に関する情報を確認するために雇用主に連絡を取る．それにより実際の職務内容をより正確に理解することができ，職務に対する患者の認識を知ることができる．

表 11-1　職務分析表

氏名：					
職名：					
職務内容：					
職務のレベル：座業（軽度，中等度，重度，超重度）					
教育歴：					
職務研修や資格など：					
コメント：					
身体的な要求とその課題	頻度				
	なし	稀	時々	しばしば	継続的
手指による操作：課題　　　　物体					
ハンドルによる操作：課題　　　物体					
到達：課題　　　物体　　　範囲					
押す/引く：課題　　　物体　　　道具					
持ち上げ（両側）：課題　　　物体　　　範囲					
持ち上げ（片側）：課題　　　物体　　　距離					
運搬：課題　　　物体　　　距離					
接触：課題					
昇る：課題　　　（階段，梯子段，他）高さ					
バランス：課題　　　高さ					
膝立ち：課題					
しゃがむ/うずくまる：課題					
這う：課題					
立位：課題					
座位：課題　　　　椅子の種類					
歩行：課題　　　距離　　　時間					
繰り返し動作：課題					
トルク：課題　　　物体　　　道具					
身体のひねり：課題					
書字：課題					
道具の使用：課題					
機器の使用：課題					
運転：課題					
軽作業は可能か：はい　　　いいえ　　　不明					
変更計画：					
職務変更は最低限ですむか：はい　　　いいえ　　　不明					
活動計画：					
身体的な要求	手指操作：マニピュレーションする能力 到達：上肢を体から前方，後方，頭上，下方，側方へ移動させる能力 押す：上肢によって物体を身体から遠くへ移動する能力 引く：上肢によって物体を身体の近くへ移動する能力 持ち上げ：上肢によって物体を床から腰や頭上まで持ち上げる能力 運搬：両上肢あるいは片側上肢で物体を持ちながら移動する能力 接触：知覚により物体の大きさ，形，材質などを識別する能力 昇る：階段や梯子を上がったり下りたりする能力 膝立ち：両膝を床についた肢位を取る能力 立位：1カ所に立ちながら片足あるいは両足に体重をかける能力 這う：両手と両膝を使いながら移動する能力 歩行：下肢による移動能力				
頻度	なし；該当なし，稀；1日58分以下，時々；1日59分から2時間半まで，しばしば；2時間半〜5時間まで，継続的；1日5時間以上				

3）職場訪問

　必要に応じて患者の職場を訪問し，患者の職務内容や担当している課題を実際に確認し，その遂行に必要な身体的な要求とその程度を分析する[6]．

　許可が得られたらビデオや写真撮影など，記録を取っておく．また，巻き尺，押し引き測定器，定規，ストップウォッチ，タイマー，ゴニオメーター，デジタルカメラ，ビデオカメラ，ポラロイドカメラ，録音装置，などを持参すると役に立つ[5)10)12]．

4）一般情報

　患者が行っていた職務の全体的な流れ，勤務時間や休憩のスケジュールなどを把握する．また，交代制であれば1回の担当時間とその分担について理解する．

　職務変更や配置転換などに関する雇用者の考えや過去の事例など，元職への復帰の可能性について情報を集める．

5）作業環境

　作業場の配置について図を作り，作業工程について理解する．さらに作業中の肢位を確認し，それに関連する測定を行う．たとえば作業面の高さ，移動距離，移動頻度，使用する機器などである．また作業場の中で共有，あるいは専用で使用するものはどれかを確認する．さらに温度，湿度，塵や煙，騒音，振動など物理的な環境だけでなく，客や上司への対応，あるいは作業中の集中力など，心理的に要求される事柄についても調査する．

6）身体的条件

　患者から聴取して記入した職務分析表（表11-1）を実際の場面で確認し，さらに詳細に観察，測定を行い，状況を把握する．特に職務で使用する器具や道具については，その種類，操作方法とそれを扱うのに必要な力，使用頻度，各部分の寸法と重量などについて調査する．使用する材料などは可能であればサンプルとして入手する．

11・2　ハンドセラピー評価

　患者の職務内容が明らかになったら，それに適応するためのプログラムを立案する．職場復帰を目指す患者は，一般にまず身体機能の再調整が必要となる．再調整には柔軟性，筋力，耐久性，協調性の改善などがある．多くの患者は再調整として筋力強化が必要となるが，実際に患者が職務で行う活動そのものを職場復帰のためのプログラムとして用いることもできる．

　患者の機能を見積り，ベースラインを把握し，問題となる領域を特定するために患者の上肢機能の評価から開始する．このための評価には浮腫，ROM，筋力，握力，ピンチ力，柔軟性，協調性，知覚，痛みなどがある．上肢の標準的な検査に加えて，患者の抵抗運動として実施できる負荷の量や，その遂行時間を調整できる能力なども評価する．評価終了後，患者が自動運動を行

うことが可能であれば職場復帰プログラムを開始する．

11・3 ハンドセラピー（職場復帰プログラム）

　手の損傷に対するハンドセラピープログラムと職場復帰プログラムが重複することはよくある．職務上の事故により手を損傷した患者は早期からこの職場復帰プログラムを開始することが望ましく，それを遂行するための筋力が十分に獲得される以前に職業復帰プログラムを開始する場合もある[6]．

　患者の運動が抵抗のない自動運動のレベルに制限されている場合には，浮腫のコントロールと手の自動運動を目的としてレベル I のプログラムを開始する．抵抗が加えられるようになったら少しずつ抵抗の量を増加する．0.5 kg 程度の抵抗が可能になったらレベル II を開始し，抵抗に抗したエクササイズや活動を行う．上肢の調整や筋力強化はレベル III のプログラムで行う．レベル IV と V では患者の職務内容のシミュレーションを取り入れる[1]（表11-2）．患者の状態に応じたプログラムのレベルから開始し，開始前に行った評価項目について，毎月あるいは必要があればより頻繁に再評価を行う．

　職場復帰のためのプログラムでは一般に，柔軟性，筋力，耐久性の獲得を目指して，これを段階的に進め，最後に仕事のシミュレーションを行う．ほとんどの患者は外来通院であるため，より効果的に機能向上を図るには家庭での積極的なエクササイズが必要となる．紙面上で確認しながらホームプログラムを指導し，実際に指導内容が正しく理解できているか確かめたうえで，実施させる．また，来院のたびにその実施状況を確認し，改善状況に応じてプログラムの内容やレベルの変更を指示する．

1）柔軟性の改善

　上肢の伸張がうまくできるかどうかは，軟部組織の柔軟性の度合にかかっている．患者は一般に全身的な活動レベルが低下しており，損傷手をかばうために上肢全体を動かさなくなる．そのため損傷部以外の軟部組織においても柔軟性が低下している．柔軟性は損傷部以外の可動域制限を予防するためにも重要である．

　仕事などで手を伸ばして部品を取ったり，高い棚に物をのせたりするような動作では，屈筋群

表 11-2　職場復帰プログラムの段階と内容[1]

レベル	抵抗*	プログラム内容
レベル I	0〜0.5 kg	把握動作と浮腫のコントロール，軽い抵抗運動
レベル II	0.5〜1.5 kg	抵抗に抗したエクササイズや活動
レベル III	1.5〜15 kg	上肢の柔軟性獲得と筋力強化
レベル IV	15〜30 kg	職務内容のシミュレーション
レベル V	30〜50 kg	必要があれば重労働のシミュレーション

*抵抗は患者が把握し，持ち上げることが可能となった値を示す．

や屈側の組織が伸張される．このような動作に必要となる軟部組織の柔軟性が最終的に獲得できなければ，それを補うような方法の検討が必要である．

軟部組織の伸張を行う前には，必ず損傷を予防するためにウォーミングアップを行う．それには周囲を軽く歩き回ったり，肩，手関節，母指をまわしたり，肘の曲げ伸ばし，指の曲げ伸ばしなどを行う．大きな筋群を働かすことによって行われる軽い運動は筋への酸素の供給を高め，エクササイズ後の筋肉痛を予防する（「4・5　エクササイズ」参照）．

ウォーミングアップの後，複合された関節の可動域（たとえば肘，手関節，指の同時伸展）を拡げるために可動域制限のある部位に，時間をかけた（30秒程度），穏やかな伸張を行う．頸椎や胸腰椎に問題がなければ，上部体幹の伸張も一緒に行う．さらにホームエクササイズを指導する．

2）筋力の増強

柔軟性を獲得したら，筋力増強を積極的に開始する．また等尺性，等張性による筋収縮を向上させるためにエクササイズや活動を行う．筋力増強のためのプログラムは，患者の損傷や障害の状況，職務内容に応じて計画する．CTDの患者以外は，一般に等尺性収縮による調整から開始し，等張性収縮によるエクササイズへと進む．それは，物体を動かそうとするときには，動かす前にまず物体を把握することが必要だからである．高血圧の患者では，等尺性のエクササイズは収縮期と拡張期の血圧を上昇させるので，特に注意を要する．7kg程度の負荷を加えた状態で，等尺性収縮による筋力強化に耐えられたら，等張性収縮による筋力強化を開始する[6]．CTD患者の筋力増強プログラムを行う際は等尺性の筋活動を避ける．また繰り返しの動作を必要とするような課題の遂行を避け，それに代わる方法を指導する[6]．

よく利用される治療的な活動は，粘土こね作業，ノミを用いた木彫作業などで，器具ではパテ，セラバンド，ハンドグリップ，ウエイトウエル（重錘のついた棒を巻き上げる器具「4・5・6　ウエイトウエルエクササイズ」参照）や重錘をつけたプーリー（「4・5・7　プリングウエイトエクササイズ」参照）などが利用される．損傷によって低下した筋力を増強するだけでなく，患者が職務上の活動で使う筋群についても再調整を行う．

3）耐久性の改善

患者が職務上の課題が実行できるだけの筋力を回復したら，次に，その課題を完遂できる能力の獲得を目指して耐久性のトレーニングを実施する．一般的な耐久性の調整には，エアロビクスエクササイズのプログラムから開始するが，その職務に必要な耐久性のトレーニングは，患者がその課題の反復を1回以上実施できるだけの筋力と協調性があることが必要で，それが確認できたら開始する[3]．課題の遂行時間あるいは反復回数は，患者がハンドセラピー外来を訪れるたびに増加させていき，実際の職務での課題遂行に十分な状態になるまで継続する．職務のシミュレーションが半日耐えられれば，その患者は仕事を1日中遂行することが可能であると予想できる．

4）仕事のシミュレーション

患者が軟部組織の柔軟性，ROM，筋力，協調性などを十分獲得したら，患者の職務上の課題を訓練プログラムに導入する．職務分析の情報によって，特別な身体的要求やその職場で用いる器具や道具，材料などがあれば，それらをプログラムに取り入れると職務内容をより正確にシミュレーションすることができる．可能であれば患者が職場で使用していたものを持参してもらうとよい．

職務のシミュレーションを行った後，患者にそれを継続させて，セラピストは離れた場所で観察する．

最近では，仕事や作業活動をシミュレーションできる器機が普及したため，これらを用いることも可能である．これらの機器は，運動の頻度，持続時間，抵抗の量を段階づけることが可能であり，患者の障害や職務内容に合った個別のプログラムを立案することができる．

11・4　作業能力評価

作業能力評価とは，職業の特異性に応じた安全な遂行あるいは職務上の要求に対する個々の能力の客観的な測定のことであり，それらは対象者の医学的，身体的，精神的状態に関して行われるものである[5]．これは身体的能力評価（physical capacity evaluation），あるいは職業能力評価（work capacity evaluation），作業耐性評価（work tolerance evaluation）ともよばれている[10]．

作業能力評価によって得られた情報から，患者の能力がその職務に必要な水準まで到達したかどうか，患者が安全に仕事に復帰できるかどうかを判断することができる．さらに職務内容の変更を検討しているときは，そのための役に立つ情報を提供できる（**表 11-3**）[5)~8)10]．

1）実施方法

損傷手の患者に対する作業能力評価の実施時間は，4時間～数日間とさまざまなやり方がある．数日間に評価を分散した場合には多くの利点があり，数時間あるいは数日間にわたって評価を行う場合もある．たとえば，職場復帰後に炎症や痛みなどが出現したり，また作業能力評価実

表 11-3　作業能力評価の目的[5)10]

- 四肢の身体的な安定性を確認すること
- 一貫した努力が遂行できるかどうかを予測すること
- 治療プログラムの追加あるいはワークハードニングが身体的能力を改善するかどうかを決定すること
- 医学的改善が最大限の状況において，安全な最大作業レベルを確認すること
- 職場復帰の状況やその制約を客観的に判断すること
- 労働者への補償として認定されている障害を判定すること
- 職務に特異的な身体能力を評価すること
- 職場復帰に向け，個々の能力を改善するようなプログラム（ワークハードニングなど）や能力を補うような職場内の設備や器具の必要性を明らかにすること

表 11-4　標準化された検査[10]

クロフォード小物品巧緻検査
巧緻性を検査するための標準化された検査．①ピンセットを使って小さなピンを穴に立て，それにカラーを通すまでの時間計測と，②溝の切ってある穴にスクリューを入れ，ドライバーでそれを閉める，という2つの検査からなる．
パーデューペグボード検査
操作あるいは指先の巧緻性や腕，手指における粗大運動測定のための客観的で標準化された巧緻性検査．片手，両手による組み立て，30秒間に穴に小さなピンを立てる，ピンにワッシャー，カーラーをつけてピンを穴に立てるという組み合わせの検査． 組立の標準値：右手＝19個，左手＝18個，両手＝15個，右手と左手＝50個，組立＝41個
ミネソタマニピュレーション検査
簡便に目−手の協調を検査するための客観的標準検査．①腕の運動を測定するテストと，②操作性を測定するターニングテストの2種類から構成される時間計測の検査． 標準値：プレーシングテスト123秒，ターニングテスト99秒

施直後には問題にはならなかった浮腫が，何日か後の職務遂行後に生じる可能性もある[10]．そのような可能性が予測される場合には，1日以上かけて評価を行うことが望ましい．

作業能力評価はいくつかの要素に分けて，各要素を2〜3時間繰り返すこともできる．職務課題を繰り返すことは，最も炎症を起こしやすい動作や課題を判断することができるため，特にCTD後の患者にとって大切である[6]．

作業能力評価には，①病歴と職業歴収集と初回面接，②身体的な（神経筋骨格の）機能評価，③標準化された検査（表11-4），④職務に必要とされる身体的機能，⑤疼痛，⑥努力の一貫性，などの項目がある．

2）病歴と職業歴の収集と初回面接

カルテを参照して，今回手に被った損傷とそのメカニズム，医学的治療，手術や処置など治療経過，現在の服薬などに関する概略をつかむ（表11-5-1）．教育歴や職業歴は患者との面接を通じて聴取する（表11-5-2）．過去の就労によって身につけた技術や知識が生かされることもあるため，過去の職歴やその内容，職務研修などについても聴取しておく．

3）身体的な機能評価

身体的な機能評価は，浮腫（手の容積の測定），血行，筋力，可動域，知覚，協調性，耐久力などを調べる（「3　ハンドセラピーの評価」の章参照）．

浮腫は作業能力評価を開始する前に両手について測定しておき，さらに評価終了後に再度測定し，手の容積が増加していないかどうかを判断する．作業活動の前後で浮腫を測定することで，浮腫を生じる可能性のある活動を把握することができる（「3・2・2　浮腫」参照）．また炎症を起こす可能性のある動作の特定やその持続時間との関係を予測するのにも役立つ．

表 11-5-1　作業能力評価[10]

情報の抜粋記録

| 患者氏名：　　　　　　　　評価日： |
| 登録番号：　　　　　　　　退院日： |
| 受傷日：　　　　　　　　　保険会社： |
| 雇用先：　　　　　　　　　備考： |
| 　　　　　　　　　　　　　照会先： |

評価目標

患者情報

| 年齢： |
| 利き手： |
| 性別： |
| 受傷時の職業： |
| 受傷後の日数： |
| 医学的処置後の日数： |
| 損傷の状態： |
| 診断： |
| 治療： |
| 医学的回復のプラトー到達日： |
| 職場復帰の状態： |

表 11-5-2　初回面接用紙[10]

時期：
交通手段：
身なり・身だしなみ：
態度：
手と全体の姿勢：
自助具/スプリントの使用：
既往歴：
健康状態：
服薬： 　1．鎮痛　　　　　　　　頻度は？ 　2．消炎　　　　　　　　頻度は？ 　3．睡眠導入　　　　　　頻度は？ 　4．その他　　　　　　　頻度は？
主な関心事：
就労の目標：

筋力は握力とピンチ力を測定する．握力の測定はジェーマー型握力計の5段階のすべての段階で，必ず両側とも測定する（5段階測定法）．数回の測定値の平均値，健側に対する患側の％値，さらに時間をあけて交替測定法を実施し，それぞれの値を比較することは，測定結果の信頼性を確認することにもなる（「3・3・6　握力とピンチ力」参照）．

作業能力評価では，他動的なROMよりも自動的なものの方が必要になる．ROMは手，手関節，前腕，肘，肩のすべての関節について測定し，どのような場合も健側の測定値と比較する．職場の環境によっては，極端な温度，電動工具による振動，道具や作業面から受ける過剰な圧迫，鋭利な刃物による損傷など，さまざまな危険に曝されることが考えられる．損傷手の知覚回復の程度は仕事への復帰に重大な影響を与えるため，知覚検査はフィラメントや音叉などを用いた知覚モダリティの検査とモバーグのピックアップ検査を行う（「3・3・7　知覚」参照）．

協調性は標準化された検査を実施する．職務の内容に応じて，粗大な動作と精密な動作について協調性を評価しておく．

4）標準化された検査

各作業能力評価はその目的によって用い方が異なってくる．患者が元の仕事に復帰できるかどうかを判断するために行う場合は，患者の職務遂行上必要な能力に焦点を合わせて評価を行う．たとえば，損傷前に部品の組み立て作業を行っていた患者の場合には，スピードや耐久性が十分あるかどうかを調べなくてはならない．その際には，各種の標準化されたテストや類似した動作のシミュレーションも実施しておくと有益な情報となり，作業能力評価の妥当性を高めることにもなる[3]．

作業能力評価が，その患者に適した職業を探すために行われる場合には，患者の上肢機能に関する情報を得ることが必要であるため，手の操作性に焦点をあて，ミネソタマニュピレーション検査，パーデュペグボード検査，クロフォード小物品巧緻検査，オコナー巧緻検査などの上肢機能検査を行う（表11-4，表11-5-3）．

また「厚生労働省編一般職業適性検査」は職業適性についての全体像を把握することによって，適合しやすい職域，職種等を判断することができる．

5）職務に必要とされる身体的機能

患者の職務遂行に関する情報は，課題遂行の観察によっても得ることができる．具体的には患者に職務上必要とされる身体活動を実施させ，その身体活動における最大の能力とその限界を調べることである．身体的要求を検査する場合には課題をシミュレーションするために，さまざまな大きさの物品，工具，プラスチックの容器，木箱，滑車，バケツ，重垂，ワゴン，台車，手押し車，高さの異なる種々の棚，階段，はしご，などを用いる．そして，課題遂行の時間，成績，道具の使用状況，協調性を評価し，さらに特定の肢位の持続，動作の繰り返し，負荷，振動，温度，などに対する耐久性を調べる．また，患者のボディメカニクス，代償動作，視覚を遮断した状況での手の使用状況なども観察する（表11-5-4, 5, 6）．

表 11-5-3 標準化された検査[10]

クロフォード小物品巧緻検査―ピンとカラー			
	値	%値	標準
右			
左			
パーデュペグボード―片手			
	値	%値	標準
右			
左			
パーデュペグボード―組み立て			
	値	%値	標準
右			
左			
ミネソタマニュピュレーション検査			
	値	%値	標準
右			
左			

　作業能力評価の際に，作業環境の変更や道具の工夫，自助具の利用によって患者がより安全に課題が遂行できる場合には，その方法を評価所見や報告書の中で明らかにしておく．

6) 疼　痛

　疼痛はシュルツ・上肢の痛みの評価法（「3・3・8　疼痛」参照）を実施することで，痛みの状況を総合的に評価する．

7) 努力の一貫性

　作業能力評価の際に，患者が自己の最大限の能力を発揮して行っているかどうかを判定することは重要であるが，痛みなどのためにそれが困難な場合もある．痛みのある患者では，その制限の範囲内で実施させ，安全に遂行できる範囲を評価する．患者が最大限の努力を行おうとしない場合には，患者の機能的な能力の状況を適切に判断するのが難しい．その場合には評価を通して，患者の課題遂行は一貫性があり，最大限の能力を発揮していることを確かめることが必要である．Blackmoreら[3]は患者の最大努力の発揮を評価するための検査として以下のような方法を紹介している．

　たとえば患者の持ち上げ能力を調べるとき，重さの異なる同じ形の箱を用意する．患者には箱の重量を知らせないでおく．まず重い方の箱の中に砂袋を入れて，患者に最大限の努力で持ち上げられる重量を決定させる．次いで先ほどよりも軽い方の箱で同様のことを行う．患者の努力が一貫していれば，箱が軽い分だけ中に入れる砂袋の重量は増えるはずである．また，ハンドルの

表 11-5-4　回旋/回転動作　評価用紙[10]

回旋/回転課題の特徴：＿＿＿＿＿＿＿＿＿＿＿＿＿＿＿＿
抵抗の種類：＿＿＿＿＿＿＿＿＿＿＿＿＿＿＿＿
道具の材質：＿＿＿＿＿＿＿＿＿＿＿＿＿＿＿＿
道具/柄の種類：＿＿＿＿＿＿＿＿＿＿＿＿＿＿＿＿
手袋の使用：　　はい＿＿＿＿　　いいえ＿＿＿＿

手―物体の適合

右手	左手	手―物体の適合
		握力把握
		内在筋プラス位（MP関節90°屈曲, IP関節伸展
		包囲軽度屈曲把握
		その他

回旋/回転動作に影響する要因：
＿＿＿＿関節の安定：
＿＿＿＿手関節偏位：
＿＿＿＿そのときの手関節の角度は？　＿＿＿＿度
＿＿＿＿知覚
＿＿＿＿固有感覚
＿＿＿＿皮膚の耐性
＿＿＿＿部位：＿＿＿＿＿＿＿＿＿＿＿＿＿＿＿＿
＿＿＿＿耐久力
＿＿＿＿活動後？　回/分：＿＿＿＿＿＿＿＿＿＿
＿＿＿＿全身状態：
＿＿＿＿部位：＿＿＿＿＿＿＿＿＿＿＿＿＿＿＿＿
＿＿＿＿動機：
＿＿＿＿上肢以外の要因：＿＿＿＿＿＿＿＿＿＿

回旋/回転機能に影響を及ぼす要因―筋力と関節可動域

関節	筋力	ROM
肩関節	右/左	右/左
肘関節	右/左	右/左
前腕	右/左	右/左
手関節	右/左	右/左
指	右/左	右/左
母指	右/左	右/左

観察：
肢位と動き
前腕のアライメント
一般的な力を発揮するための動作での関節の状態
既往歴に関連する動作遂行
異常な同時収縮/ジストニー

回転力（トルク計測器による測定）

最大の努力	試行1	試行2	試行3
右			
左			

表 11-5-5　持ち上げ動作　評価用紙[10]

持ち上げる物体の特徴：
持ち上げる物体：＿＿＿＿＿＿＿＿＿＿＿＿＿＿＿＿＿
物体の寸法：　　　　＿＿＿＿高さ　×　＿＿＿＿幅　×　＿＿＿＿
物体の重量：　　　　＿＿＿＿kg
物体の肌理：　　　　＿＿＿＿＿＿＿＿＿＿＿＿＿＿＿＿＿
ハンドル：　　　　　＿＿＿＿＿＿＿＿＿＿＿＿＿＿＿＿＿なし
重心：　　　　　　　中央　中心外　///　安定　移動

手と物体の連結

右　手	左　手	手と物体の連結方法
		ホック（指のみ）
		ホック（手掌のみ）
		握力把握
		手掌を接触させて固定（手掌，指の掌面）
		内在筋プラス位（MP 90°屈曲，IP 伸展）
		鍵つまみ
		指腹つまみ
		前腕での固定
		その他：

持ち上げ課題の特徴：
開始時の高さ：　　　　＿＿＿＿cm
終了時の高さ：　　　　＿＿＿＿cm
時間：　　　　　　　　＿＿＿＿秒/分
繰り返し：　　　　　　　　　　反復＿＿＿＿＿＿×分/時/交替
使用する手：　　　　　　　　　片手　　両手
持ち上げ動作は複数で行うか？　はい　いいえ　＿＿＿＿人
持ち上げ課題のバイオメカニクス：
右手と左手への加重は等しい？　はい　いいえ
皮膚への圧迫が生じる身体部位は？＿＿＿＿＿＿＿＿＿＿＿
持ち上げ動作は手関節の偏位をもたらすか？　はい　いいえ
　　　　　どの位置で？
　　　　　手関節の最大偏位角度は？　＿＿＿＿＿度

筋力と可動域

関節	筋力	ROM
頸部		
肩関節	右/左	右/左
肘関節	右/左	右/左
前腕	右/左	右/左
手関節	右/左	右/左
指	右/左	右/左
母指	右/左	右/左

表 11-5-6　両手による持ち上げ動作　評価用紙[10]

評価前スクリーニング：
_____腰痛の既往？
_____膝疾患の既往？
_____指導前に安全なボディメカニクスを行うことが可能？
_____指導後に安全なボディメカニクスを行うことは可能？

持ち上げる物体の特徴：
持ち上げる物体：_____
物体の寸法：　　　_____高さ × _____幅 × _____
物体の重量：　　　_____kg
物体の肌理：_____
ハンドル：_____なし
重心：　　　　　　中央　中心外　///　安定　移動

手と物体の連結

右　手	左　手	手と物体の連結方法
		ホック（指のみ）
		ホック（手掌のみ）
		握力把握
		手掌を接触させて固定（手掌，指の平面）
		内在筋プラス位（MP 90°屈曲，IP 伸展）
		鍵つまみ
		指腹つまみ
		前腕での固定
		その他：

持ち上げ能力へ影響を与える要因：
_____関節の安定性：
_____手関節の偏位？
　　　　　　そのときの高さは？　_____cm
　　　　　　そのときの手関節の角度は？　_____度
_____知覚：
_____固有感覚：
_____皮膚耐性：
　　　　　　部位：_____
_____持久力：
　　　　　　種々加重/一定の加重で　_____を持ち上げた後
_____身体的な状態：
_____疼痛：
　　　　　　部位：_____
_____動機：
_____上肢以外の要因：_____

持ち上げ能力に影響を及ぼす要因　筋力－可動域

関節	筋力	ROM
頸部		
肩関節	右/左	右/左
肘関節	右/左	右/左
前腕	右/左	右/左
手関節	右/左	右/左
指	右/左	右/左
母指	右/左	右/左

観察：
_____右手と左手への負荷は均等ではない？
　　　　大部分の負荷が加わるのは：右　　左
_____加重のコントロールは維持できるか？
　　　_____kg　_____分で維持できない
　　　_____kg　_____分で維持できない
　　　_____kg　_____分で維持できない
　　　_____kg　_____分で維持できない
_____床からの持ち上げは可能？
_____遂行状況は既往歴と矛盾しない？
_____異常な同時収縮/ジストニー？

持ち上げ動作：
各レベルからの動作開始時と最大重量の持ち上げ時の状況：
到達部位まで　_____：_____kg
肩まで　　　　_____：_____kg
腰まで　　　　_____：_____kg
拳まで　　　　_____：_____kg

位置を変えたジェーマー型握力計による5段階握力の測定値は，患者が最大限の努力を行っていれば，2あるいは3段階で値は最も高くなり，5段階の測定値をグラフに表わすとベルカーブを描くことになる．これが平坦な場合には詐病か，何らかの理由により最大限の力を発揮していないことが予想される．またこの握力計を用いて，ハンドルの位置を変えずに握力を3回測定し，分散を求めることによっても推測できる．Bechtol[2]によれば，患者が一貫した努力を行っていると判断するためには，成人では分散が10%以内であることが必要である．

一貫した努力を妨げる要因には，合併症，痛み，再受傷への恐れ，検査への不安，などがある．患者が最大限努力しているかどうか疑われるような場合には，これらの要因について検討することが必要である．

8）評価所見のまとめ

3）～7）の検査所見を整理し，まとめる（表11-5-7）．

表11-5-7　評価所見記入用紙[10]

痛み
痛みの部位と期間
痛みの程度（0-10）　最低：　　　　　　　　　　　　　　最高：
睡眠への影響：
睡眠障害：
薬物の必要性：
痛みによる覚醒：
睡眠時間：
睡眠を妨げている原因：
痛みを悪化させる要因：
痛みを緩和させる要因：
日常生活における損傷の影響：
変化なし：
所要時間の延長：
方法を変更：
休憩が必要：
援助が必要：
実行不可：
自動運動による柔軟性の変化：
他動運動による柔軟性の変化：

関節/運動の影響

指	関節							
	CM 関節		MP 関節		PIP 関節		DIP 関節	
	AROM	PROM	AROM	PROM	AROM	PROM	AROM	PROM
示指								
中指								
環指								
小指								

握力：
・測定値と測定幅
・健側との比較（健側に対する割合）
・平均　　標準偏差（SD）
・COV

　　　　　　　　　　　　　　　　　　　　　　　　　　　平均（SD）
　　　　　　　　右　　　　　　　左　　　　健側に対する割合　　右　　　　右
握力：　　kg（　％COV）　kg（　％COV）　　　　　％　　　kg（　）　kg（　）
ピンチ力：
・測定値
・健側との比較（健側の　　％）
・平均　　標準偏差
・COV

				平均（SD）	
	右	左	健側に対する割合	右	左
鍵つまみ	kg（　％COV）	kg（　％COV）	％	kg（　）	kg（　）
3点つまみ	kg（　％COV）	kg（　％COV）	％	kg（　）	kg（　）
指尖つまみ	kg（　％COV）	kg（　％COV）	％	kg（　）	kg（　）

皮膚の状態
皮膚温：
色調：
腫れ：
発汗：
指紋：
皮膚線：
皮膚硬結：
垢：
知覚
防御知覚：
識別知覚：
物体識別：
知覚過敏：
腫脹
萎縮
瘢痕
瘢痕は機能に影響を及ぼしているか？
瘢痕は痛みの程度に影響を及ぼしているか？
瘢痕の状態：

手指操作（前述の「手と物体の連結」を参照）

特徴	右	左
協調性		
巧緻性		
繰り返しの使用		
抵抗		
スピード		
耐久性		
対立運動		

操作（前述の「手と物体の連結」を参照）

特徴	右	左
協調性		
巧緻性		
繰り返しの使用		
抵抗		

スピード		
耐久性		

到達動作

特徴	右	左
頭上		
外側		
下方		
スピード		
耐久性		

押し引き動作（押し引きゲージによる測定）
回転力
持ち上げ/運搬
ボディメカニクス：
持ち上げ動作の特徴：
・腰の高さの机の上から箱を持ち上げる
・拳の位置（体側に腕をたらしたときの拳の位置）まで箱を下げる
・箱をできるかぎり高く持ち上げる
・箱を拳の位置で下げる
・机上に置く
持ち上げた物体：重量，縦，横，高さ
持ち上げ動作の増加量：開始時　　　kg
手と物体の連結：把握パターン

持ち上げの重量と高さ：最大の持ち上げ動作

持ち上げ動作	高さ	重量
拳の高さから頭上へ		
拳の高さから頭頂へ		
拳の高さから肩へ		
拳の高さから胸へ		
拳の高さ		

持ち上げ能力に影響を及ぼすと考えられる要因
・
・
・
・

道具の使用

動作	道具の種類		
	標準的な道具	小型道具	電導工具
操作性			
抵抗力への対処			
持久力			
振動の耐性			

努力の質（一貫性）

表 11-5-8　評価終了後の質問用紙[10]

1. ＿＿＿＿＿＿＿午後の気分はいかがでしたか？
   （評価日の午後）

2. ＿＿＿＿＿＿＿夕方の気分はいかがでしたか？
   （評価日の夕方）

3. 評価の後，よく眠れましたか？

4. よく眠れなかった場合には，それはどうしてですか？

5. 評価後に痛みが増加した場合には，それが再び減少するまでどのくらい時間がかかりましたか？

6. 評価後に何か痛みを抑える薬を使いましたか？
   それはどのようなものですか？

9）評価終了後の聞き取り

　諸検査が終了した後に，痛みの出現や睡眠への影響について聞き取っておくことも評価の大切な一部である．患者には，あらかじめ評価後に尋ねることを告げておき，活動した後の変化について意識化させておく．そして，次の回で，痛みの有無，出現した場合の程度とその持続時間，痛み止めなどの使用，睡眠への影響などについて報告を受け，書き取っておく（表11-5-8）．

11・5　結果報告

　作業能力評価のすべての所見を要約し，報告書を作成する（表11-5-9）．報告書には，実施した評価とそのまとめ，問題点，患者の能力と利点，職務に復帰する際のレベルや推奨される職務内容などを記述する．

　患者が問題なく，あるいは不快な症状を伴わずに課題が遂行できれば，患者は安全にその職務

表 11-5-9　報告書[10]

```
概略と推奨：

実施した評価：
  1.
  2.
  3.
  4.
  5.
  6.

評価のまとめ：

問題点：
  1.
  2.
  3.
  4.
  5.
  6.

能力と利点：
  1.
  2.
  3.
  4.
  5.
  6.

推奨：

職務のレベル：
座　業：最高 4.5 kg の持ち上げ，時々小物品を移動
軽　度：最高 9 kg の持ち上げ，しばしば 4.5 kg までの持ち上げ/移動
中等度：最高 23 kg の持ち上げ，しばしば 11 kg までの持ち上げ/移動
重　度：45 kg 程度の持ち上げ，しばしば 23 kg までの持ち上げ/移動
高重度：45 kg を超える持ち上げ，しばしば 23 kg までの持ち上げ/移動

添付書類：
```

を行うことが可能であると予想され，通常の業務に復帰することを勧める．しかし，職務課題を安全に果たすことができたとしても，その耐久性は勤務時間を完全にこなすまでに至らない場合も考えられる．このような患者には1あるいは2時間のパートタイムから仕事を開始し，それから通常の勤務時間まで徐々に時間を増やしていくことを勧める．

　通常の状態で再開可能な課題を述べ，制限あるいは変更が必要な職務課題があれば，それを具

体的に示す．しかしそれらの変更を勧める前に，患者あるいは雇用者と，その選択が可能かどうかを十分に検討すべきである．

◆文　献◆

1) Baxter-Petralia PL, Bruening LA, Blackmore S（津山直一，田島達也監訳，1990）．フィラデルフィアのハンドリハビリテーションセンターにおける作業療法プログラム．「ハンター新しい手の外科」協同医書出版社．
2) Bechtol CO（1954）．Grip tests：The use of a dynamometer with adjustable handle spacing. *J Bone Joint Surg*, **36 A**, 820-832.
3) Blackmore SM, Bruening-Reilly L（1992）．Returning the hand-injured patient to work. In Stanley BG, Tribuzi SM（Eds）, Concepts in hand rehabilitation：Contemporary perspectives in rehabilitation, Philadelphia, F. A. Davis.
4) Burt CM, Smith P（宮前珠子，清水　一，山口　昇監訳，1999）．仕事の評価とワークハードニング．「身体障害の作業療法，改訂第4版」協同医書出版社．
5) Emerson SA, Rivet LB（2000）．Clinical Assessment Guidelines：Functional Capacity Evaluations, ASHT.
6) Hertfelder S, Gwin C（1989）．Work in progress：Occupational therapy in work programs, AOTA.
7) Isernhagen SJ（1988）．Work injury：Management and prevention. Maryland, AN Aspen Publication.
8) Kasch M（宮前珠子，清水　一，山口　昇監訳，1999）．手の損傷．「身体障害の作業療法，改訂第4版」協同医書出版社．
9) Ogden-Niemeyer L, Jacobs K（1989）．Work hardening：State of the art, New Jersey, SLACK.
10) Schultz-Johnson K（2002）．Upper extremity functional capacity evaluation. In Rehabilitation of the hand and upper extremity 5th ed., St. Louis, Mosby.
11) Schultz-Johnson K（2002）．Work hardening and work conditioning. In Rehabilitation of the hand and upper extremity 5th ed., St. Louis, Mosby.
12) Williams KA（1992）．Consulatative work programs for cumulative traume disorders. In Rothman J, Levine R（Eds）, Prevention practice：Strategies for physical therapy and occupational therapy, Philadelphia, W. B. Saunders.

付録1

手の自己管理

❶ 外傷のケア　　　　　　　　　244
❷ 氷の利用　　　　　　　　　　245
❸ ホットパックの利用　　　　　245
❹ 浮腫のコントロール　　　　　246
❺ 自着性伸縮包帯の巻き方　　　247
❻ 交代浴　　　　　　　　　　　248
❼ ソーキング　　　　　　　　　249
❽ スプリントの装着と管理方法　250
❾ 蓄積外傷疾患の予防法　　　　252
❿ 手の外傷予防　　　　　　　　253
⓫ パソコン操作　　　　　　　　254

手の自己管理❶　外傷のケア

やってよいこと
- 挙上位を保ちましょう．
- 清潔に，乾燥させましょう．
- 過酸化水素水を使って洗浄しましょう．
- エクササイズが指導されたときは，栄養と治癒を目的にしています．
- 担当医師の指示に従いましょう．

やってはいけないこと（避けるべきこと）
- 水の中に手を入れること
- コーヒー，喫煙
- 不潔な環境や状況

感染の兆候に注意しましょう
- 痛みの増加
- 損傷部位周辺の熱感
- 腫脹の増加
- 発赤の増加
- 発熱（37.0度以上）

担当医に連絡をとる時期
- 上記の一部あるいはすべての症状が現れたとき
- 連絡を待っていてはいけません．
- 感染は即座に治療しなければなりません．

担当医に連絡するときに準備しておく事柄
- あなたの損傷の説明
    色
    におい
    浸出物；液状，その色，流れ出していないか
    大きさ
- あなたの気分
    吐き気を感じるなど
- 発熱
    体温の上昇はないか．
    あれば何度か．

　　　年　　　月　　　日　　　作業療法士：

Hand & Arthritis Rehabilitation Center, Inc.（一部改変）

手の自己管理❷　氷の利用

　寒冷刺激や氷はそれが加えられた箇所の血流を減少させ，その領域の体液の量を減少させます．また組織を収縮させ，浮腫を減少するのに役立ち，その部位の感覚を鈍くさせます．氷を取り除くと，その領域は温かくなり，より快適に感じます．

【アルコール氷】
① 1 1/2 カップの水と 1/2 カップの消毒用アルコールを混ぜます．
②ドロドロするまで凍らせます．
③口の締められる袋に移します．
④固体になるまで凍らせます．
⑤凍ったら，冷蔵庫から出し，氷を押しつぶして患部に均等に当たるようにします．
⑥直接皮膚に当てずに，たたんだハンカチや枕カバーなどの布の上から氷パックを当てます．
⑦5分間患部に当てます．
⑧5分以上は当てないようにします．それ以上当てると凍傷を起こします．

手の自己管理❸　ホットパックの利用

【ホットパック】
　家で効果的なホットパックができるように電子レンジを使いましょう．
①水の中にハンドタオルを浸し，絞ってから口が締まる袋の中に入れます．
②袋の口は完全に閉じずに，わずかに開けておき，3分間ほど温めます．
③タオルか調理用手袋を使って電子レンジから取り出します．
④乾いたタオルで包み，痛みのある関節に当てます．
⑤袋がさめてきたら，タオルを取り出して直接当てます．

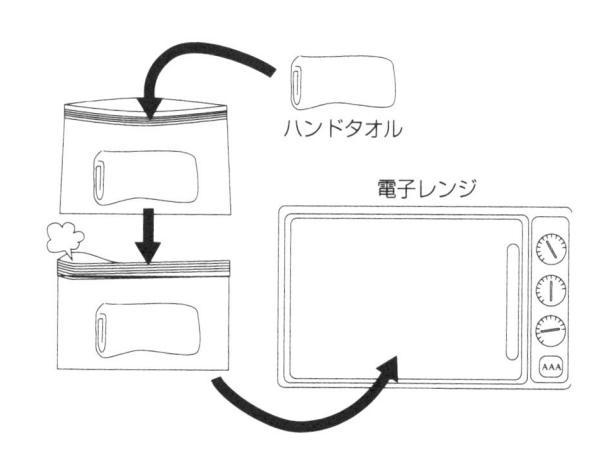

　　　年　　月　　日　　作業療法士：

Hand & Arthritis Rehebilitation Center, Inc.　（一部改変）

手の自己管理❹　浮腫のコントロール

　浮腫（むくみ）はほとんどの外傷に出現します．これは自然治癒過程の一部ですが，重度な浮腫であったり，消退するまでに時間を要すと，速やかな回復を妨げます．

どうして浮腫を消退させる必要があるのでしょうか？

浮腫は治癒を遅らせ，機能的な回復を損なう痛みや拘縮を招くからです．浮腫は血管，神経，関節，筋への栄養の流れを低下させます．適当な栄養がなければ，治癒は遅れ，浮腫は組織の短縮や肥厚をもたらし，関節を硬くします．

浮腫を消退させる方法

- **挙上**
  損傷部位を心臓より上に保ちます．手を頭の上にのせましょう．
- **氷**
  つけられた場所の血流を低下させるので，その領域の体液の量を減少させることになります．そして，組織を収縮させるので，浮腫を引かせるのに役立ちます．
- **エクササイズ**
  血行の回復に役立ちます．自動運動は損傷側の肘や肩の関節を完全に動かしましょう．
- **ミルキング　マッサージ**
  手や腕にローションを塗ります．肘をついて手を挙上位にし，一定の圧迫を加えながら指，手，肘の方向に降ろします．一方向のみ行いましょう．
- **自着性伸縮包帯**
  弾力性のある，粘着テープです．むくんでいる部分の周囲に外から適切な圧迫を加えられるようにデザインされています．
- **弾力性手袋**
  浮腫の減少を維持するために手に圧迫を加えます．

やってはいけないこと

- 温かいお湯に手を浸すこと．
- 歩行中，体の脇で手を振ること．

これらの活動は浮腫をひどくします．

　　　年　　　月　　　日　　作業療法士：

Hand & Arthritis Rehebilitation Center, Inc.

手の自己管理❺　自着性伸縮包帯の巻き方

　自着性伸縮包帯は伸縮性のある粘着テープです．これは浮腫（むくみ）のある手指の周りに巻くことによって，外から適切な圧迫を加えることができます．持続的な浮腫は関節を硬くしたり，痛みを招きます．外からの圧迫は浮腫を軽減させるための治療方法の一つです．

【使用法】

1．装着時間＿＿＿＿＿＿＿＿＿＿＿＿＿＿＿＿＿＿＿＿＿＿＿＿＿＿＿＿
2．常に指先から付け根まで巻きましょう．
3．指先を被い，それから互いに重なるように巻きましょう．
4．自着性伸縮包帯はだいたい3〜4回使用できます．

【注　意】

1．自着性伸縮包帯を装着しているときに，以下のような症状が出現したときは，指を数回曲げ伸ばししてみましょう．

> ビリビリ感，感じの鈍さ，色の変化
> いつもと違う冷感，いつもと違う痛み

それでも症状が改善しないときは，自着性伸縮包帯をほどきましょう．
数分後，少し緩めに再度自着性伸縮包帯を巻きましょう．
それでも症状が続くようであれば，担当のセラピストに連絡しましょう．

2．水の中に手を入れるときは，自着性伸縮包帯をはずしましょう．再び巻く時にはその前に，手をよく乾かしましょう．

3．自着性伸縮包帯の使用を急にやめてはいけません．浮腫がひいたら，いつ，どのように自着性伸縮包帯をはずしたらよいか，担当のセラピストから指示を受けましょう．

　　　年　　月　　日　　作業療法士：

Hand & Arthritis Rehebilitation Center, Inc.

手の自己管理❻　交代浴

1．2つの容器が必要です．これは治療したい部分，通常肘まで浸せるように水を入れる物です．容器の一つは，流しあるいは浴槽を利用することができます．
2．快適な高さに容器を置きます．
3．最初の容器には約38〜41℃の温水を入れ，別の容器には約13〜18℃の水を入れます．
4．4分間腕を肘まで温水に浸し，その間，指を開いたり，閉じたりさせます．抵抗を加えるためにスポンジを使うこともできます．同じことを1分間水の中で行います．温水と水を交互に4分間，1分間行い，全部で14〜19分行い，温水で終わります．

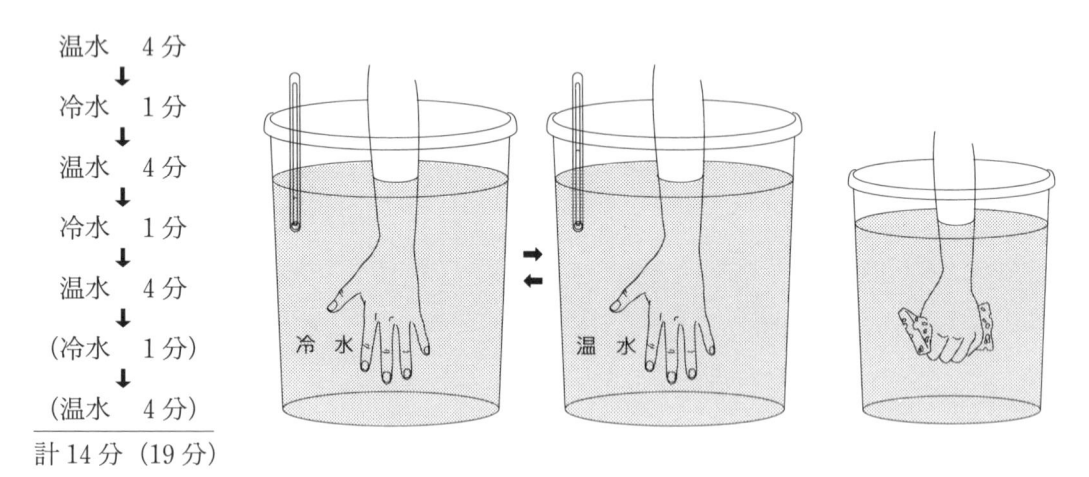

温水　4分
↓
冷水　1分
↓
温水　4分
↓
冷水　1分
↓
温水　4分
↓
（冷水　1分）
↓
（温水　4分）

計14分（19分）

5．この交代浴のあとは，浮腫（むくみ）の減少やストレッチのため，手や腕をマッサージするのによい時間です．あなたは以下のものを行ってください．
　　＊1日に2〜3回交代浴を行ってください．
　　＊＿＿＿＿＿まで毎日続けてください．
　　＊浮腫がひどいときのみ行ってください．
　　＊自主訓練の前／後に行ってください．
　　＊仕事から戻ったら行ってください．
　　＊その他

【注意】次の場合には続けてはいけません．
　　＊手を浸した後に，手が熱を持ったり，腫れがひどくなったと気づいた場合．
　　＊指が冷たくて蒼白になった場合．
　　＊どちらかの温度で痛みがひどくなった場合．
　　（冷水の場合，多少不快感を感じることがあります）．

　　年　　月　　日　　作業療法士：

Hand & Arthritis Rehebilitation Center, Inc.（一部改変）

手の自己管理❼　ソーキング

タオルと洗面器，オイルを用意します．

洗面器に，心地よい程度のぬるま湯を入れます．

ぬるま湯の中に手を20分間浸します．

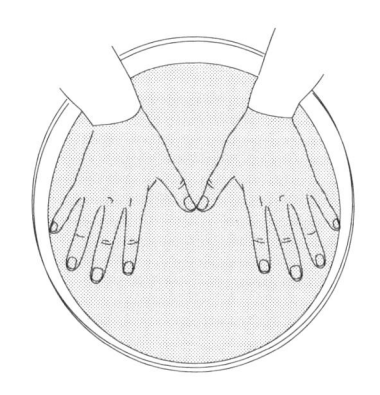

タオルで軽く水分をとり，生乾きのうちに植物性オイルやワセリンを塗って手や指の両面をこすります．手が乾いてしまってから行っても効果がありません．

以下の方法でマッサージを行ってください．
- 右の親指と人差し指で，左の親指の付け根をつかみ，指先の方へマッサージします．
- これを6〜12回行います．
- 左の人差し指，中指，薬指，小指も同様に行います．
- ついで，反対側の手で，同じことを繰り返します．

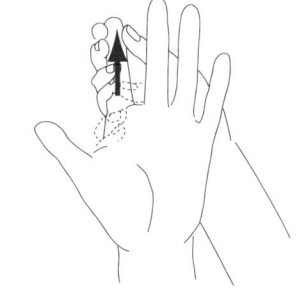

- 左の手のひらを下にして机の上に置きます．
- 右手で手首から指先へとこすります．
- ついで反対側の手で，同様のことを行います．

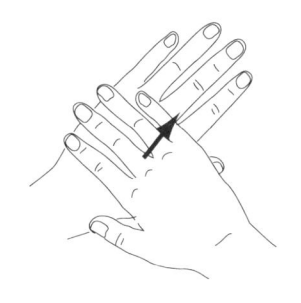

皮膚の乾燥がひどいときには，手袋をはめます．

注意：1日3回，少なくとも1日1回，就寝前に行いましょう．

　　　年　　月　　日　　作業療法士：

Hand & Arthritis Rehebilitation Center, Inc.（一部改変）

手の自己管理❽　スプリントの装着と管理方法

　このスプリントは，あなたの手に合わせて作られており，あなたの手のリハビリテーションにとても重要なものです．正しく使用することで回復を早めることができます．

【スプリントの装着時間】

　　　　　　　　　時間　　　　　　　回数
　　　日中
　　　夜
　　　その他

【スプリントの取り扱い】

　あなたのスプリントは熱可塑性プラスチックとよばれる，熱に反応するプラスチックでできています．これは熱により加工されているため，熱を加えると変形してしまいます．以下に従って，スプリントを保護してください．

> 車内の温度が上がっている車の中にスプリントを放置しないで下さい．車内はスプリントを変形してしまうほど高温となり，スプリントを溶かしてしまいます．同様に直射日光のあたる場所やストーブなど温度の高いものの近くに放置しないでください．このような環境でも，スプリントは溶けてしまいます．

【スプリントの手入れ】

　スプリントの外側を液体クレンザーなどできれいにしましょう．プラスチックと接触するので，皮膚はより汗をかきやすくなります．そのため悪臭を放ちます．手や腕を頻繁に洗い，よく乾かしましょう．消臭のためにパウダーなどをつけましょう．

【スプリントのストラップ（ベルト）】

　ストラップも湿ってしまうので，時々乾燥させましょう．ストラップを勝手に短く切ってはいけません．フックの部分（接着部）がすべてストラップで覆われているか確かめましょう．フックの部分が出ていると，衣類や寝具などを傷めてしまいます．

【スプリントのつけ方】

　まず，スプリントを20〜30分着け，それから皮膚が赤くなっていないか調べましょう．軽く赤くなっている程度であれば大丈夫ですが，痛みや不快感があったり，あるいは赤い圧痕が数分たっても消えないようであれば，圧迫が加わっています．

【もし，赤い圧痕がついていたら】
　(1)ストラップを緩めましょう．あるいは，
　(2)スプリントと皮膚の間に緩衝材を当てましょう．
それでもだめな場合には，できるだけ早く，担当のセラピストに報告しましょう．問題の箇所にしるしをつけておきましょう（皮膚にもしるしをつけておきましょう）．

【もしスプリントに問題があったら】
　取り外しましょう
　取り外さないでください．（　　　　　　　　　　　　　　　　　　　　　　）

【入浴】
　入浴のときにはスプリントを取り外しましょう．
　入浴のときも取り外しません．

【入浴の仕方は】
　　（　　　　　　　　　　　　　　　　　　　　　　　　　　　　　　　　　）

年　　月　　日　　作業療法士：

Rocky Mountain Hand Therapy

手の自己管理❾　蓄積外傷疾患の予防法

- 手掌基部の中央に集中的な圧迫が加わらないようにしましょう．手掌の基部を横切って，筋腹の上に圧迫を分散させましょう．
- 手首を締めつけたり，ぴったりとしたバンドを装着するのは避けましょう．
- 机の縁や角に腕や肘を置くのはやめましょう．平面の上に腕を休めましょう．
- 特に手掌を下に向けた状態で，肘をカチッと伸ばすのはやめましょう．軽く肘が曲がるぐらいにしましょう（例：ドアを押しながら開けて入るより，ドアに近づいてから，開けましょう）．手掌を上に向けた状態，特に肘を完全に伸ばした状態で，物を繰り返し持ち上げるのもやめましょう．
- できるかぎり手首を下げた状態で手を働かせるのはやめましょう．手首をまっすぐかあるいは少し上に曲げた状態を保ちましょう．可能であれば，この肢位になるように作業を調節しましょう．
- 大きな物体を扱うために小さな筋を働かせることはやめましょう．できるかぎり筋への負担を分配するように両手を用い，体の近くで作業しましょう．
- できるかぎり手首や母指の繰り返しの動作は避けましょう．できるかぎり前腕と手首は一直線になるように保ちましょう．
- できるかぎり小指の側に手首を曲げることはやめましょう．手首を使う動作に腕の力を利用しましょう．できるかぎり前腕と手首は一直線にしましょう．

　　年　　月　　日　　作業療法士：

Michigan Hand Rehabilitation Center, Inc.

手の自己管理❿　手の外傷予防

　手の防御知覚が失われると，痛みを感じなくなり，手は危険な状態になります．あなたは外傷から手を守ることが必要になります．

> あなたの手には3種類の危険が存在します．以下について注意しましょう

1. **過度の力**：障害を受けた手はカギを回すという単純な活動であっても，過剰な力を込めて手を使う傾向があります．
　　➡これにより，裂傷，擦過傷，皮膚の損傷を招きます．
2. **軽い圧迫の持続**：一般に，長時間把握やつまみを行うと不快や痛みを感じます．しかし，知覚が低下すると痛みや不快感を感じなくなります．
　　➡これにより，水疱，傷，組織損傷を招きます．
3. **発汗の障害**：皮膚は乾燥し，弾力性や潤いを失うため，亀裂を生じることがあります．乾いてひび割れた皮膚は，柔らかで，柔軟な皮膚よりもより損傷を受けやすくなります．
　　➡これにより，物を握ったときに滑りやすく，握りやつまみ動作がより困難になります．

> 外傷の予防方法

1. 熱，冷温，刃物などから手を守りましょう（断熱された保護手袋を用いましょう）．
2. 道具や物を把握しているときには，必要以上に力を加えないようにしましょう（小休止を頻繁にとったり，持ちかえたりしましょう）．
3. 手に加わる圧迫を増加させるので，小さなハンドルは避けましょう（手との接触面積を広くしましょう）．
4. 長期間，一つの道具を使い続けなくてはならないような動作を避けましょう．特にハンドルや握りの位置を変えることによって調整できない場合には小休止を頻繁にとりましょう．柄の太さや幅など，自分に合った道具を選びましょう．
5. 接触する組織の部分を休ませるために，頻繁に道具を変えましょう．
6. 過剰な力や繰り返しの圧迫によるストレスのサインを観察しましょう．
　　A　発赤　　B　発汗　　C　熱感
7. 水疱，擦過傷，その他の損傷が生じたら，すぐに治療し，感染を予防しましょう（患部を清潔にしましょう）．

傷が治ったら，ソーキングにより皮膚を柔軟に保ちましょう．日光，風，雪，寒冷から手を守りましょう．

年	月	日	作業療法士：	

Hand & Arthritis Rehebilitation Center, Inc.

手の自己管理⓫　パソコン操作

パソコンを使用する際は，以下の点について注意しましょう．

A：パソコンの画面は，目の高さよりわずかに低い位置になるように設定しましょう．
B：肘は90°に曲げた状態になるようにしましょう．
C：手首をリストパッドなどで支え，まっすぐか，やや伸ばした肢位をとりましょう．
D・E：椅子には深く腰掛け，背もたれによって腰や背中を支え，安定した姿勢をとりましょう．
F：足底全体が床に着き，膝が90°に曲がるように椅子の高さを調節しましょう．

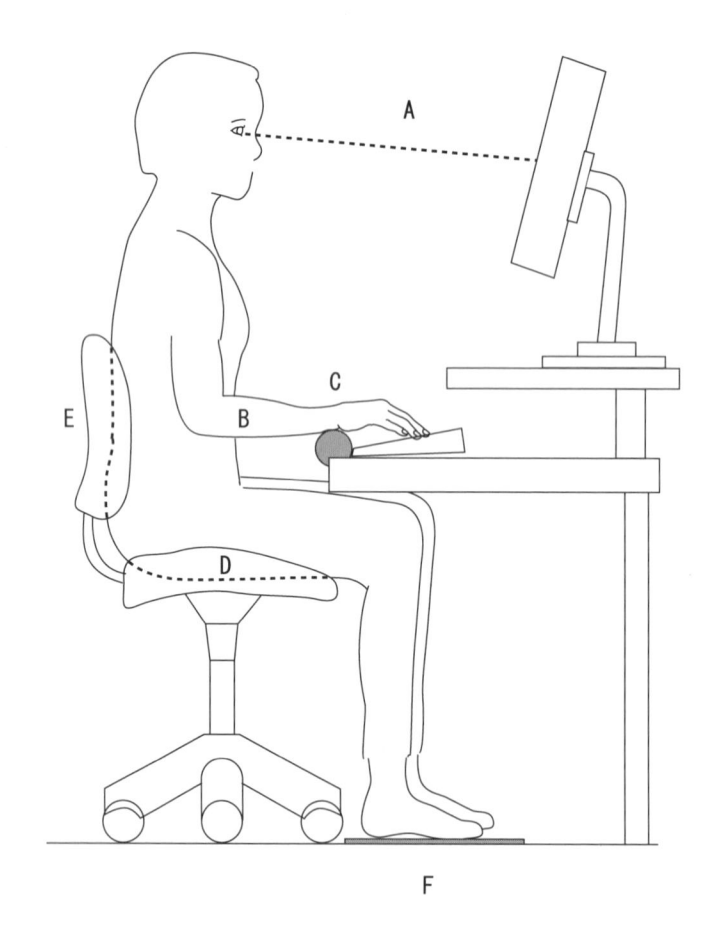

　　　年　　月　　日　　作業療法士：

付録2

ホームプログラム

❶ 肩甲帯のエクササイズ　　　　　　　　256
❷ 肩のエクササイズ　　　　　　　　　　257
❸ 肘と腕のエクササイズ　　　　　　　　258
❹ 手首と手のエクササイズ　　　　　　　259
❺ 親指のエクササイズ　　　　　　　　　260
❻ 手首と手のストレッチエクササイズ　　261
❼ パテを使ったエクササイズ　　　　　　262
❽ 腱グライディングエクササイズ　　　　263
❾ 手のストレッチエクササイズ　　　　　264
❿ 知覚過敏に対するプログラム　　　　　265
⓫ 早期の知覚再教育プログラム　　　　　266
⓬ 晩期の知覚再教育プログラム　　　　　267
⓭ 巧緻動作のエクササイズ　　　　　　　268
⓮ 両手協調のエクササイズ　　　　　　　269
⓯ フレキシビリティエクササイズ　　　　270

ホームプログラム❶　肩甲帯のエクササイズ

　丸めたタオルを腕や胸の下に置きましょう．エクササイズの間，肩甲骨の間にある筋をすべて働かせましょう．首の筋に突っ張り感を感じたら，肘を90度に曲げて，同様のエクササイズを行います．肘を90度に曲げて，正しくエクササイズが行えたら，腕を伸ばしましょう

　各エクササイズはその肢位を2秒間保ちます．
それからゆっくりと腕を下げましょう．エクササイズ中，肩甲骨を動かす筋肉を働かせることが重要です．
1日＿＿＿回エクササイズを行いましょう．

1．肩甲骨内転：親指を頭の方に向け，横から腕を持ち上げます．2秒間維持します．＿＿＿＿＿回繰り返しましょう．
2．棘上筋：親指を頭の方に向け，親指は目の高さにします．腕は約120度体から離します．腕を持ち上げ，2秒間維持します．＿＿＿＿＿回繰り返しましょう．
3．外旋：親指を天井に向けます．腕を横にします．腕を持ち上げ，2秒間維持します．＿＿＿＿＿回繰り返しましょう．
4．ローテーターカフ：親指を天井に向けます．腕は120度体から離します．腕を持ち上げ，2秒間維持します．＿＿＿＿＿回繰り返しましょう．
5．小円筋内転/伸展：腕を横にし，親指を体の反対側に向けます．腕を後ろからまっすぐに持ち上げ，2秒間維持します．＿＿＿＿＿回繰り返しましょう．
6．棘下筋/小円筋：ベッドの反対側にずれます．それによって腕を肘まで乗せます．肘は90度に曲げます．親指は顔の方に向けます．腕を回し，親指が目の高さになったら止めます．2秒間維持します．＿＿＿＿＿回繰り返しましょう．

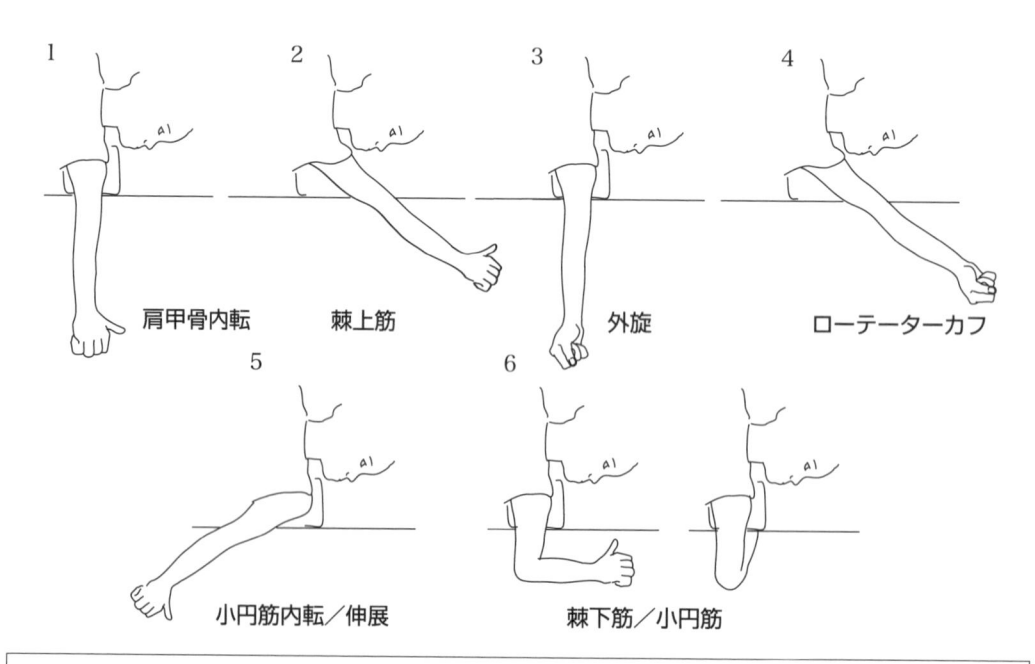

年　　月　　日　　作業療法士：

Hand & Arthritis Rehabilitation Center, Inc.（一部改変）

ホームプログラム❷　肩のエクササイズ

1．肩をすくめる
　耳に近づけるように肩をすくめましょう．そして肩を下ろし，リラックスさせましょう．
2．肩回し
　肩を前から，次に後ろから回しましょう．そして，リラックスしましょう．
3．振り子運動
　重り（アイロン，缶詰を風呂敷に包む）を持ち，腰をかがめましょう．それから腕をゆっくりと振りましょう．
　a)前後，b)左右，c)円を描きます．
4．杖運動
　両手に細い棒（杖，ハタキなど）を持ちましょう．
　a)できるかぎり高く，頭の上まで持ち上げましょう．
　b)腰からできるだけ遠くへ持ち上げましょう．
5．指による壁登り
　a)壁に向かって立ち，できるだけ高く指を這わせます．腰をまっすぐにして，上に上がってゆくように，壁に向かって指を動かしましょう．
　b)横向きに立ち，同様に指を這わせましょう．
6．タオル運動
　a)一方の手は肩の上でタオルを持ち，他方は腰の近くに置き，背中を洗うときのように，交互に動かします．
　b)手を取り替えます．
7．プッシュアップ
　部屋の角で，壁を押すようにしてプッシュアップをしましょう．最初は腰の高さで，それから手が頭の上にくるまでだんだん高くしてゆきましょう．
8．しゃがむ
　高いテーブルやカウンターに背を向けて立ちましょう．手を平らにしてテーブルの上に置きましょう．それから，ゆっくりと膝を深く曲げましょう．
9．ウエーブ運動
　a)仰向けに寝ましょう．
　　腕を体につけ，肘を90度に曲げましょう．手が床に着くまで倒しましょう．それから，体の前で交差するまで，反対に倒しましょう．
　b)腕をだんだんに体から離します．そして同じ運動を行いましょう．
10．肘を床へ
　仰向けに寝ましょう．手を頭の後ろで組みましょう．肘が床に着くよう押しましょう．

● ○印のエクササイズをそれぞれ＿＿回ずつ，1日＿＿回行いましょう．
● これらのエクササイズはゆっくりと，滑らかに行いましょう．
● ストレッチするのを怖がってはいけません．

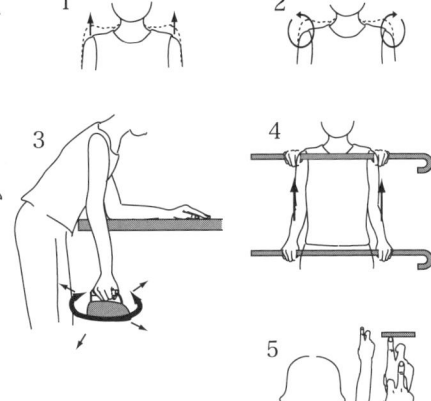

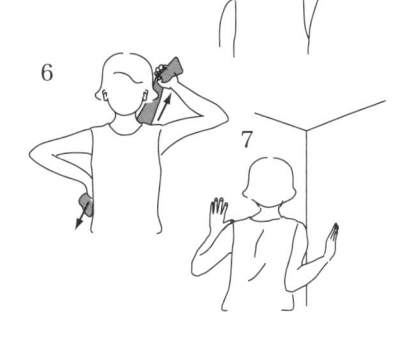

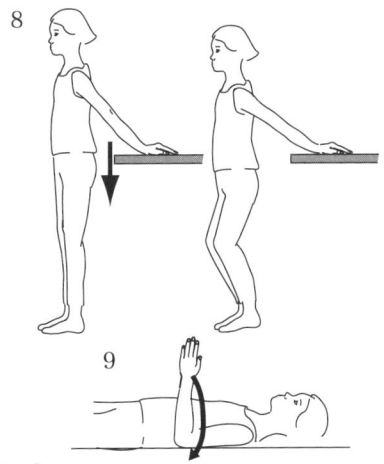

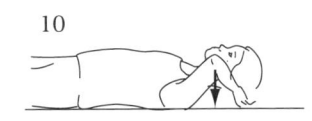

　　年　　月　　日　　作業療法士：

Hand & Arthritis Rehabilitation Center, Inc.（一部改変）

ホームプログラム❸　肘と腕のエクササイズ

【エクササイズ 1】
①手のひらを体側に向けて，腕を垂らした状態から開始します．
②肘を曲げ，肩まで手を持ってゆきます．
③手を開始肢位にもどし，肘をまっすぐに伸ばします．
その状態で5まで数えます．

【エクササイズ 2】
①手のひらを後方に向け，肘を曲げます．
②前腕を回し，手のひらを上に向けて伸張します．
その状態で5まで数えます．

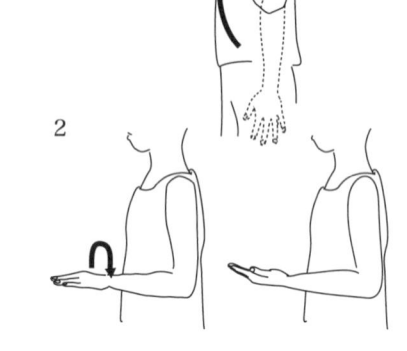

【エクササイズ 3】
①手のひらを下に向けた状態で，手すりあるいはドアノブを握ります．
②肘を完全にまっすぐになるように上体をそらせましょう．

【エクササイズ 4】
①指を上に向けて，手のひらを互いに合わせます．
②肘を持ち上げ，手首を曲げます．
肩は持ち上げないようにします．

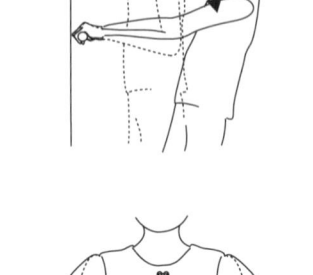

【エクササイズ 5】
①両手に重りを持ちましょう．
腕を体の横において立ち上がります．
腕の力を抜いて，重りが肘を伸ばすようにしましょう．
②風呂敷の中に缶詰を_____個入れると，ちょうどいい重さになります．

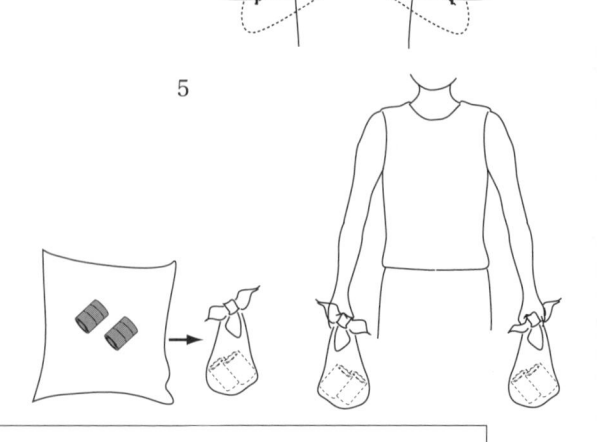

　　年　　月　　日　　作業療法士：

Hand & Arthritis Rehabilitation Center, Inc.（一部改変）

ホームプログラム❹　手首と手のエクササイズ

【エクササイズ　1】
　①前腕をテーブルの上にのせ，手と手首を縁から出し，手のひらを下ろします．
　②他方の手で腕を押さえます．
　③手を上に持ち上げます．
　④リラックスします．
　⑤繰り返します．

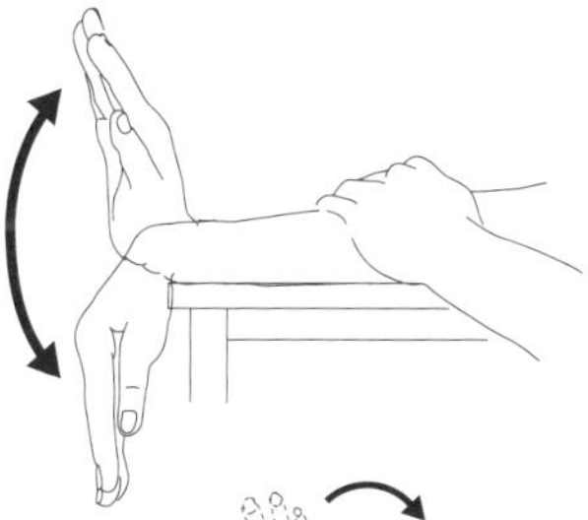

【エクササイズ　2】
　①手と前腕をテーブルの上にのせます．手のひらを下に向けます．
　②手首を親指側に曲げます．5秒間伸ばします．
　③手首を小指側に曲げます．5秒間伸ばします．

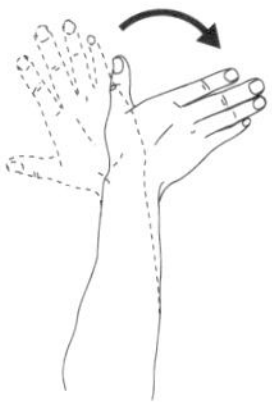

【エクササイズ　3】
　①肘を曲げ，手のひらを下に向けた状態から開始します．
　②前腕を回し，手のひらを上に向けます．
　　5秒間伸ばします．
　③前腕を回し，手のひらを下に向けます．
　　5秒間伸ばします．

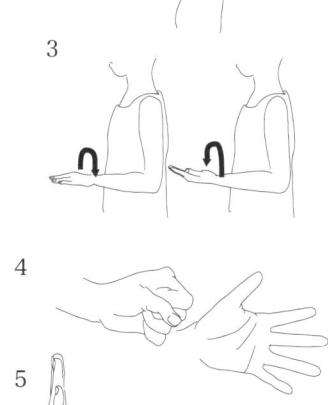

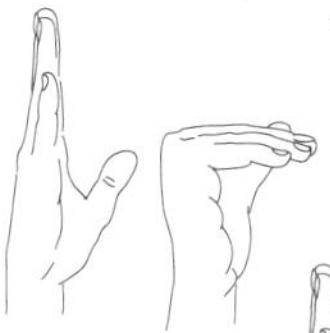

【エクササイズ　4】
　①握りこぶしを作ります．
　②指を完全に伸ばします．
＊手に小タオルかスポンジを握って行いましょう．

【エクササイズ　5】
　①他の指の関節を伸ばした状態で，MP関節のみを曲げましょう．
　②5秒間，その肢位を保ちましょう．

【エクササイズ　6】
　①MPをまっすぐにした状態で，指の関節を曲げましょう．
　②5秒間，その肢位を保ちましょう．

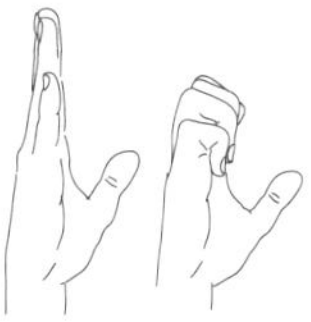

【エクササイズ　7】
　①手のひらを下にして，テーブルの上に平らにおきます．
　②それぞれの指を広げます．
　③指を閉じます．
　④繰り返します．

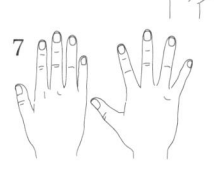

【エクササイズ　8】
　①手のひらを上にして，手と前腕をテーブルの上に置きます．
　②親指の先端とひと差し指の先端をつけ，マルを作ります．
　③親指とそれぞれの指の先端を順番に合わせましょう．

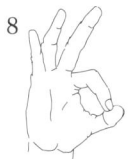

　　　年　　月　　日　　作業療法士：

Hand & Arthritis Rehabilitation Center, Inc.（一部改変）

ホームプログラム❺　親指のエクササイズ

　すべてのエクササイズを各10回ずつ，1日3～4回行いましょう．

1．親指の第1関節（IP）を曲げ，そして伸ばします．

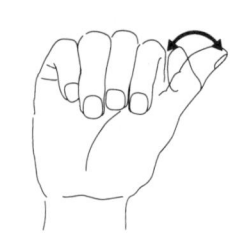

2．第2関節（MP）関節を曲げ，そして伸ばします．

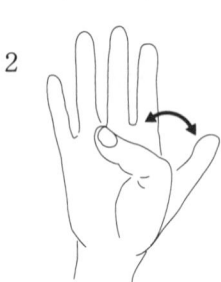

3．親指で手のひらにさわりましょう．
　　それから親指を外側に伸ばしましょう．

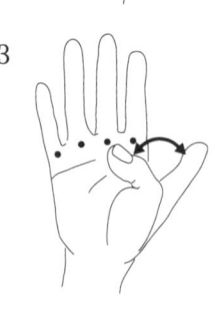

4．親指とすべての指の先端とを合わせましょう．

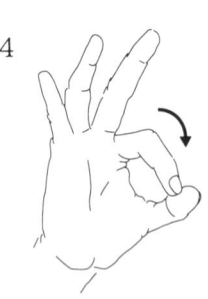

5．親指の第2関節を伸ばした状態で固定し，第1関節だけ曲げましょう．
　　その肢位で3秒間維持し，それから親指を伸ばしましょう．

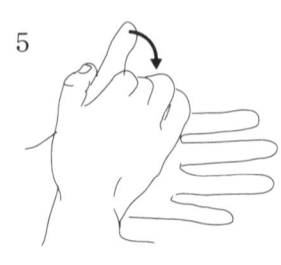

　　年　　月　　日　　作業療法士：

Hand & Arthritis Rehabilitation Center, Inc.（一部改変）

ホームプログラム❻　手首と手のストレッチエクササイズ

　30分ごとに姿勢を変えるのを忘れないでください．30〜60分ごとに30秒のストレッチエクササイズを行いましょう．

【浅指屈筋のストレッチ】
手の平を上に向けて，指をすべて伸ばしましょう．
1．中指，薬指，小指を完全に伸ばしましょう．人差し指を中央の関節（PIP）で曲げましょう．
2．人差し指，薬指，小指を完全に伸ばしましょう．中指をPIP関節で曲げましょう．
3．人差し指，中指，小指を完全に伸ばしましょう．薬指をPIP関節で曲げましょう．
4．人差し指，中指，薬指を完全に伸ばしましょう．小指をPIP関節で曲げましょう．
各指とも5〜10回繰り返しましょう．

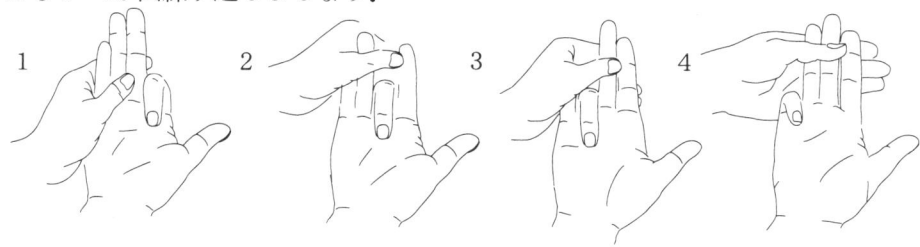

【深指屈筋のストレッチ】
1．PIP関節を伸ばした状態で，もう一方の手で押さえます．
2．DIP関節（指の先）を曲げましょう．
3．すべての指について5〜10回繰り返しましょう．

【手首のストレッチ】
1．体の前で，肘を伸ばしましょう．
2．手のひらは下に向けましょう．
3．静かに手首を天井の方に持ち上げましょう．
4．それから床の方向に曲げましょう．
5．手のひらを上に向けて繰り返しましょう．
6．両方の腕について5〜10回繰り返しましょう．

【腱のグライディング】
1．鉤こぶし：まず指をまっすぐにしましょう．
　　指のつけねを伸ばしたまま，PIP，DIP関節を曲げましょう．再び指を伸ばしましょう．
　　5〜10回繰り返しましょう．
2．伸展こぶし：PIP関節で指のつけねを曲げましょう．
　　DID関節を伸ばしたままにしましょう．
　　指を伸ばし，5〜10回これを繰り返しましょう．

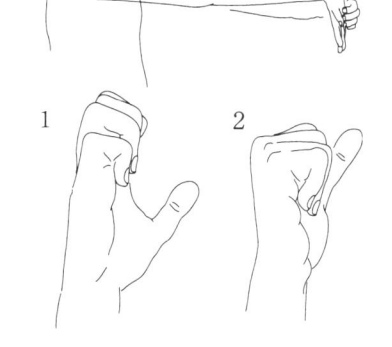

　　年　　月　　日　　作業療法士：

Hand & Arthritis Rehabilitation Center, Inc.（一部改変）

ホームプログラム❼　パテを使ったエクササイズ

各エクササイズを 10 回行いましょう．

【エクササイズ 1】
　①パテをボール状にしましょう．
　②そのボールを握りましょう．
　③再びボール状にしましょう．
　④繰り返しましょう．

【エクササイズ 2】
　①指をまっすぐに伸ばして，パテをひも状にしましょう．
　②親指と他の指でひもをつまみましょう．
　③すべての指について 5 回ずつ繰り返しましょう．

【エクササイズ 3】
　①2 本の指の間にパテを置き，互いに挟みましょう．
　②すべての指の間で繰り返しましょう．

【エクササイズ 4】
　①パテを円盤状にしましょう．
　②机に貼り付けましょう．
　③指をまっすぐにしたまま，外に押し出します．

【エクササイズ 5】
　①パテを円錐状にしましょう．
　②テーブルに貼り付けましょう．
　③そのパテの上に手を置きます．
　④それぞれの指と親指でパテを上に引っ張りましょう．

【エクササイズ 6】
　①パテの小片をちぎり（図の量），指先で小さなボールをつくりましょう．

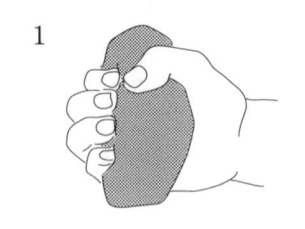

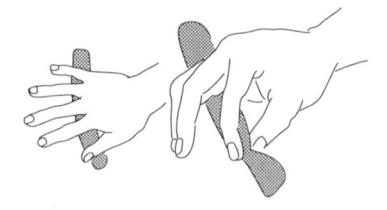

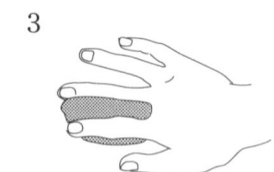

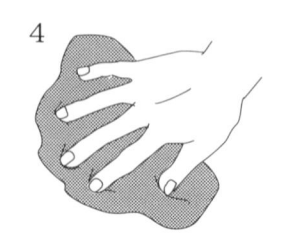

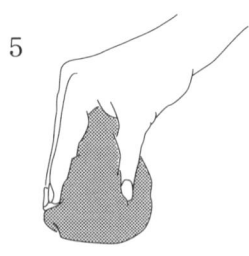

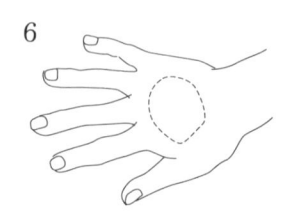

　　年　　月　　日　　作業療法士：

Hand & Arthritis Rehabilitation Center, Inc.（一部改変）

ホームプログラム❽　腱グライディングエクササイズ

【腱グライディングエクササイズ】

このエクササイズは，あなたの治療にとても重要なものです．
毎回指を伸ばした状態から開始しましょう．

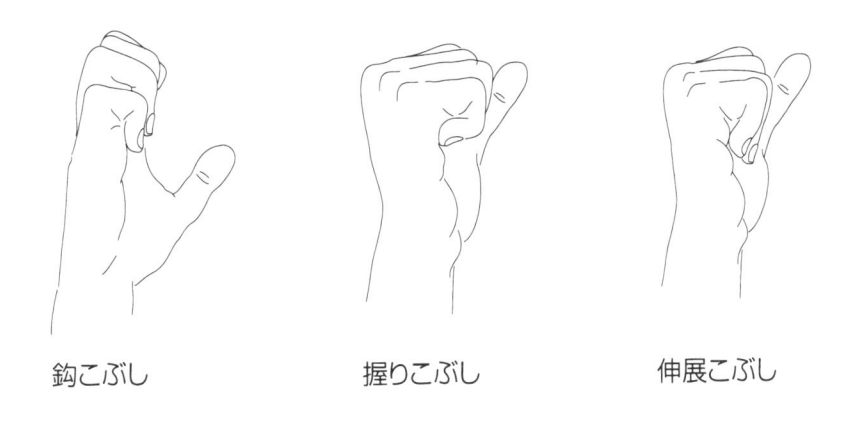

　　　　　鈎こぶし　　　　　　　握りこぶし　　　　　　伸展こぶし

＊こぶしを作る方法には 3 つあります．それぞれのこぶしを 10 回ずつ作りましょう．

＊親指を手のひらの方にできるだけ曲げましょう．それからできるだけ遠くまで伸ばしましょう．10 回繰り返します．

＊これらのエクササイズを少なくとも 1 回に 3 回行いましょう．

　　　　年　　月　　日　　作業療法士：

Hand & Arthritis Rehabilitation Center, Inc.（一部改変）

ホームプログラム❾　手のストレッチエクササイズ

実施回数　＿＿＿＿回
1日に　　1回／2回／3回

【親指のストレッチエクササイズ】

　お湯の中で両手の親指と人差し指を押しつけることによって行います．

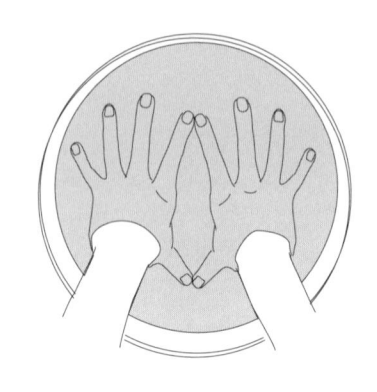

【骨間筋のストレッチエクササイズ】

　両方の手の肢位とも効果的です．両前腕がまっすぐになるようにし，中手骨骨頭の掌側部がしっかり合わさるように努力します．指と親指はそれぞれ広げ，すべての関節を伸展させます．

　A．前腕は十分に回内させます．
　B．前腕は中間位にさせます．

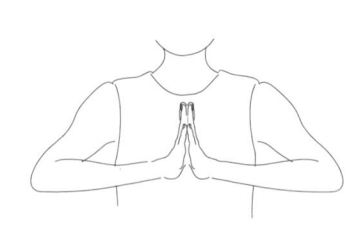

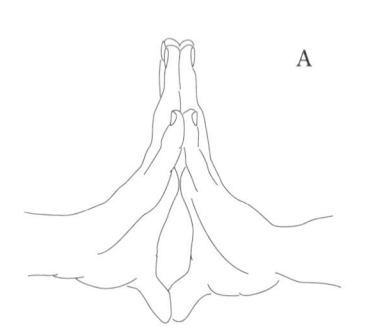

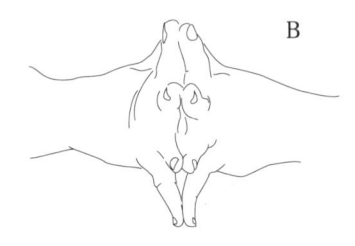

年　　月　　日　　作業療法士：

Hand & Arthritis Rehabilitation Center, Inc.（一部改変）

ホームプログラム❿　知覚過敏に対するプログラム

　以下は，あなたの手の感じを改善し，手や腕を使う能力を高めるためのプログラムです．日中，毎時間ごとに10分間実施しましょう．
1. 最も不快を感じるのが少ない材質から開始し，10分間敏感な部分をこすったり，あるいは敏感でなくなったり鈍く感じるようになるまで行います．
2. 1時間以内に同じ材質を用い，以前と同様にこすります．もし，この材質で異常な感じがしないようであれば，より粗い材質に進むための段階にきています．より柔らかい材質には戻りません．このリストに従って最後まで継続しましょう．わずかに不快を感じ，耐えられる程度の材質を用いましょう．

- この治療は，一貫して行うことが大変重要です．頻繁にこのプログラムを実施すれば，より早くあなたの症状を和らげることができるでしょう．
- 食器洗い，布の把持，食事の準備，トランプ，マクラメなどのエクササイズやアクティビティとともに行いましょう．

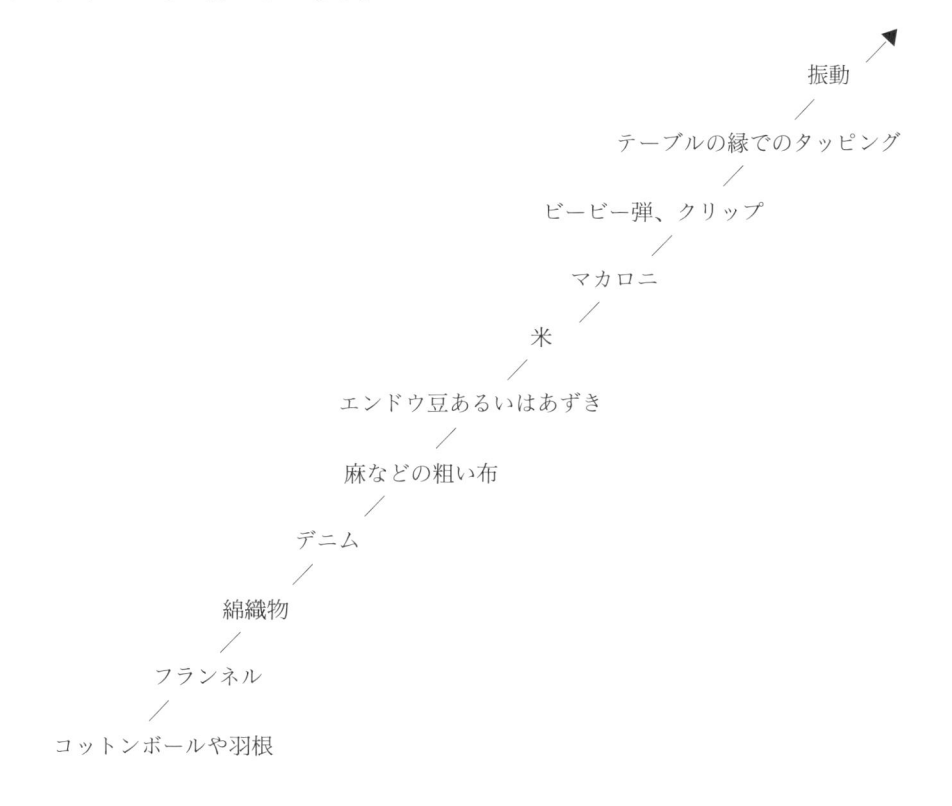

```
                                    振動
                                   ／
                          テーブルの縁でのタッピング
                                 ／
                         ビービー弾、クリップ
                               ／
                           マカロニ
                             ／
                           米
                         ／
                エンドウ豆あるいはあずき
                       ／
                 麻などの粗い布
                     ／
                  デニム
                ／
             綿織物
           ／
       フランネル
      ／
  コットンボールや羽根
```

- わずかに不快を感じる物からより感じる材質へと進みましょう．

年　　月　　日　　作業療法士：	

Hand & Arthritis Rehabilitation Center, Inc.（一部改変）

ホームプログラム⓫　早期の知覚再教育プログラム

【目　標】
知覚の改善

【手　順】
訓練は静かな部屋で，＿＿＿＿＿＿分間の訓練を毎日＿＿＿＿＿＿回行いましょう．
1．感じが戻ってきたと思われる部位に集中的に行いましょう．
2．まず目を開けたまま，刺激をしましょう．どのように感じるか意識を集中しましょう．その後，目を閉じて，刺激を繰り返しましょう．加えている刺激と感じ方を関連づけることに注意を集中させましょう．
3．このような過程で再教育を行います．

【方　法】
材質，形状，重量の異なる物体から開始しましょう．そして，可能になったら，より似かよった物体を認識するようにしましょう．

【利用できる物体は】
1．粗い紙ヤスリ，タオル地，木材，麻布，ナイロン，柔らかなベルベット
2．堅い，あるいは柔らかな面，たとえば，スポンジ，コットン，皮，ウール，金属，ガラス
3．さまざまな特性の棒，たとえば鉛筆，消しゴム，金属の棒，滑らかな金属棒，さまざまな幅や重量の棒，あるいはお湯，水の入った小さな容器や試験管

【手　技】
1．物体の上に，感じが戻ってきた部位を軽くあてて動かします．最初に目を開けてどのように感じるかに，意識を集中させます．それから目を閉じて行います．
2．可能になったら，より似かよった物体を用います．そして目を閉じたまま物体を識別できるか自分自身で検査してみましょう．指先で動かしている物体が何かわかったら，物体の特性を識別しましょう．
3．指先で触れられた感じが回復したら，次の段階の知覚再教育に移ることができます．

　　　年　　月　　日　　作業療法士：

Michigan Hand Rehabilitation Center, Inc.

ホームプログラム⓬　晩期の知覚再教育プログラム

【目　標】
触覚の改善と指の二点識別を回復させること．

【方　法】
訓練は早期の再教育と同様の方法で行います．開眼の状態で開始し，その後閉眼で同じことを繰り返します．_____分間の訓練を毎日_____回行いましょう．

1. 最初に使う物品は小さくて，あまり特性が似かよっていない物で開始します．たとえばボタンやクリップ，消しゴム，ネジなどです．指先で物品を持ちましょう．目を開けた状態でまず物体を確認し，触ってみましょう．それから閉眼で同じことを行います．
2. 異なる大きさの6角ナット，大，中，小を用います．動かすことなく再び物体を指先で持ち続け，大きさの違いを開眼で確認し，それから閉眼で行います．
3. 異なった材質に対して指を動かさずに保持しましょう．そして柔らかいと堅いの違いを識別しましょう．材質の例はスポンジ，木製ブロック，コットンボール，ゴムボールなど．
4. 手を動かすことなく温かい，冷たい物体にさわりましょう．そして，目を開けたまま，違いを区別してみましょう．それから閉眼で行いましょう．
5. 似かよった物品を用い，損傷指でそれを動かしたり，いじったりすることで識別しましょう．まず開眼で行い，それから閉眼で行います．用いる物品はコイン，ボタン，ペーパークリップ，安全ピン，豆など．
6. さらに知覚を改善させるために，ドミノの穴の数，サイコロのドットのパターン，点字カードをさわり，識別しましょう．
7. 損傷指で，異なる重量の容器を持ち上げましょう．あるいは損傷指の上に重さの異なる物を置いて，軽い物から重い物へと順番に並べてみましょう．
8. 巧緻性訓練のために小さな組立の課題を時々行いましょう．たとえば開眼で，ボタンやピンを分類したり，小さなナットとボルトをねじ込んだりします．それから閉眼で同じことを行います．

　　　年　　月　　日　　作業療法士：

Michigan Hand Rehabilitation Center, Inc.

ホームプログラム❸　巧緻動作のエクササイズ

【使用物品】　①小豆，②フィルムケース，③ボタン，④安全ピン，⑤まち針，⑥針山（発泡スチロール），⑦爪楊枝，⑧紙コップ（底に 10mm の長さに×印の切れ目を入れておく），⑨トランプ，⑩洗濯ばさみ，⑪クリップ，⑫広告の紙，⑬毛糸，⑭ジュースの缶，⑮ボールペン

1. 患側の手で，豆をつまみ，ビンの中に入れましょう（物品①，②）．
2. 患側の手でボタンを裏返しましょう（③）．
3. 安全ピンを机の上からつまみ上げてから開き，机の上に戻します．再び机の上からつまみ上げて，今度は閉じます（④）．
4. まち針をつまみ上げ，針山に突き刺します．全部できたら，1本ずつまち針を抜き，フィルムケースに入れます．まち針の取り扱いには十分注意を払いましょう（⑤，⑥）．
5. 爪楊枝を机の上にばらまき，それを1本ずつつまみ上げて，紙コップの穴から入れます（⑦，⑧）．
6. トランプを机の上に置いて，指でそれをひっくり返して再び置きます．このとき手のひらを上に向けてはいけません（⑨）．
7. 洗濯ばさみをつまみ上げ，紙箱の縁に留めます．このとき健側の手で洗濯ばさみを持ち替えたり，向きを変えてはいけません（⑩）．
8. 紙クリップを机の上からつまみ上げて，別々の紙クリップを両手でつなげます．1列につながったら，1つずつはずします．はずした紙クリップをトランプの周りにはめましょう（⑪）．
9. 患側の手でナットをつまみ，健側の手に持たせたボルトにはめましょう．このとき健側の手を動かしてはいけません（⑫）．
10. 広告をティシュペーパーぐらいの大きさに切ります．机の上に広げます．手首を机の上にのせたまま，手の中で丸め，ボールを作ります．同じ肢位で，作ったボールを広げます（⑬）．
11. 毛糸（約 35cm）をジュースの缶の周りに巻き，蝶結びを作ります．作った蝶結びをほどきます（⑬，⑭）．
12. ボールペンを親指，人差し指，中指の3本でクルクルと回しましょう．これができるようになったら，すべての指の間で次々とボールペンを回しながら移動し，元の位置まで戻しましょう（⑮）．

＊慣れてきたら，他の手や机の上で持ち替えたり，持ち直したりせず，手に持ったまま行います．次第に豆，ボタン，安全ピンなど，物品の大きさを小さくしていきましょう．これらはあなたの手の動きをよくする活動の例です．<u>丸印</u>の活動を毎日行いましょう．

　　　　年　　　月　　　日　　作業療法士：

ホームプログラム⓮　両手協調のエクササイズ

【使用物品】　①靴ひも，②マカロニ，③クレヨン，④トランプ，⑤硬貨，⑥新聞紙（半分）

1．靴ひもの一方の端を結んでおきます．マカロニを1つずつつまんで，ひもに通します（①，②,）．

2．片手でマカロニを持ち，動かしながら，クレヨンでそれに模様を描きます（②，③）．

3．両手でトランプを組み立てて，家を造ります（④）．

4．人差し指を鉤のように曲げ，その側面に硬貨を置き，親指ではじきます．はじいた硬貨を両手で受け止めます（⑤）．

5．新聞紙の上端を両手で持ち，端から巻いてゆきます．巻き終わったら，逆のやり方でもどします（⑥）．

6．新聞紙を両手で持ち，縦に裂きます．そのとき裂いた紙の幅が一定になるようにします（⑥）．

　これらは，あなたの両手の動きをよくする活動の例です．丸印の活動を毎日行いましょう．

　　　　年　　　月　　　日　　作業療法士：

ホームプログラム⓯　フレキシビリティエクササイズ

1. 頸の回旋：顎を下げた状態から開始して，頭部を時計回りに回しましょう．そして反対に回します．
2. 頸の側屈：頸を右肩の方に曲げましょう．それから左に曲げ，両側へ続けます．
3. ヒッチハイカー親指：親指を外側に伸ばした状態から開始します．それから手のひらを横切って小指の基部まで持ってゆきます．
4. 肩をすくめる：肩を上に持ち上げ，それから下ろします．
5. 手で両肩を触ります．
6. 手首の傾け：両手の指を組みます．手首を前後に倒しましょう．
7. 手首屈曲：指はリラックスした状態で，手首を下に曲げます．それから上げます．
8. 親指の回転：親指をゆっくりグルグルと回しましょう．
9. テーブルの上に手のひらを平らに付け，指を1本ずつ持ち上げ，軽く叩きます．
10. 手首を伸ばしたまま，ゆっくりと指を開いたり，閉じたりします．
11. 胸の前で，腕を交差します．それから両側に腕を開きます．
12. ○サイン：親指を他の各指と合わせます．
13. 肘を体の脇に付け，手のひらを上に向けたり，下に向けたりします．
14. 両手を背中に回します．
15. 両手を頭の後ろに回します．
16. 手首の回旋：手首をゆっくり，スムーズに回します．

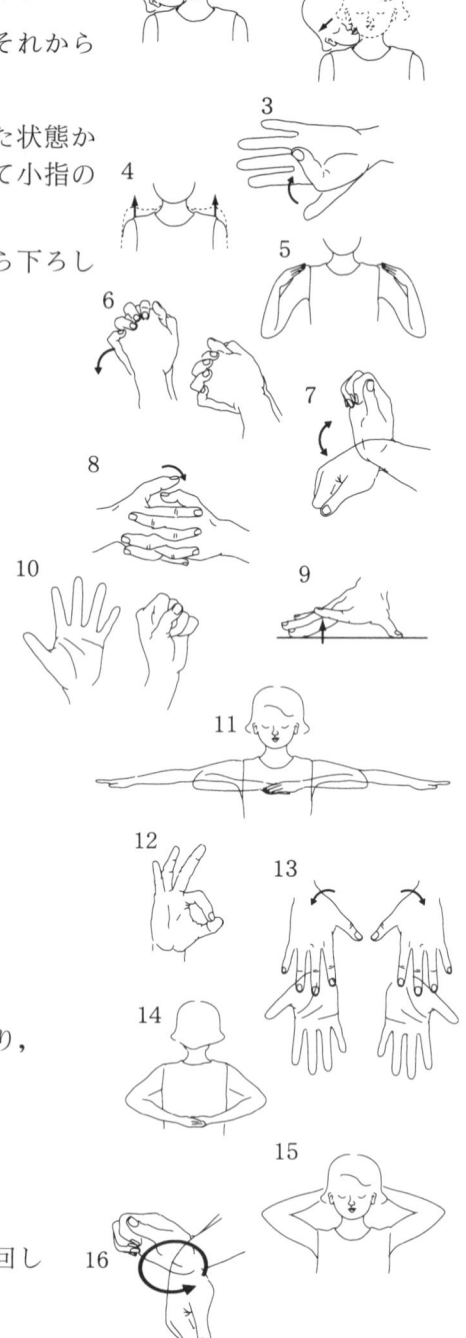

　　年　　月　　日　　作業療法士：

Michigan & Arthritis Rehabilitation Center, Inc.（一部改変）

索 引

欧文

active mobilization 法　150
Allen test　27
American Society of Hand Therapists (ASHT)　2
amplitude　128
ASHT　2
atraumatic　133
axonotmesis　96
Barton 骨折　169
baseball finger　150
Bennett fracture　179
biofeed back　76
blocking exercise　72
bowstringing　128
boxer's fracture　179
Buck-Gramcko 法　34
buttonhole deformity　149,150
carpal tunnel syndrome (CTS)　114
Certified Hand Therapist (CHT)　6
Chauffeur 骨折　169,177
cheiralgia paresthetica　114
CHT　6
closed reduction　160
coban　59
Colles 骨折　169,170
Complex Reginal Pain Syndrome (CRPS)　87
constant touch　42
contact particles　83
contracture　35
cross-finger test　29
cross union　130,140,141,156
CRPS　87,171
CTD　212
　──の重症度　115
　──のためのエクササイズ　218
　──のリスク因子　216
CTS　114
cumulative trauma disorders (CTD)　212

cylinder casting　77
DASH　51
deformed healing　162
delayed union　162
Dellon's object recognition test　47
de Quervain disease　212
desensitization　83,105
Disabilities of the Arm, Shoulder and Hand outcome measure (DASH)　51
DISI　177
Disk-Criminator　45
dislocation　162
donor muscle　131
dorsal angulation　163
dorsal splint　140
dorsiflexed intercalated segment instability (DISI)　177
double crush syndrome　115
Dowel texture　83
Duran 法　141
dynamic tenodesis action　208
dynamic tenodesis effect　35
early passive motion　139
early protective motion (EPM)　204
ED　32
edema　25
elasticity　71
elbow flexion test　29
entrapment neuropathy　114
entrapment point　114
epicondylitis　212
EPM　204
exercise
　blocking──　72
　place-hold──　143,203
　stretching──　71
　tendon gliding──　72
　weight pulling──　74
　weight well──　73

extension deficit (ED)　32
extensor plus　148
external fixation　162
external fixator　162
extrinsic healing　139
　──process　128,132
FCE　222
fist　73
fixation　162
Flick test　29
fracture　160
　Barton──　169
　Bennet──　179
　boxer's──　179
　Chauffeur──　169,177
　Colles──　169,170
　Rolando──　179
　Smith──　169
Froment's sign　29
functional capacity evaluation (FCE)　222
gliding　128
grip strength　39
hand　25
hand therapist　2
hook　73
HTCC　2
hypersensitivity　83,105
hypertrophic scar　65
IFSHT　2
immobilization　139,164
instability　163
interlacing suture　133
internal fixation　162
International Federation of Societies for Hand Therapy　2
intrinsic healing　137,139
　──process　129,132
intrinsic minus 拘縮　165,207
Jamar dynamometer　39
Jebsen-Taylor Hand Function

test 50
job analysis 222
joint jack 185
juncture tendinum 148
keloid 65
Kleinert 変法 140
Kleinert 法 131,139,140
ligamentous sheath 128
light touch 42
Lister 結節 169
localization 45
long vinculum 129
M 2 pd 46
malingering 39
mallet finger 150,186
malrotation 163
manual muscle testing (MMT) 37
median nerve compression test 29
middle finger extension test 29
Minnesota Rate of Manipulation test 51
misdirection 45,105
MMT 37
Moberg's picking up test 48
moving touch 42
moving two point discrimination (M 2 pd) 46
MP 関節の伸展ブロック付スプリント 181
muscle reeducation 74
myostatic contracture 135
neuropraxia 96
neurotmesis 96
no man's land 128,139
nonunion 162
oblique retinacular ligament 35
O'Connor Finger Dexterity test 50
open reduction 160
ORIF 160
palmer tilt 170
paradoxical phenomenon 131
Phalen test 29,50
pinch strength 41
PIP 関節
　——伸展用のスクリュースプリント 185

——側副靱帯損傷 191
——脱臼骨折 188
——背側脱臼骨折 188
place-hold exercise 143,203
plasticity 71
PPD 136
proprioception 46
pseudoarthrosis 162
pulley 128
pulling weight exercise 74
pulp-palm distance (PPD) 136
range of motion (ROM) 31
rapid exchange grip (REG) 39
RBT 140
reduction 160
reflex sympathetic dystrophy (RSD) 87
REG 39
reverse Kleinert 法 150
Rolando fracture 179
ROM 31
RSD 87,171
rubber band traction (RBT) 140
rugby jersey injury 186
S 2 pd 45
safety position 165,196
scar 24
——contraction 64
——contracture 64
Schults upper extremity pain assessment 49
screw splint 185
Seddon classification 96
Seddon の分類 96
Semmes Weinstein monofilament 43
sensory reeducation 84
short vinculum 129
silicone rod 202
skin temperature 28
Smith 骨折 169
soking 85
static two point discrimination (S 2 pd) 45
Stener lesion 190
straight fist 73
stress-loading program 89
stretching exercise 71
string wrapping 68

Sunderland classification 96
Sunderland の分類 96
Supinner's test 29
supple joint 143,155
swan-neck deformity 150
synovial sheath 128
TAM 32,136
tear drop outline 29
tendon gliding exercise 72
tendon injury 128
tenosynovitis 212
TENS 64
tensile strength 100,134,137
tension band wiring 166
tension reducing position 136, 138,197
test
　Allen—— 27
　cross-finger—— 29
　Dellon's object recognition—— 47
　elbow flexion—— 29
　Flick—— 29
　Jebsen-Taylor Hand Function—— 50
　median nerve compression—— 29
　middle finger extension—— 29
　Minnesota Rate of Manipulation—— 51
　Moberg's picking up—— 48
　O'Connor Finger Dexterity—— 50
　Phalen—— 29
　Purdue Pegboard—— 50
　Supinner's—— 29
threshold の測定 43
thumb spica 177,180
tip palm distance (TPD) 33
torque-angle 37
　——curve 37
total active motion (TAM) 32
total passive motion (TPM) 32
TPD 33
TPM 32,136
transcutaneous electrical nerve stimulation (TENS) 64
two-stage tenoplasty 134,202
ulnar plus variant 170

useful hand　2
VAS　49
vibrator　84
Visual analog scale（VAS）　49

volar angulation　163
volumeter　25
weight well exercise　73
work hardening program　222

wound contraction　64
wound healing　24
XYZ表記法　17
Zone　128

和文

【あ】

アイスパック 63
アイスマッサージ 63
アウトリガー 172
握力 39
握力計 39
　　ジェーマ型―― 39
亜脱臼 162
アダプタブルウエップストラップ 181
圧迫法 65,67,167
圧ポンプ 124
編み込み縫合 154
　　――法 133
アレン検査 27
安全肢位 165,196

【い】

閾値の測定 43
痛みアナログスケール 49

【う】

ウエイトウエル 168
　　――エクササイズ 73
ウエップストラップ 191
ウエップスプリント 102
受け身の手 13
運転手骨折 169,177

【え】

エクササイズ 68
　　ウエイトウエル―― 73
　　ウエイトプーリング―― 74,145,189
　　腱のグライディング―― 72,117
　　肢位による―― 78
　　神経のグライディング―― 117
　　伸張―― 71
　　ブロッキング―― 72,144,156
エクステンサープラス 148

エラスタマ 66
遠位橈尺関節の有痛性亜脱臼 171
円回内筋症候群 114
遠隔触 20
エントラプメントポイント 114

【お】

横支靱帯 152
横手根靱帯切離 120
オーベルト 174
オコナー手指巧緻性検査 50
オッペンハイマー型スプリント 102,103
温覚計 42
音叉 44,85
温度覚検査 42
温熱療法 56,68
温浴 59

【か】

外固定 164
　　――法 162
外在筋 148
　　――拘縮 36
外上顆炎 213
回旋転位変形 163
回旋変形 163
開放骨折 161
鈎こぶし 73
過誤神経支配 45,105
カックアップスプリント 103
滑車 128
滑走 128
　　――距離 131
活動の修正 118
滑膜性腱鞘 128
過敏状態 83
カペナースプリント 152,189
渦流浴 60
間欠的圧迫 67
観血的整復 160
患者
　　――・家族指導 92
　　――教育 103

　　――指導 119
関節
　　――可動域 31
　　――定位覚 46
　　――の適合の不良 191
　　――の不安定性 163
　　――不安定症 163,177
　　――モビライゼーション 166
完全切断指再接着 208
陥没骨片 162
寒冷療法 61

【き】

偽関節 162
危険の回避 10
基節骨骨折 182
　　――の他動運動用スプリント 184
機能再建術 109
求心性マッサージ 67
局在 45
　　――の修正 85,106
挙上 66
ギヨン管症候群 114
筋
　　――の再教育 104
　　――(の) 収縮距離 128,131
　　――の短縮性拘縮 135
　　――の同時収縮 69
　　――バランス 69
近位手根列背側回転型手根不安定症 177
筋力 226
　　――増強 104

【く】

屈筋腱
　　――移植後 203
　　――損傷合併例 198
　　――の癒着 146
　　――剥離術後のセラピー 156
　　――の区分 128
グライディング 32,155
クランクバー 174

274

【け】

経皮的電気神経刺激　64
結果報告　239
血管付皮弁移植　149
血管吻合術後　200
血行　27
　──障害　201
月状骨周囲脱臼　176
ケロイド　65
腱　133
　──移行術　108
　──間結合　148,153
　──の浮き上がり現象　128
　──のグライディングエクササイズ　72,117
　──の修復過程　132
　──の癒着性拘縮　136
検査
　オコナー手指巧緻性──　50
　温度覚──　42
　手指機能──　49
　触覚──　42
　ジョブセン-テーラー手指機能　──　50
　神経誘発──　29,97
　スクリーニング──　29,97
　痛覚──　41
　デロンの物体識別──　47
　徒手筋力──　37
　二点識別──　45
　パーデュペグボード──　50
　防御知覚──　41
　末梢神経損傷の──　97
　ミネソタマニピュレーション　──　51
　モバーグのピックアップ──　48
腱鞘炎　212
腱性拘縮の評価　146
腱損傷　128
　──機能評価　33
腱紐　129
減張位　197
　──超早期運動療法　150
腱剥離術　155
　──後セラピー　156
　──前セラピー　155

【こ】

コイルスプリント　151
拘縮　35,77
　外在筋──　36
　筋の短縮性──　135
　腱の癒着性──　136
　斜支靭帯──　36,152
　内在筋──　36,196
　内在筋プラス──　179,207
　内在筋マイナス──　207
　瘢痕──　64
　癒着性──　146
交替測定法　39
交代浴　60,118
巧緻性訓練　81
絞扼性神経障害　114,212
コールドパック　63
後骨間神経麻痺（症候群）　114
骨アライメントの異常　163
骨折　160
　──合併例　198
　──の分類　160,161
　──部位　161
　運転手──　169,177
　基節骨──　182
　コレス──　169,170
　終止伸腱付着部の剥離──　186
　終止伸腱付着部を伴う掌側脱臼　186
　スミス──　169
　舟状骨──　177
　手根骨──　176
　掌側脱臼──　188
　中手骨頸部──　179
　中手骨──　179
　中節骨──　185
　橈骨遠位端──　169
　橈骨茎状突起──　169
　バートン──　169
　背側脱臼──　188
　不安定型──　170
　粉砕──　161
　ベネット脱臼──　179
　ボクサー──　179
　末節骨──　186
　ローランド──　179
骨密度　167

固定　162
ごまかし運動　37
ゴムバンド牽引　140
固有感覚　46
コンタクトパーティクル　83

【さ】

再教育　83
　筋の──　104
　識別知覚の──　85
再建　134
再接着術後　204
再発予防のための患者指導　124
作業強化　222
作業能力評価　227
桜井モンタニア法発汗テスト紙　28,116
詐病　39
30 cps 音叉　43,85
3週間固定法　132,134,137,139

【し】

肢位によるエクササイズ　78
ジェーマー型握力計　39
識別　9
　──知覚の再教育　85
軸転　162
指交叉テスト　29
自己管理　120
自己他動回内外運動　175
仕事のシミュレーション　227
指尖手掌間距離　33
持続的圧迫　67
自着性伸縮包帯　59,65,167,247
自動運動　67
自動可動域の総和　136
指腹手掌間距離　33,136
尺骨
　──管症候群　114
　──神経損傷　102
　──プラス変異　170
斜支靭帯　35
　──拘縮　36,152
周径の測定　25
終止伸腱付着部の剥離骨折　186
終止伸腱付着部を伴う掌側脱臼骨折　186
舟状骨月状骨間靱帯　169

舟状骨月状骨間離開 169
舟状骨骨折 177
柔軟性の改善 225
柔軟な関節 143,155
手根間関節 171
手根管症候群 114,213
手根骨骨折 176
手根不安定症 170,177
手指機能検査 49
手部から前腕部における完全切断再接着例 207
シュルツ・上肢の痛みの評価法 49,121
ジョイントジャック 185
上肢障害評価表 51
掌側傾斜 170
掌側脱臼骨折 188
掌側凸変形 163
蒸発冷却法 61
情報収集 24
職場復帰プログラム 225
植皮
　中間層── 149
　腹部有茎── 201
　有茎── 149
　遊離── 201
職務分析 222
触覚 42
　──検査 42
ジョブセン-テーラー手指機能検査 50
シリンダーキャスト 77,103
指列の動き 16
伸筋腱
　──修復後 147
　──損傷 147
　──損傷合併例 198
　──の区分 147
　──剥離術後のセラピー 157
伸筋支帯 147
神経幹内神経剥離 120
神経修復術後 200
神経のグライディングエクササイズ 117
神経誘発検査 29,97
人工腱 202
　──埋没後 202
　──埋没前 202
靱帯性腱鞘 128,134
靱帯損傷 163,167

伸張エクササイズ 71
伸展
　──こぶし 73
　──不足 32
　──ブロック 144
深部性温熱手段 60

【す】

スクリーニング検査 29,97
スクリュースプリント 145,189,191
スタックススプリント 151,187
ストレス負荷プログラム 89
スパイダースプリント 102
スピナーの誘発テスト 29
スプリント 66,77,90
　──固定 216
　ウエップ── 102
　オッペンハイマー型── 102,103
　カックアップ── 103
　カペナ── 152,189
　基節骨骨折の他動運動用── 184
　コイル── 151
　手関節のジョイント付── 144,145,154
　手関節ロック式── 175
　スクリュー── 145,189,191
　スタックス── 151,187
　スパイダー── 102
　セーフティーピン── 152,153
　前腕回内外── 175
　短対立── 102
　橈骨神経損傷に対する── 103
　背側── 140
　8の字── 102
　バディ── 188,191
　母指MP関節保護── 190
　末梢神経損傷の── 102
　リムーバル── 172
スワンネック変形 150

【せ】

生活する手 2,8
正中神経

　──圧迫テスト 29
　──損傷 101
　──麻痺 169
静的触覚 42
静的な使用形態 11
静的二点識別 45
整復 160
セーフティーピンスプリント 152,153
切断区域分類 204
説明と指導 56
セメスワインスタインモノフィラメント 43
遷延治癒 162
前骨間神経麻痺症候群 114
浅指および深指屈筋の両腱断裂縫合例 129
前腕回内外スプリント 175

【そ】

創外固定装置 162
早期運動 197,204
　──療法 137,139
　段階的── 196
早期自動屈曲 133
　──・自動伸展法 142
早期自動伸展・他動屈曲法 140
操作訓練 80
総自動運動域 32
創収縮 64
創傷治癒 24
総他動運動域 32
ソーキング 85
側索断裂 151
側方転位変形 163
塑性 71

【た】

耐久性 226
退縮 135
代償運動 37
ダウエルテクスチャー 83
脱過敏 105
　──法 83
脱臼 162
他動可動域の総和 136
他動的触の再学習 85
段階的早期運動 196

短腱紐　129
探索　9
短縮変形　163
弾性　71
短対立スプリント　102

【ち】

知覚　83
　——再教育　20, 84, 105
　——の過敏状態　105
　——の分析　20
着脱式　172
　——アウトリガー　172, 178
中間層植皮　149
中指伸展テスト　29
中手骨頸部骨折　179
中手骨骨折　179
肘上顆炎　212
中節骨骨折　185
　——の定型的転位変形　186
肘部管症候群　114, 213
虫様筋カフ　102
超音波　60
長腱紐　129
長軸転位変形　163
長母指伸筋腱断裂　169
長母指伸筋腱縫合後　154
治療効果の判定　51

【つ】

痛覚計　41
痛覚検査　41
槌指　150, 186

【て】

定型的転位変形　182, 185
ディスクリミネーター　45
ティネル徴候　29, 97, 213
手関節
　——運動　177
　——掌背屈器　173
　——のジョイント付スプリント
　144, 145, 154
　——ロック式スプリント　175
テスト
　指交叉——　29
　スピナーの誘発——　29
　橈骨神経浅枝の——　31
　中指伸展——　29
　肘屈曲——　29
　ファレン——　29, 213
　フィンケルスタイン——　213
　フリック——　29
手の自己管理　92
手の操作　13
手の動作分析　18
手のフォーム　9, 18
　——評価　51
デロンの物体識別検査　47

【と】

道具の操作性　123
橈骨
　——遠位端骨折　169
　——茎状突起骨折　169
　——端尺側傾斜　170
　——手根関節　171
橈骨神経
　——管症候群　114
　——浅枝の絞扼障害　114
　——浅枝のテスト　31
　——損傷　103
　——損傷に対するスプリント
　103
動作学習　18
等尺性収縮訓練　143, 156, 203
疼痛　49, 167
動的腱固定効果　35, 208
動的触覚　42
動的な使用形態　13
動的二点識別　46
ドケルバン病　212, 213
徒手筋力検査　37
トリックモーション　37
努力の一貫性　231
トルク角度　37
　——曲線　37

【な】

内固定法　162
内在筋　148
　——拘縮　36, 196
　——プラス拘縮　179, 207
　——マイナス　165
　——マイナス拘縮　207

涙のしずく型　29

【に】

握りこぶし　73
256 cps 音叉　44, 86
二次的腱移植　203
二段階腱形成術　134, 202
二点識別検査　45
認定ハンドセラピスト　6

【ね】

ネガティブ EMG バイオフィードバック訓練　141
熱移動速度　58
捻挫　162

【の】

能動的触の再学習　86

【は】

把握　11
パーデュペグボード検査　50
パーフェクト O　29
バイオフィードバック　76
背側区画　147
背側スプリント　140
背側脱臼骨折　188
背側凸変形　163, 179
バイブレーター　84
箸操作　19
把持力のコントロール　10
8 の字スプリント　102
8 の字法　26
発汗　28
パテ　145, 168, 188
バディスプリント　188, 191
パラフィン　58
瘢痕　24
　——拘縮　64
　——収縮　24, 64
反射性交感神経性ジストロフィー　87, 171
ハンドセラピー
　——における治療技術　5
　——の対象　3
　——の定義　2

和文索引　277

ハンドセラピスト　2,3
　──の活動範囲　3
ハンマーリング　146

【ひ】

皮下断裂　149
非観血的整復　160
肥厚性瘢痕　65
肘屈曲テスト　29
非侵襲的　133
ヒッチハイクポジション　154
引っ張り強度　100,134
非把握　13
皮膚温　28
皮膚欠損　201
紐巻き法　68
評価終了後の質問用紙　239
表在性温熱手段　58
標準化　230
　──された検査　228
病態評価　24
表面触　20
ピンチ力　41

【ふ】

ファレンテスト　29,213
不安定型骨折　170
フィンケルスタインテスト　213
複合性局所疼痛症候群　87,116,171
複合組織損傷　196
腹部有茎植皮　201
浮腫　25
　──のコントロール　66,167
物体の操作　10
物理療法　56
フリックテスト　29
プリングウエイトエクササイズ　74,145,189
ブロッキングエクササイズ　72,144,156
フロマン徴候　29
粉砕骨折　161
分離　17

【へ】

ベネット脱臼骨折　179
変形
　回旋転位──　163
　回旋──　163
　掌側凸──　163
　スワンネック──　150
　側方転位──　163
　短縮──　163
　中節骨骨折の定型的転位──　186
　長軸転位──　163
　定型的転位──　182,185
　背側凸──　163,179
　変形性関節症　167,168,177
変形治癒　162,163

【ほ】

防御知覚検査　41
縫合腱の再断裂　138
縫合法　133
ホームプログラム　92,120
ボクサー骨折　179
母指MP関節側副靱帯損傷　189
母指MP関節保護スプリント　190
母指探し試験　46
母指の伸筋腱損傷　154
ボタン穴変形　149,150,152
ホットパック　60

【ま】

マッサージ　65,167
　求心性──　67
末梢神経
　──障害　96
　──損傷の検査　97
　──損傷のスプリント　102
末節骨骨折　186
マッピング　43

【み】

ミネソタマニピュレーション検査　51

【も】

モバーグのピックアップ検査　48

【や】

野球指　150

【ゆ】

有茎植皮　149
遊離植皮　201
癒着性拘縮　146
指
　──の運動パターンの獲得　80
　──の屈曲拘縮　77
　──の伸展機構　148
　──の伸展拘縮　78
　──の分離の獲得　80

【よ】

要求される身体活動　230
容積計　25
容積の測定　25

【り】

リストラウンダー　173
リムーバルスプリント　172

【ろ】

ローランド骨折　179
6-strand 腱縫合法　133

【わ】

ワークハードニングプログラム　222
ワーラー変性　96

〈著者略歴〉

中田　眞由美（なかだ　まゆみ）

1976年，都立府中リハビリテーション専門学校を卒業し，国立療養所多磨全生園勤務．その後，渡米しRancho Los Amigos Hospital（Los Angels），U.S. Public Health Service Hospital（Carville）において研修．帰国後，都立府中リハビリテーション専門学校に勤務し，都立医療技術短期大学，茨城県立医療大学を経て，1999年より埼玉県立大学保健医療福祉学部作業療法学科助教授，2005年に同教授，2020年より同名誉教授．
その間，1982年よりJohns Hopkins大学，A. Lee Dellon教授に師事し，知覚評価と再教育について指導を受ける．1983〜1985年，東京都老人研究所障害研究室の研究生として鎌倉矩子主任研究員（現広島大学・国際医療福祉大学名誉教授）より手の動作学について，また1988〜1993年，慶應義塾大学医学部整形外科教室（手の外科班）の研修生として内西兼一郎先生（元国際医療福祉大学教授），手の外科班の先生方より手の外科学について指導を受ける．1995年，学術博士．
ASHTの活動：1984年American Society of Hand Therapist会員認定，1993年より「Journal of Hand Therapy」編集委員．
著書：『新知覚をみる・いかす』（協同医書出版社），『作業療法研究法』（医学書院），『PT・OTのための運動学実習』（三輪書店），『作業療法マニュアル5　手の外科と作業療法』（日本作業療法士協会），『ハンドセラピィ5　末梢神経損傷』（日本ハンドセラピィ学会），『感覚統合研究　第5章』（協同医書出版社），『手を診る力をきたえる』（三輪書店）など，いずれも共著．
翻訳：『シュルツ・上肢の痛みの評価法』（協同医書出版社），『知覚のリハビリテーション』（協同医書出版社）など．

大山　峰生（おおやま　みねお）

1984年，国立東名古屋病院附属リハビリテーション学院を卒業し，名古屋掖済会病院に勤務．1989年，愛知県立大学外国語学部英米学科卒業．2001年，東北大学大学院医学系研究科障害科学専攻博士後期課程卒業．その後，Mayo Clinic（Rochester, Minnesota），バイオメカニクス研究室のリサーチフェローを経て，2002年に新潟医療福祉大学医療技術学部作業療法学科講師，2005年に同教授就任．現在に至る．
その間，木野義武先生（名古屋掖済会病院整形外科部長）より手の外科およびハンドセラピーの指導を受け，Dr. Kai-Nan An, Dr. Kenton R. Kaufman, Dr. William P. Cooney III（Mayo Clinic）より手のバイオメカニクスについて指導を受ける．東北大学大学院在籍中は，半田康延教授より上肢機能的電気刺激による運動機能再建および電気生理学について指導を受ける．
著書：「ハンドセラピィ3　骨折I前腕・手部」（日本ハンドセラピィ学会），「作業療法実践の仕組み［事例編］」（協同医書出版社）など．翻訳：「理学療法のクリティカルパス　上巻」（エルゼビア・ジャパン），いずれも共著．

作業療法士のためのハンドセラピー入門 第2版

発　行	2001年6月20日　第1版第1刷
	2006年1月15日　第1版第6刷
	2006年7月1日　第2版第1刷
	2024年2月10日　第2版第12刷Ⓒ

編　者　鎌倉矩子・山根　寛・二木淑子
著　者　中田眞由美・大山峰生
発行者　青山　智
発行所　株式会社　三輪書店
　　　　〒113-0033　東京都文京区本郷6-17-9　本郷綱ビル
　　　　☎ 03-3816-7796　FAX 03-3816-7756
　　　　http://www.miwapubl.com
印刷所　三報社印刷　株式会社

本書の内容の無断複写・複製・転載は，著作権・出版権の侵害となることがありますのでご注意ください．

ISBN 978-4-89590-255-7　C 3047

JCOPY ＜出版者著作権管理機構　委託出版物＞
本書の無断複製は著作権法上での例外を除き禁じられています．複製される場合は，そのつど事前に，出版者著作権管理機構（電話 03-5244-5088, FAX 03-5244-5089, e-mail：info@jcopy.or.jp）の許諾を得てください．

■ 作業療法の本質を理解するテキストシリーズ

● 定評ある精神科作業療法テキスト、装いも中身も新たに、全面改訂。

精神障害と作業療法【新版】
病いを生きる、病いと生きる　精神認知系作業療法の理論と実践

著　山根　寛

『精神障害と作業療法　第3版』の発行から7年。社会情勢の大きな変化に応じて、新版として全面改訂。
入院医療中心から地域生活中心へという動き、疾患構造の変化などにより、大きく転換を迫られているわが国の精神保健において、作業療法は何を担うのか、ひとの生活における目的と意味のある作業「生活行為」を手段に、対象者の生活を支援するという作業療法の特性、治療・支援構造・手順といった基本の軸を示しつつ、病理の違いによる障害の特性に応じた作業療法の概要、医療・保健・福祉、各領域での作業療法の実践を示す。新版では疾患や障害の新たなとらえ方としてスペクトラムという視点や高次脳機能障害の項目を追加、障害受容、作業原理などの作業療法の哲学的課題についても言及。
●定価（本体 4,000円+税）B5 414頁 2017年 ISBN 978-4-89590-583-1

●「作業療法 ― 集団の活用」のテキストに最適!!

ひとと集団・場【新版】 治療や援助、支援における場と集団のもちい方

著　山根　寛

ベストセラーテキストの新版！治療援助の場がひとが暮らす生活の場を中心として還るなかで新版として生まれ変わった本書では、個と所属集団の関り、および集団間のダイナミックスなど新たなダイナミックスや、パラレルな（トポス）と称されている成熟させないが凝集させない、並行集団の特性を活かした作業療法特有の場の利用のしかたなどについて、職種職域を越えて利用できるようその理論、技法、臨床の知と技を紹介する。
●定価（本体 3,500円+税）B5 270頁 2018年 ISBN 978-4-89590-615-9

●「基礎作業療法学」のテキストに最適

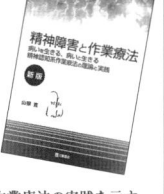

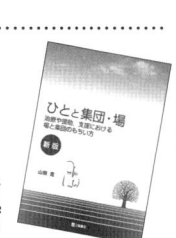

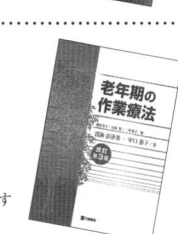

ひとと作業・作業活動【新版】 作業の知をとき技を育む

著　山根　寛

ひとのくらし（生活）に視点をあてた初版からの基本的な考えを踏襲しながら、非侵襲的な脳機能測定の進歩、社会脳などへの作業療法の広がり、地域生活支援時代の作業療法、積み重ねられた筆者の臨床経験から見えてきた知見・視点を反映し、「ひとにとって作業とは」、「ひとが作業するとは何か」、をあらためてとらえなおした作業療法の指針となる一冊。
●定価（本体 3,500円+税）B5 290頁 2015年 ISBN 978-4-89590-504-6

● 老年期の作業療法に必要な知識のすべてを網羅し80頁超増しの全面改訂

老年期の作業療法【改訂第3版】

編　鎌倉 矩子・山根　寛・二木 淑子
著　浅海 奈津美・守口 恭子

10年ぶりの待望の全面改訂となった本書では、高齢者が主体性と尊厳を保ち、社会参加し、その人らしい生活を営むことを支援する作業療法を実践するために必要な視点・知識を、豊富な事例とともに解説する。

【改訂第3版】の主な新規追加項目
高齢者の人権／作業療法理論と老年期作業療法の関連／予防期の作業療法／関連制度の最近の動向／生涯発達や老年期への適応に関する代表的理論／認知症と廃用症候群の基本的理解／対象者の評価結果から作業療法計画を立案するプロセス／対象者の役割を引き出す介入／生活のなかのリスク管理／連携の基本的理解など
●定価（本体 3,500円+税）B5 250頁 2018年 ISBN 978-4-89590-638-8

● 定評のテキストシリーズ　発達障害版　基礎編・実践編ともに全般をアップデート

発達障害の作業療法【第3版】

著　基礎編：岩﨑 清隆・鴨下 賢一　／　実践編：岩﨑 清隆・鴨下 賢一・岸本 光夫

基礎編では日本語版SDQ、日本版 Vineland-Ⅱ、日本語版 M-CHATなど、改訂された発達検査や現場で使いやすい検査を詳細な解説とともに追加。法的・制度的内容についてもアップデート。
実戦編では、運動障害や知的・行動障害といった主訴別に療育上の課題をライフステージに沿って追加記述。また児童発達支援センター、学校教育分野における発達障害の作業療法について網羅し、「指導形態（職場）別」の項目も追加。また「学習支援」を独立して扱い、OTが関わるべき支援方法について症例とともに明示。IT 用具を用いた学習支援も豊富に掲載している。
●基礎編：定価（本体 3,800円+税）B5 372頁 2019年 ISBN 978-4-89590-670-8
●実践編：定価（本体 3,800円+税）B5 312頁 2019年 ISBN 978-4-89590-671-5

お求めの三輪書店の出版物が小売書店にない場合は、その書店にご注文ください。お急ぎの場合は直接小社に。

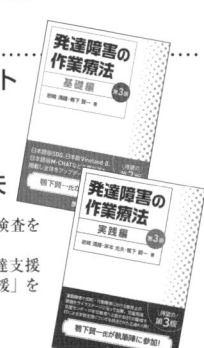

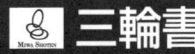

三輪書店
〒113-0033 東京都文京区本郷6-17-9 本郷綱ビル
編集 ☎03-3816-7796 ℻03-3816-7756　販売 ☎03-6801-8357 ℻03-6801-8352
ホームページ：https://www.miwapubl.com

■ 臨床技術に差をつけろ！

● 手の機能評価に新たな枠組みを示す一冊!
手を診る力をきたえる
編著　鎌倉 矩子・中田 眞由美

　手の機能を"診断する"ことは容易ではない。手の巧緻性とは何か、手がどのようになれば正常機能に近づいたと言えるのだろうか、手や上肢の動作を関節運動と筋力、動作速度という観点からのみ評価するだけでよいのだろうか。本書では、作業療法士が行う手の機能評価に関してひとつの枠組みを提案し、臨床で手のフォームと動きのパターンを診断するための、基準となるべき正常類型を解説した。

● 定価（本体 4,800 円+税）
ISBN 978-4-89590-448-3
B5　264頁　2013年

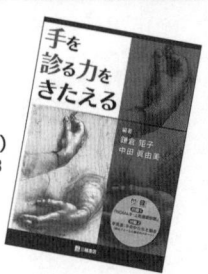

● 自分に合ったものづくりを始めよう
はじめてでも簡単! 3Dプリンタで自助具を作ろう
監修　田中 浩也 ／ 編集　林 園子 ／ 著　濱中 直樹・伊藤 彰・鈴木 一登

　本書では、3Dプリンタやアプリを利用して初心者でも簡単に自助具を作る方法を紹介。製作に必要な道具やアプリケーション、簡単なモデリング方法、素材の選び方なども解説。
　自助具のデータを無料でダウンロードできるサイトや URL も掲載しているため、すぐに3Dプリンタでの製作も可能。サイズやパーツの形状の変更などが簡単にでき、調整などの応用が利くので、工夫次第でその人に合った道具が自由自在に作ることができる。本書を読んで、簡単かつ低コストで、さまざまな用途に役立つ、自分に合ったものづくりを始めよう。

● 定価（本体 2,800 円+税）
ISBN 978-4-89590-666-1
B5　128頁　2019年

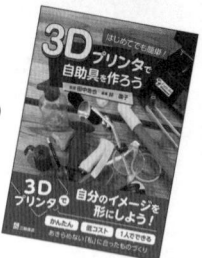

● スプリントのすべてを、イラストと写真で解説
手のスプリントのすべて【第4版】
やさき きよし

　セラピストが患者の治療訓練の一部として、疾患や経過状況に応じて製作、装着まで行う装具、スプリント。その適応範囲の広がりと効果への期待から脳卒中治療ガイドライン 2015 に示される現在の状況を見据えつつ、新しい情報と筆者の臨床知見に照らし合わせて 9年ぶりの改訂を行った。手のスプリントの歴史から種類、適応、さらに具体的なスプリント療法まで詳しく解説する。『new spider：Musashi』の作製図も追加。

● 定価（本体 6,600 円+税）
ISBN 978-4-89590-523-7
A4　172頁　2015年

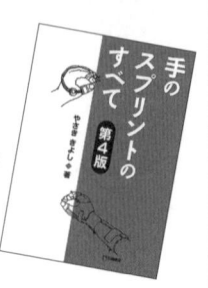

● 手の機能の再構築をめざす
手の運動を学ぶ
手の役割と手の機能解剖との関係から運動を紐解き、臨床に活かす

著　矢﨑 潔・小森 健司・田口 真哉

　患者が"自然(無意識)"に使ってくれる手の再構築を目指して
◎ 日常生活における手の役割とはなんだろう？
◎ 手の役割を支える手の機能解剖はどうなっているんだろう？
◎ 整形外科疾患や脳血管疾患により、手がその役割を果たすのが難しくなった時、再び手の役割を再構築するための機能的治療訓練とはどのようなものだろうか？
これらの疑問に、数多くの文献と臨床知から深く答える１冊

● 定価（本体 3,800 円+税）
ISBN 978-4-89590-603-6
A4　130頁　2017年

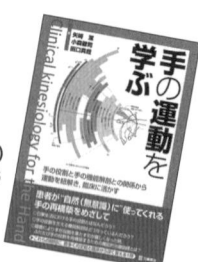

● 作業療法士必携の書　待望の大改訂!
ポケット版 OT臨床ハンドブック【第2版】
編集　大森 みかよ・能登 真一

　本書は、臨床で経験することが多い疾患の病態、診断基準、重症度分類などから、リハビリテーションの流れやポイント、他職種との連携などの基礎知識を押さえ、評価やアプローチを正しく実施するための具体的なノウハウへと導く系統立った構成になっている。第2版ではリスク管理や大腿骨頸部骨折、認知症などを新たに加えた。
　OT 臨床の目の付け所・勘所が身に付く、新人教育や臨床実習の手引きにも最適の一冊。

● 定価（本体 4,800 円+税）
ISBN 978-4-89590-707-1
B5変判　528頁　2021年

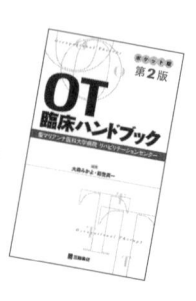

お求めの三輪書店の出版物が小売書店にない場合は、その書店にご注文ください．お急ぎの場合は直接小社に．

三輪書店
〒113-0033 東京都文京区本郷 6-17-9 本郷綱ビル
編集 ☎03-3816-7796　℻03-3816-7756　販売 ☎03-6801-8357　℻03-6801-8352
ホームページ　https://www.miwapubl.com